간호조무사를 위한

치과임상실무

Dental Assisting

대한치과의사협회

dh 대한나래출판사

발간사

'간호조무사를 위한 치과임상실무' 발간을 기쁘게 생각합니다.

간호조무사는 치과의사, 치과위생사, 치과기공사와 더불어 중요한 구강보건 인력으로서 현재 약 15,000여 명의 간호조무사가 여러 치과의료기관에서 근무하고 있습니다. 그럼에도 불구하고, 간호조무사 양성 과정에서 치과조무에 대한 교육이 거의 이루어지지 않아 일선에서 구강보건 인력으로 일하는 데 상당한 어려움이 있었고, 제도적 개선에 대한 요구가 계속 제기되어 왔습니다.

다행히 이번에 교육과학기술부의 산학협력형 특성화고 육성 방안의 일환으로 교육과학기술부와 대한치과의사협회가 체결한 MOU에 따라 치과조무인력 특성화고를 운영하게 됨으로써 치과조무에 대한 정규 교과목을 채택할 수 있는 길이 열리게 되었습니다.

모쪼록 이번에 발간한 치과조무 임상실무 교과서가 장차 간호조무사가 될 학생들이 치과조무 업무의 전문성을 높이고, 임상 현상에서 훌륭한 능력을 발휘할 수 있는 촉매제가 될 수 있었으면 합니다.

이 책을 발간하는 과정에서 도움을 주신 교육과학기술부 및 서울특별시 교육청 관계자 여러분, 특성화 고등학교 운영과 관련하여 적극적으로 참여해 주신 고등학교 관계자 여러분, 그리고 대한나래출판사 관계자 여러분께도 감사드립니다.

또한, 이 책의 집필을 위해 수고해 주신 저자들과 치과조무인력 양성 특성화고 운영과 관련된 모든 과정에서 헌신적으로 노력해 주신 대한치과의사협회 임직원 여러분께 감사드립니다.

2011년 1월

대한치과의사협회 회장 **이 수 구**

머리말

이 책은 표준적인 치과조무 교재 개발을 위해 대한나래출판사에서 발간한 '최신 구강진료보조 가이드(2004)'를 참고로 하여 우리나라의 치과의료 제도와 간호조무사의 업무범위에 맞게 새롭게 기술한 치과조무 임상실무 교과서이다. 고등학교 보건간호과와 치의보건간호과 교육과정의 교재로서 치과진료기관에서 일하는 간호조무사가 알아야 할 기본적인 치의학 지식과 임상실무에 대해 체계적으로 소개하고 있다. 치과진료기관에서 일하는 간호조무사들이 임상 현장에서 늘 곁에 두고 활용할 수 있는 유용한 지침서를 만들기 위해 노력하였다.

이 책의 내용은 크게 두 영역으로 나눌 수 있다. 1장에서 6장까지는 총론에 해당하며 치과의료에 대한 소개와 구강생물학 기초, 기본적인 치과장비와 기구, 재료에 대해 다루고 있다. 7장부터 16장까지는 각론에 해당하며 치과진료 과목별로 주요 개념과 술식을 설명하고 있다. 가능한 한 많은 표, 그림, 박스를 통해 이해를 돕고자 하였다. 특히 각각의 주제 설명 뒤에 실린 '임상과정'은 치과에서 근무하는 간호조무사 업무와 관련된 중요 임상 술식을 단계별로 상세하게 제시하고 있다. 16장에는 대한치과의사협회(2007)에서 발간한 '치과의료기관의 감염관리 프로그램'을 수록하였다.

이 책은 대한치과의사협회 치과의료정책연구소의 연구비 지원으로 개발되었다. 앞으로 대한치과의사협회는 치과병 · 의원이 간호조무사가 자신의 능력을 개발하고 전문성을 높일 수 있는 좋은 직장이 되도록 적극적으로 지원할 예정이다. 이 책을 통하여 학생들이 치과의료 현장에서 요구되는 치과조무 실무 역량을 쌓아 치과의사와 치과진료팀 동료와 환자에게 인정받고, 항상 보람을 느끼며 일하는 행복한 구강보건 전문가가 되기를 기대한다.

저자 일동

목차

목차

임상과정

제 1 장

치과의료와 간호조무사의 역할

학습목표

- 치과의료인력의 구성을 설명할 수 있다.
- 치과의사, 치과위생사, 치과기공사, 간호조무사의 역할을 설명할 수 있다.
- 치과진료 전문과목의 종류를 설명할 수 있다.
- 치과병 · 의원의 중요 공간 구성에 대해 설명할 수 있다.
- 치과에서 간호조무사의 역할을 구분하여 설명할 수 있다.

간호조무사의 치과조무 업무는 효과적인 치과진료를 위한 필수적인 요소이다. 치과진료는 치과의사, 치과위생사, 치과기공사, 간호조무사 등으로 구성된 치과진료팀의 협력으로 수행된다. 치과병 · 의원의 규모와 유형에 따라 차이가 있으나 모든 치과진료기관에는 공통적인 공간 구성 요소들이 있다. 환자(대상자)대기실, 접수부 또는 사무실, 진료실, 구강방사선촬영실, 멸균소독실 등의 공간이 유기적으로 배치되어 있다. 간호조무사는 치과진료보조 업무와 사무관리 업무를 수행할 수 있다.

1 치과의료 인력

Key Words

1) 치과의사

치과의사는 환자(대상자)의 구강질환 예방과 구강건강 증진을 위하여 포괄적인 치과진료를 제공하는 의료인이다. 치과의사가 되기 위해서는 치과대학 또는 치의학전문대학원을 졸업하고 치과의사 국가시험에 합격하여 면허를 취득해야 한다. 치과의사전문의가 되기 위해서는 보건복지부가 인정하는 수련기관에서 인턴과 레지던트 과정을 수료하고 치과의사전문의 자격시험에 합격해야 한다. 또한 대한치과의사협회장이 인정하는 수련기관에서 일정 기간 수련 후 자격을 부여받는 AGD(Advanced General Dentistry) 제도도 시행되고 있다.

의료인: 독자적인 판단으로 지식과 양심에 따라 진료를 행하는 책임진료 인력. 의사, 치과의사, 한의사 등

인턴과 레지던트: 치과의사전문의가 되기 위한 전공의 수련과정

2) 치과위생사

치과위생사는 치과의사의 지도하에 치석제거 및 치아우식증(충치)의 예방을 위한 불소도포 기타 치아 및 구강질환의 예방과 위생에 관한 업무와 구내방사선 촬영 업무를 수행하는 의료기사이다. 치과위생사가 되기 위해서는 3년제 치위생과 또는 4년제 치위생학과를 졸업하고 치과위생사 국가시험에 합격하여 면허를 취득해야 한다.

치아우식: 충치

불소도포: 치아우식증 예방을 위해 치아의 법랑질에 불소를 바르는 예방법

의료기사: 의료인의 지도하에 이화학적 검사나 한정된 진료행위를 하는 협조인력

3) 치과기공사

치과기공사는 치과진료기관에 설치된 치과기공실이나 독립적으로 개설된 치과기공소에서 치과기공 업무에 종사하는 의료기사이다. 치과기공사가 되기 위해서는 3년제 치기공과나 4년제 치기공학과를 졸업하고 치과기공사 국가시험에 합격해야 한다.

4) 간호조무사

간호조무사는 간호조무학원에서 소정의 과정을 이수하거나 고등학교 보건간호과 또는 치의보건학과를 졸업하고 간호조무사 자격시험에 합격해야 시도지사의 자격 인정을 받을 수 있다. 간호조무사는 '간호보조 업무 및 진료보조 업무'를 수행하는 진료보조인력으로서 치과진료기관에 취업하여 치과진료보조 업무를 수행한다.

치과진료기관: 치과병원, 치과의원, 종합병원치과, 보건소, 보건지소, 의료원 등

5) 기타

치과병 · 의원의 개원 규모가 대형화되면서 보건의료 직종이 아닌 직원들이 근무하는 기관이 늘어나고 있다. 리셉션니스트 또는 코디네이터는 환자(대상자) 접수와 상담 업무를 전담하는 새로운 직종이다. 별도의 사무행정 직원이 근무하는 치과병 · 의원도 많이 있다.

Key Words

2 치과진료 전문과목

1) 예방치과

구강질환을 예방하고 지역사회의 조직적인 공동노력으로 구강건강을 증진하는 분야이다(제7장).

2) 구강병리과

구강조직과 주변 장기에 발생한 질환의 특성을 연구하는 분야로 주로 구강병의 진단에 관여한다(제2장).

3) 구강내과

구강내 연조직질환, 턱관절장애, 만성 구강안면통증 환자(대상자), 코골이와 수면무호흡 환자(대상자) 등을 치료한다(제2장).

4) 소아치과

주로 영유아와 어린이의 치과치료를 한다(제8장).

5) 치과보존과

치아의 경조직 손상의 수복과 치수 및 치근단 주위조직질환의 근관치료를 수행한다(제9장).

6) 치과보철과

보철물: 기능회복을 위해 인공적으로 만들어 넣어 준 것

상실된 치아와 주위조직을 인공 보철물로 대체하여 구강기능을 회복하고 유지시킨다(제10장).

7) 치주과

치아의 주위조직질환을 진단하고 치료한다(제11장).

8) 치과교정과

부정교합: 비뚤어진 이. 치아 배열이 비뚤거나 위 · 아래 턱의 상하 관계가 비정상인 상태

성장 중이거나 성숙된 치열과 안면구조의 모든 형태의 부정교합을 관찰, 유도, 교정한다(제12장).

9) 구강악안면외과

구강악안면 영역의 질병, 손상, 결함을 진단하고 수술하며, 외과적 처치와 재건을 수행한다(제13장).

Key Words

10) 치과방사선과

구강 내외 방사선 촬영 등 다양한 영상의학적 진단 자료를 통해 구강악안면과 구경부에 발생하는 질환을 진단한다(제15장).

3 치과병 · 의원의 공간 구성

1) 환자(대상자)대기실

환자(대상자)를 맞이하고 진료를 받기 위해 기다리는 장소이다. 예약 시간에 치과에 온 환자(대상자)가 오래 기다리지 않고 진료를 받을 수 있도록 배려해야 한다. 늘 아늑하고 깨끗한 환경을 유지해야 한다.

2) 접수부

사무관리 업무를 수행하는 공간이다. 접수를 받고, 진료실로 안내하며, 진료 후에 주의사항 등을 설명하고, 진료비를 받고, 다음 진료 날짜와 시간을 약속한다.

3) 진료실

치과진료가 이루어지는 가장 중요한 공간으로, 치과진료의자(치과유닛체어)가 설치되어 있다.

치과유닛체어: 환자(대상자)가 앉는 의자 부분과 여러 가지 기구가 부착된 유닛 부분으로 구성된 치과진료의자

4) 치과방사선촬영실

구강 내외 방사선 촬영을 하는 공간으로 방사선 노출에 대한 방호시설이 필요하다.

5) 치과기공실

치과병 · 의원 안에 있는 기공실에서는 인상체에 석고 붓기, 진단모형 만들기, 개인용 트레이 제작하기 등과 같은 비교적 간단한 기공작업이 이루어진다(제6장).

6) 멸균소독실 또는 준비실

오염된 기구를 닦고 멸균하여 다시 사용할 수 있는 상태로 보관하는 장소를 말한다. 항상 깨끗하고 청결해야 한다(제16장).

7) 상담실

구강건강 관리방법과 치료계획을 설명하고 상담하는 공간이다.

4 간호조무사의 치과조무 업무

Key Words

1) 치과조무사 제도

치과조무사(dental assistant)는 치과의사를 도와 진료보조 업무를 수행하는 치과의료 인력이다. 미국에서는 치과의사협회의 인증을 받은 직업교육기관에서 최소한 1년 이상의 교육과정을 마치고 자격을 취득해야 한다.

현재 우리나라에서는 법정 치과진료조무사 제도가 시행되지 않고 있으며, 치과진료기관에서 근무하는 간호조무사가 치과조무사 역할을 수행하게 된다.

2) 치과진료보조 업무

간호조무사는 치과의사의 옆에서 진료를 돕는 일을 주로 하게 된다. 시술자의 두 손과 보조자의 두 손에 의해 이루어지는 '사수 치과진료(four-handed dentistry)' 과정을 통해 구강내 타액 흡입, 혀와 구강조직 견인, 기구와 재료 전달 등을 담당하게 된다(그림 1-1).

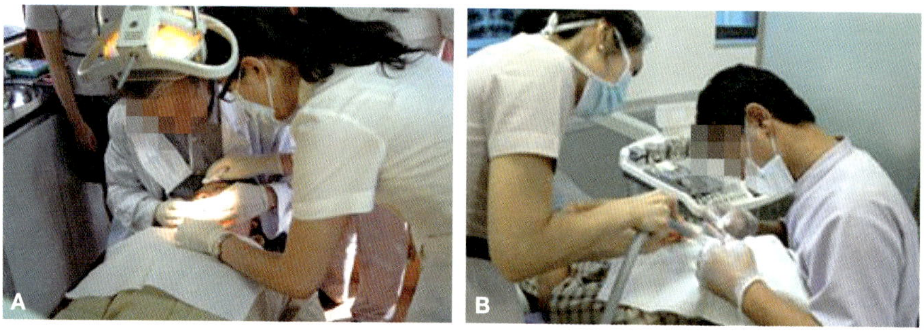

그림 1-1. 사수 구강진료과정에 간호조무사가 진료대 측면에서 의사와 긴밀히 협조하면서 일하고 있다.

간호조무사의 업무 중 몇 가지를 소개하면 다음과 같다.

- 환자(대상자) 안내와 준비
- 진료실 관리와 기구 소독 및 준비
- 환자(대상자) 진료 시에 치과진료의자 옆에서 진료 보조
- X선 필름 현상하고 보관하기
- 진단모형 제작을 위한 석고 붓기 등의 간단한 기공 업무
- 간단한 환자(대상자) 교육 및 주의사항 전달

스태프: 임직원

3) 치과 스태프의 업무

치과 스태프의 직무는 크게 임상 분야와 사무 분야로 나눌 수 있다. 치과병·의원에는 치과의사, 치과위생사, 간호조무사, 일반 사무직 등 다양한 직종이 근무하는데, 현재 치과의사를 제외한 직원들을 '스태프(staff)'로 부르는 추세이다. 치과

Key Words

스태프는 자신의 고유한 직종에 따른 진료 업무와 직무에 따른 관리 업무를 맡고 있다.

치과병원과 치과의원에서 스태프가 맡고 있는 관리 업무는 크게 접수 업무, 진료관리 업무, 사무관리 업무, 진료지원 업무로 구분할 수 있다.

스태프 수가 많고, 직무가 분업화된 치과병 · 의원에서는 접수 업무를 맡고 있는 스태프를 리셉셔니스트, 진료관리 업무를 맡고 있는 스태프를 코디네이터라고 부르고 있다. 또한 스태프 업무에 대한 총괄적인 책임을 맡고 있는 스태프를 헤드, 매니저, 실장 등으로 부르기도 한다.

치과에서 근무하는 간호조무사는 치과 스태프로서 진료보조 업무 외에도 다양한 업무에 종사할 수 있다. 직무를 통한 훈련, 다양한 연수와 계속교육 참여, 지속적인 자기계발을 통해 국민구강보건증진에 기여하는 직업인이 될 수 있다.

생각해보기

나 또는 가족이 치료를 받았던 치과에서 일하는 분들의 업무가 무엇일까 생각해보자. 그 치과의 시설이나 분위기는? 만일 내가 그 치과의 대기실을 꾸민다면 어떻게 만들 것인지 발표해보자.

Key Words

확인 학습

1. 치과위생사와 치과조무사의 역할과 그 차이점을 말해보자.

2. 치과진료 전문과목의 종류를 나열해보자.

3. 치과진료보조 업무에 대해 말해보자 .

제 2 장

구강생물학 기초

학습목표

- 두개골을 구분할 수 있다.
- 악관절의 구성 요소를 기술할 수 있다.
- 구강의 해부학적 구조를 설명할 수 있다.
- 유치와 영구치의 명칭을 설명할 수 있다.
- 치아의 표기법을 설명할 수 있다.

간호조무사는 치과진료팀의 구성원으로서 각각의 기관계가 어떻게 기능하고 상호작용하는지를 이해해야 한다. 정상적인 해부학적 구조에 대한 지식은 인상채득을 하거나 흡입기를 구강 내에 위치시킬 때 유용하며, 구강 내에 어떤 이상이나 병소가 존재하는지 알아내는 데도 필요하다.

조직학은 조직들의 구조와 기능에 관한 학문이다. 치아형태학은 치아의 형태와 구조를 연구하는 학문이다. 일생 동안 인간은 유치열(20개 치아)과 영구치열(32개 치아)을 가지게 된다.

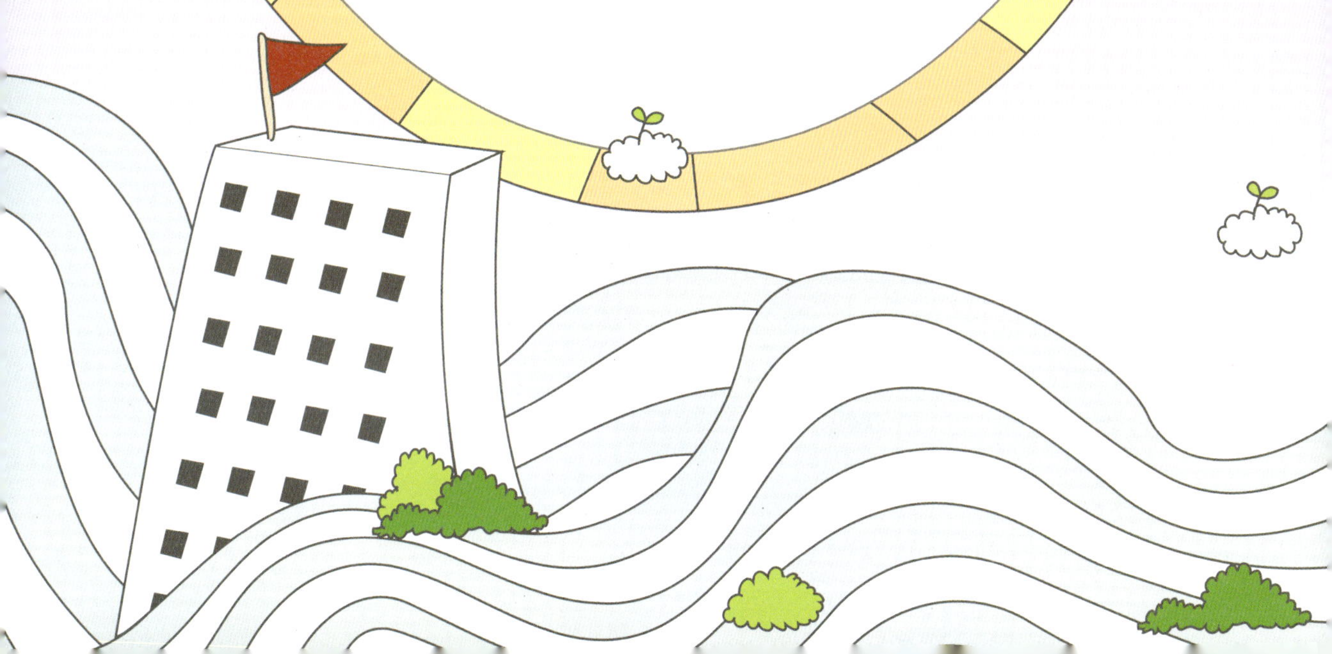

Key Words

상악골: 위턱뼈

하악골: 아래턱뼈

1 두경부해부

1) 두개골

(1) 상악골

상악골은 위턱과 경구개의 일부를 형성한다. 상악골에는 상악동이 있으며, 상악 결절은 구치부의 상악골 외면에 있는 크고 둥근 부위이다(그림 2-1, 2-2).

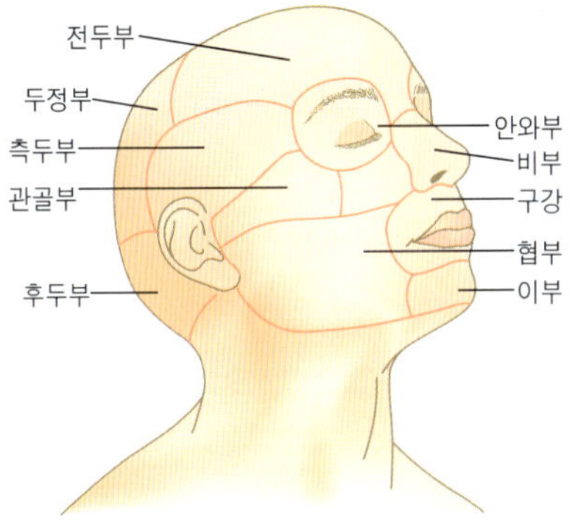

그림 2-1. 두부 영역.

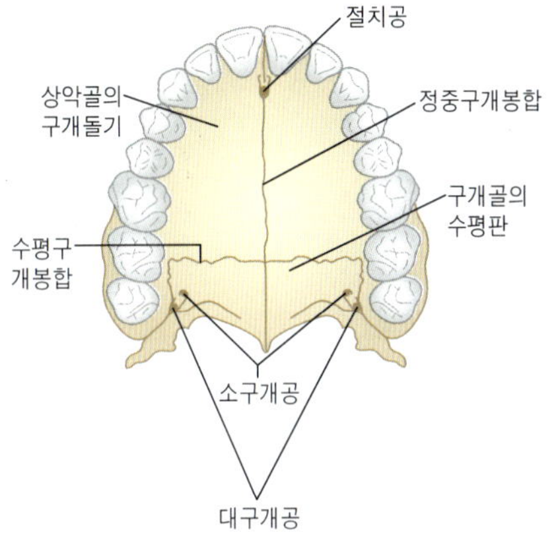

그림 2-2. 경구개의 골과 계측점.

(2) 하악골

하악골은 아래턱을 이루며(그림 2-3), 두개골 중 유일하게 움직일 수 있다. U자 형태의 하악골은 안면골 중 가장 길고 강한 뼈이며, 출생 전에는 두 부분으로 나뉘어 발달하다가 유아기 초기에 하나의 뼈로 합쳐진다.

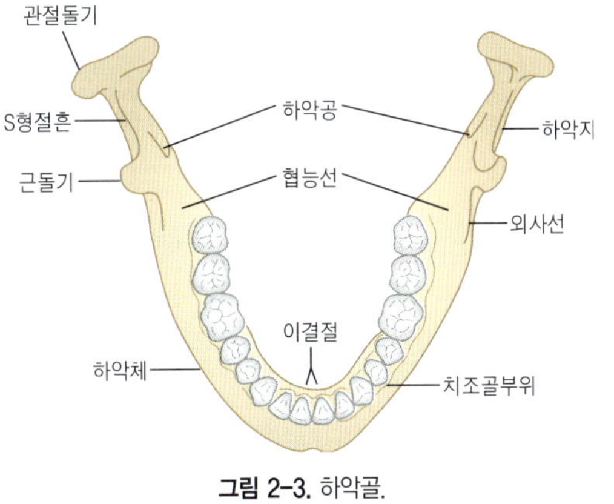

그림 2-3. 하악골.

Key Words

측두하악관절(악관절): 위턱뼈(머리뼈)와 아래턱뼈를 이어 주는 양쪽 귀밑 부위의 관절

돌기: 뼈의 끝 또는 가장자리에 둥글게 튀어나온 부분

경첩운동: 문의 경첩처럼 열고 닫기게끔 작용하는 운동

활주운동: 미끄러지듯 움직이는 운동

개구: 입을 벌림

2) 측두하악관절(악관절)

측두하악관절이란 턱뼈와 머리뼈를 이어 주는 관절(그림 2-4)이며 인체의 다른 관절처럼 하악과두돌기, 관절와, 인대, 관절낭, 근육으로 구성되어 있다(그림 2-5).

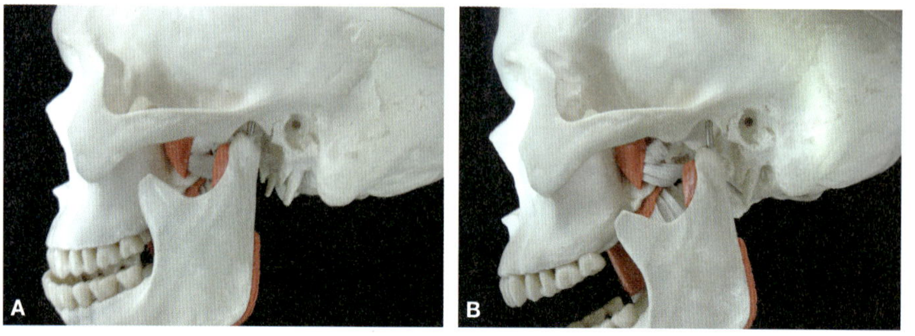

그림 2-4. 악관절의 경첩운동과 활주운동. **A,** 입을 다물 때(폐구 시). **B,** 입을 벌릴 때(개구 시).

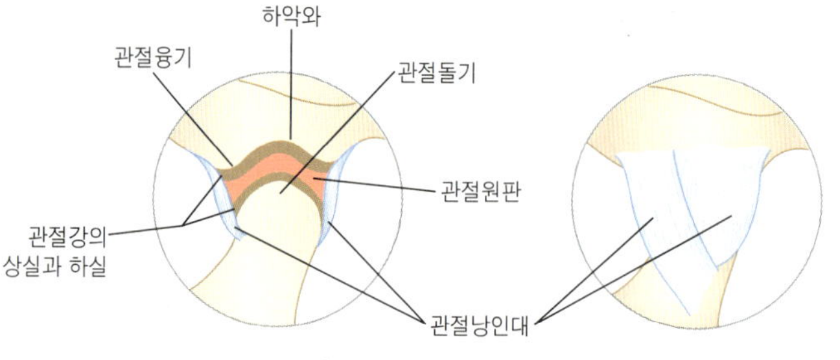

그림 2-5. 악관절의 구조.

3) 신경

(1) 뇌신경

뇌신경은 12쌍으로 이루어지는데, 각 쌍을 이루는 두 신경은 서로 기능과 구조가 같다. 뇌신경은 지각과 운동기능을 담당한다(그림 2-6).

(2) 구강의 신경분포

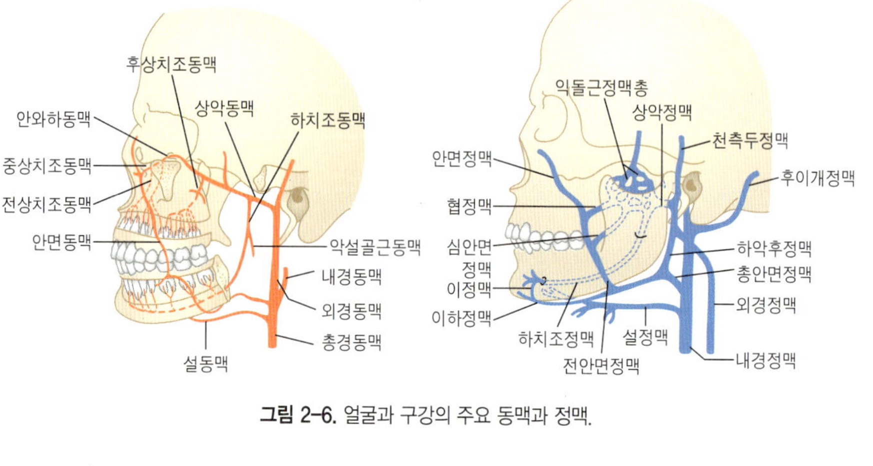

그림 2-6. 얼굴과 구강의 주요 동맥과 정맥.

삼차신경은 구강에 주로 분포하는 신경이다. 삼차신경은 안신경, 상악신경, 하악신경 등 3개의 주요 가지로 나뉜다.

4) 부비동(코곁동굴)

부비동은 두개골에 있는 공기가 들어 있는 공간이다(그림 2-7).

5) 타액선(침샘)

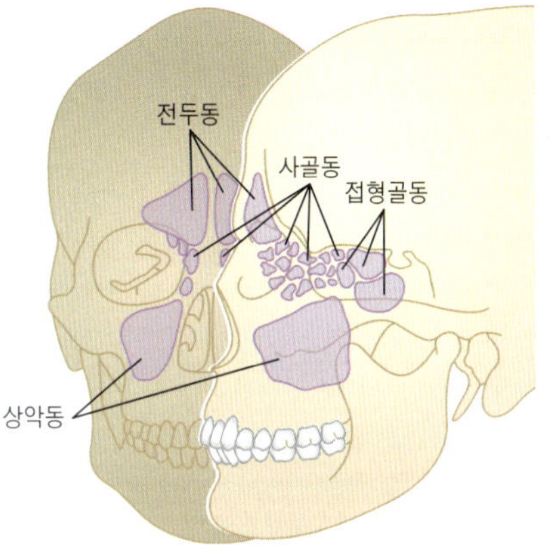

그림 2-7. 부비동.

타액(침)의 기능은 다음과 같다.

- 구강점막에 대한 윤활과 세정기능을 가지며, 구강내 건조를 막는 기능도 한다.
- 효소의 활동으로 소화를 돕는다.
- 항균기능이 있다.
- 치면의 재광질화를 돕는다.
- 치은연상치석의 형성에 필요한 광질을 공급한다.

(1) 대타액선(큰침샘)(그림 2-8)

대타액선은 3쌍의 큰 타액선으로 각각의 도관을 가진다. 대타액선은 이하선, 악하선, 설하선으로 나누어진다.

(2) 소타액선(작은침샘)

소타액선은 대타액선에 비해 크기는 아주 작지만, 수가 훨씬 많다.

Key Words

재광질화: 치아나 뼈의 부식 또는 칼슘분이 빠져나간 자리에 다시 칼슘이 채워져서 회복되는 현상

치은연상치석: 잇몸 위쪽의 치아면에 부착된 치석

이하선: 귀밑샘

악하선: 턱밑샘

설하선: 혀밑샘

Key Words

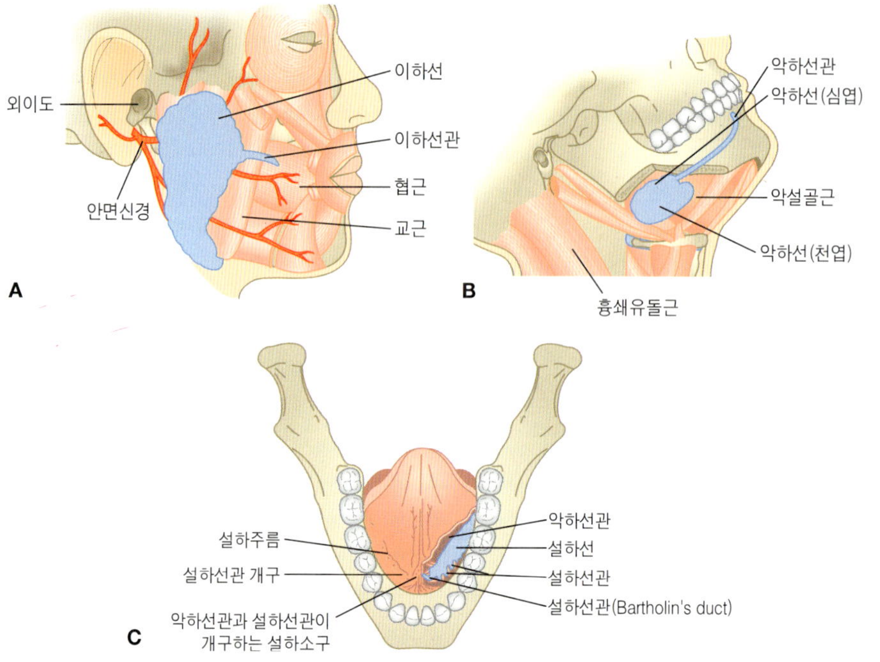

그림 2-8. 대타액선. A, 이하선. B, 악하선. C, 설하선(혀가 거상된 상태에서 조직을 절개한 단면도임).

2 구강해부

1) 입술

입술은 구강의 앞쪽 경계를 이루며(그림 2-9), 외측은 피부, 내측은 점막으로 이루어져 있다. 순연합(commissure)은 상순과 하순이 만나는 모퉁이의 각이다. 홍순이라고 불리는 입술의 붉은 부분이 끝나는 변연은 정상적인 피부색조를 띤 피부에서 붉은 점막부로 이행되는 부위이다. 순측 전정은 입술과 치아나 치조제 사이의 영역이다(그림 2-10).

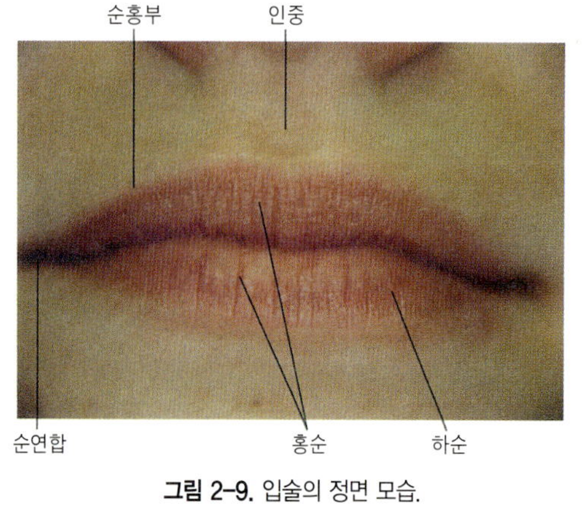

그림 2-9. 입술의 정면 모습.

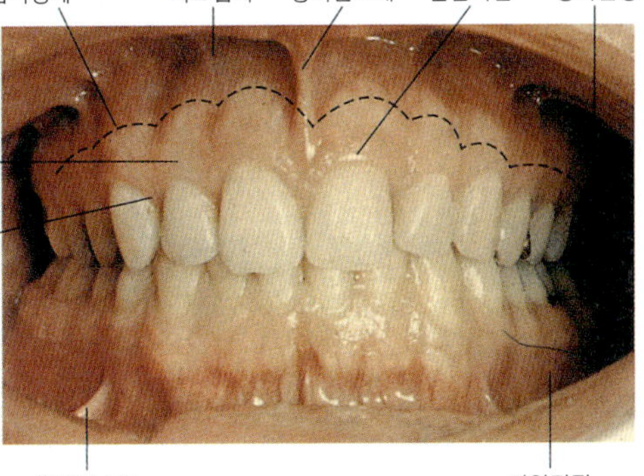

그림 2-10. 치은과 관련 기준점.

Key Words

변연치은: 치아 둘레를 따라서 이루어진 반달형 잇몸

2) 구강

구강은 전정, 상하악, 치조골, 치아, 고유구강으로 나뉜다. 혀에 가까운 구조물은 설측, 구개에 가까운 구조물은 구개측, 뺨에 가까운 구조물은 협측, 안면이나 입술에 가까운 구조물은 안면측 또는 순측이라고 부른다.

구강내 방향 표시
- **협측:** 뺨 쪽
- **설측:** 혀 쪽
- **구개측:** 입천장 쪽
- **순측:** 앞니의 입술 쪽
- **근심측:** 치아의 양 옆면 중 앞쪽
- **원심측:** 치아의 양 옆면 중 뒤쪽

치은: 잇몸

(1) 전정

입술과 치은(잇몸) 사이 혹은 입술과 뺨 사이의 공간을 상하악 전정이라고 한다.

(2) 상하악과 치조돌기

치조돌기는 치조와가 있는 상악골과 하악골에서 돌출된 뼈이다. 모든 치아는 섬유조직인 치주인대에 의하여 치조와에 붙어 있다.

(3) 치은

치은은 치조골을 덮으면서 치경부를 둘러싸고 있는 저작점막이다(그림 2-11).

치간유두: 치아와 치아 사이의 잇몸 중 가장 위쪽

치은열구: 치아와 잇몸 사이의 작은 골

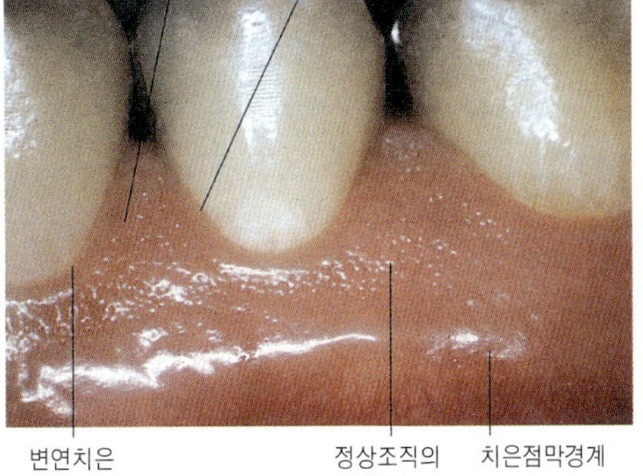

그림 2-11. 치은과 관련된 기준점의 확대 모습.

Key Words

자정: 물리적인 자극 등으로 저절로 깨끗해지는 것

점각: 점으로 보이는 무늬(그림)

부착치은: 치아와 잇몸이 만나는 경계점의 해부학적 명칭

정상 치은은 아래와 같은 특징을 보인다.

- 옷깃처럼 치아를 싸고 있으며 자정이 가능한 형태를 보인다.
- 단단하고 저항감이 있으며 치아와 골에 밀착되어 있다.
- 부착치은과 치간유두의 표면에는 점각이 되어 있고 표면은 귤껍질 같은 모양이다.
- 치은 표면의 색은 각자의 착색에 따라 다양하다.

① 비부착치은

변연치은 혹은 유리치은이라고도 불리는 비부착치은은 옷깃 모양으로 치아를 싸고 있는 치은의 경계부이다.

대개 밝은 분홍 혹은 산호색인 비부착치은은 치아와 결합되어 있지 않다. 치은변연 정상에서 치은열구의 기저면에 이르는 조직으로 이루어져 있다. 비부착치은은 보통 너비가 1mm 정도이고 치주낭의 연조직벽을 형성한다.

② 치간치은

치은유두라고도 하는 치간치은은 인접한 두 치아 사이의 공간을 메우고 있는 유리치은이 연장된 조직이다.

③ 치은구

유리치은구라고도 하는 치은구는 비부착치은의 변연에 평행하게 주행하는 얕은 구로서 부착치은의 시작 부위를 표시한다.

④ 부착치은

점막: 조직을 덮고 있는 부드럽고 끈끈한 막

부착치은은 치은열구의 기저면에서 치은점막경계까지 뻗어 있다. 부착치은은 점각되어 있는 치밀한 조직으로서 스스로 보호가 가능한 형태를 보이며, 단단하게 결합되어 있으면서 탄력 있는 조직이다(치은점막경계는 부착치은이 점막과 결합하는 지점이다).

3) 고유구강

구강의 안쪽은 고유구강이라고 불린다.

(1) 구개

경구개: 입천장 앞쪽의 단단한 부분

구개는 전방부와 후방부의 두 부분으로 나누어지며, 더 단단한 부분을 경구개라 한다(그림 2-12, 2-13).

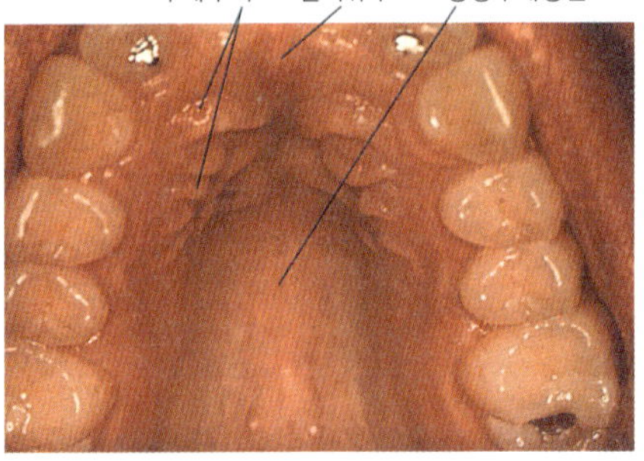

그림 2-12. 구개의 기준점.

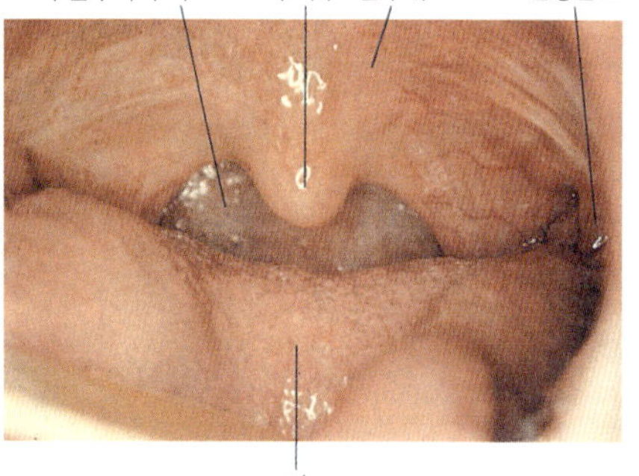

그림 2-13. 구강의 후방 기준점.

Key Words

연구개: 입천장 안쪽(뒤쪽)의 부드러운 부분

(2) 혀(그림 2-14)

① 미각

미각을 담당하는 수용세포인 미뢰는 혀의 배면에 위치한다(그림 2-15).

- 단맛은 혀끝
- 짠맛은 혀끝과 전방부의 양측면
- 신맛은 혀의 양측면
- 쓴맛은 혀의 후방부 배면 가운데라고 설명하기도 했으나(그림 2-16) 근래에는 이 이론이 명확하지 않으며 혀의 모든 부위에서 각기 맛을 감지하는 이론이 대두되고 있다.

수용세포: 약물이나 용액을 받아들이는 인체의 미세조직

미뢰: 설유두 내의 맛을 감지하는 부분

설유두: 혀의 오돌토돌한 부분

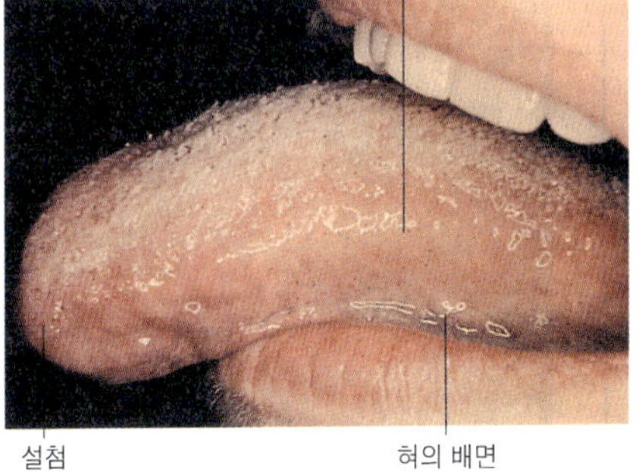

그림 2-14. 혀.

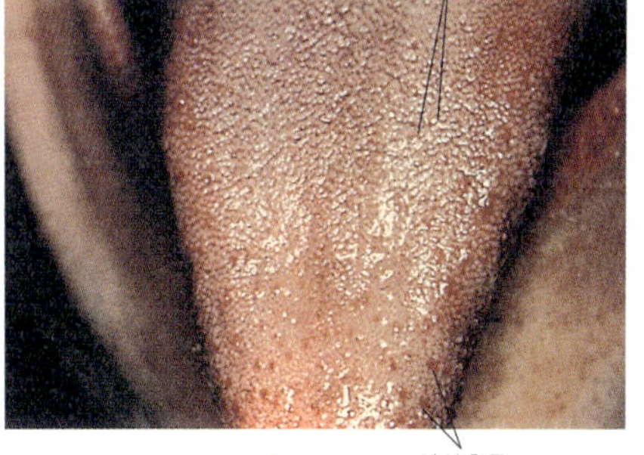

그림 2-15. 혀의 배면. 설유두로 인하여 혀의 배면은 벨벳 같은 질감을 가진다. 빨간 버섯 모양의 점은 미뢰를 가지고 있는 심상유두(버섯유두)이다.

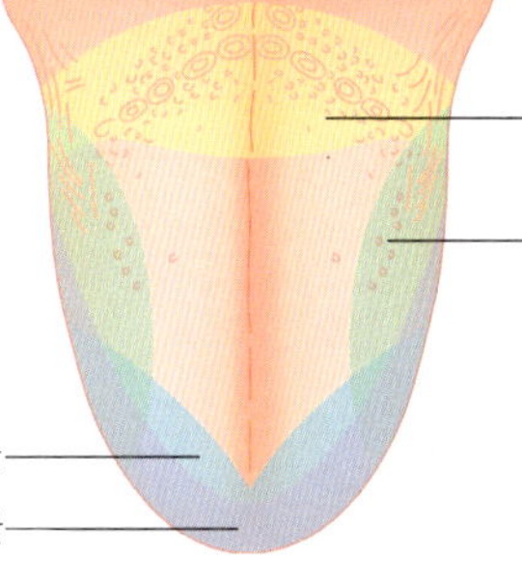

그림 2-16. 각각의 맛을 감지하는 혀의 부위.

Key Words

설소대: 혀를 들어 올리면 밑부분에 보이는 힘줄

(3) 구강저

구강저는 혀의 복면 아랫부분이다. 설소대는 혀의 복면과 구강저를 잇는 중앙의 조직대이다(그림 2-17).

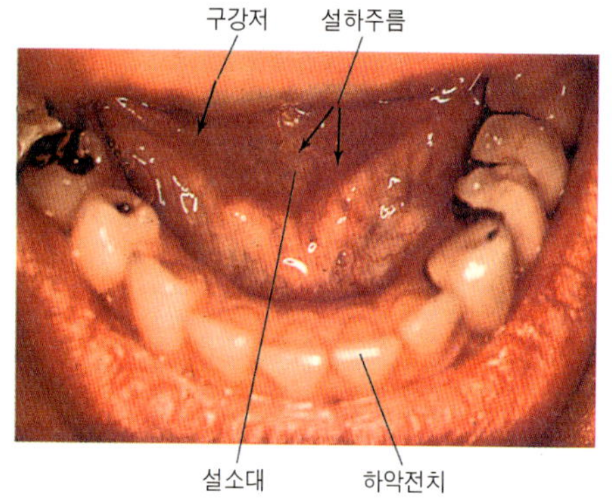

그림 2-17. 구강저의 구조물.

(4) 인두

인두는 비인두와 구인두, 후두인두로 나누어진다(그림 2-18).

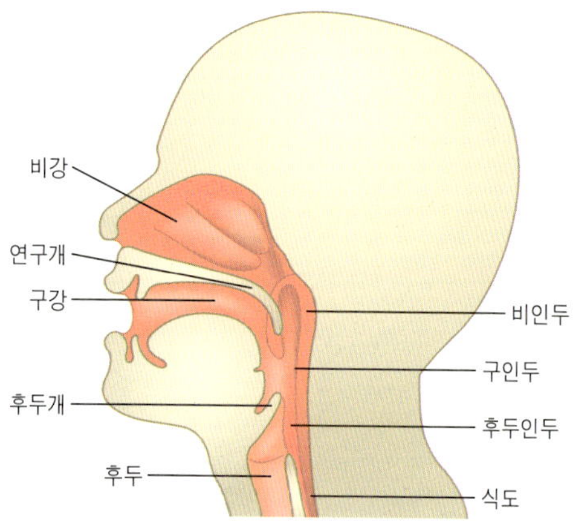

그림 2-18. 인두부를 볼 수 있는 두경부의 정중시상 단면도.

(5) 후두개

구인두와 후두인두는 구강으로 들어온 음식물과 코로 들어온 공기 양쪽 모두의 통로 역할을 한다. 음식을 삼킬 때, 후두개는 음식물이 폐로 들어가지 않도록 후두를 덮는 기능을 한다.

(6) 후두

후두에는 발성을 가능하게 해주는 성대가 있다.

3 치아와 치주조직

1) 치관과 치근

치아는 치관과 치근으로 이루어지며, 치관의 크기와 모양 및 치근의 크기와 수는 치아의 유형에 따라 매우 다양하다. 치관은 법랑질로 덮인 부분이고, 치근은 치조골에 묻혀 있는 부분이다(그림 2-19). 치경부는 치관과 치근이 만나는 좁은 부위이다. 치경선이라고도 불리는 백악법랑경계(CEJ)는 치관의 법랑질과 치근의 백악질이 만나 이루어진다.

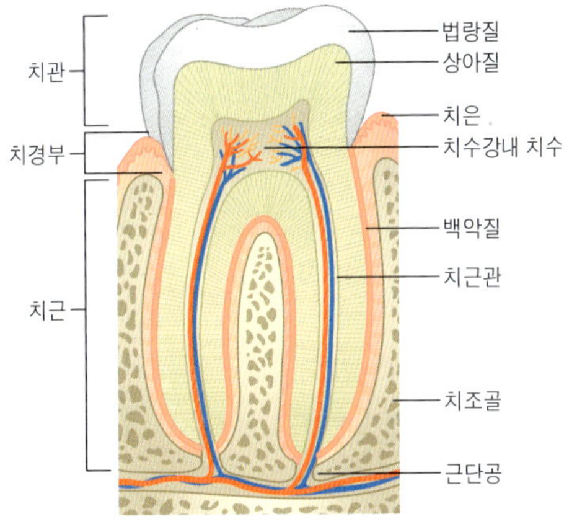

그림 2-19. 치아의 조직과 주위구조.

2) 치아조직

(1) 법랑질

치관을 형성하고 있는 법랑질은 인체에서 가장 단단한 조직이다. 법랑질은 상아질을 덮어 주는 보호막 기능을 하므로 높은 경도는 매우 중요한 특성이다. 법랑질은 음식물을 자르고, 으깨고, 갈고, 씹기 위한 단단한 면을 제공한다.

(2) 상아질

상아질은 치아의 대부분을 구성하며, 치아의 전 부분에 걸쳐 있다. 상아질의 치관 부위는 법랑질로 덮여 있고, 치근 부위는 백악질로 덮여 있다.

상아질은 뼈와 백악질보다 단단하지만, 법랑질보다 무른 조직이다.

(3) 백악질

백악질은 치근을 덮고 있는데, 상아질을 덮으면서 백악법랑경계에서 법랑질과 만난다. 백악질의 일차적인 기능은 치주조직의 부착섬유를 통해 치조와 내에 치아가 결합하여 있도록 하는 기능이다.

Key Words

치관: 치아의 구강 내에 보이는 부분

치근: 치아의 뼛속에 박혀 보이지 않는 뿌리 부분

치경부: 치아와 잇몸의 경계부

법랑질: 치아의 외면, 단단하고 반질한 부분

Key Words

치수: 치아의 내부 잇속 조직

근단공(치근단): 치아뿌리의 맨 끝부분

(4) 치수

상아질의 안쪽은 치수강의 벽을 형성한다(그림 2-20). 치수강의 형태는 치아 외면의 형태와 유사하다. 맹출할 때 치수강은 크지만 상아질의 지속적인 침착으로 나이가 들어감에 따라 점점 작아진다.

치수는 근단공을 통하여 치수강에 들어가는 혈관과 신경으로 구성되어 있다. 혈액의 공급은 치아에 유입되는 동맥가지와 치주인대로부터 이루어진다.

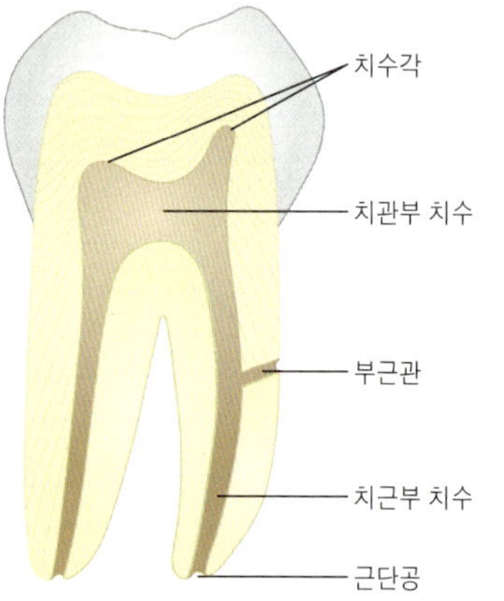

그림 2-20. 치수.

치주: 치아주위조직

치주인대: 치아뿌리 쪽에서 뼈와 사이에 있는 미세한 힘줄 조직

3) 치주조직

(1) 치주인대

치주인대는 치근의 백악질과 치조와벽의 치조골을 결합시키는 조직화된 섬유군을 이루고 있는 치밀한 결합조직이다. 섬유군은 치조와의 치아를 지지하면서 치아가 주위조직과 정상적인 관계를 이루도록 강력하게 붙잡아 주는 역할을 하도록 만들어져 있다. 이러한 섬유군의 구조 덕분에 치아는 저작력을 견딜 수 있다. 이 밖에 감각기능과 영양공급 등의 기능을 한다.

치조골: 치아를 감싸고 있는 뼈 조직

식립: 치아가 뼈에 심어져 있음

(2) 치조골

구강 내에서 치아가 식립되는 상악골과 하악골을 말하며, 치아를 지지하고 보호하는 역할을 한다.

(3) 치은

치조골을 덮고 있는 섬유성 상피조직으로 치조골을 보호한다. 건강한 상태는 밝은 분홍색이다(그림 2-21).

Key Words

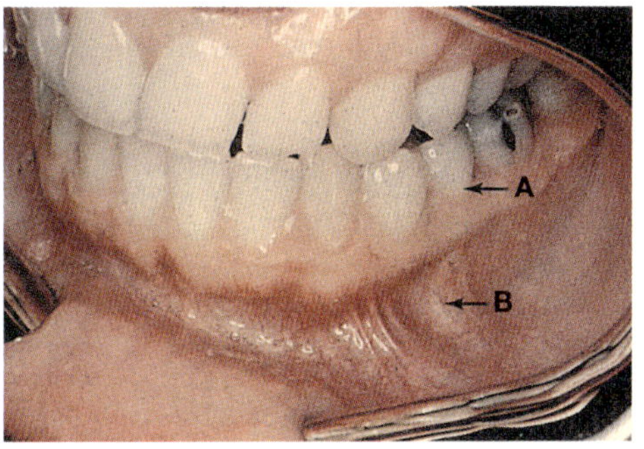

그림 2-21. A, 치은을 이루고 있는 치밀한 저작점막. B, 전정 부위를 덮고 있는 섬세한 이장점막.

4 치아형태

1) 치아의 종류

인간은 육식과 초식을 하는 잡식성이기 때문에 치아가 음식을 자르고, 찢고, 부수기에 편리한 모양을 지니고 있다. 영구치는 절치, 견치, 소구치 및 대구치로 구분할 수 있다(그림 2-22).

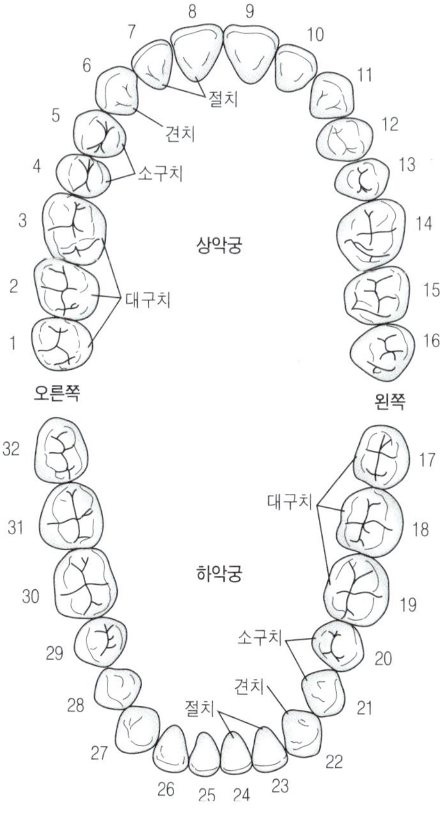

그림 2-22. 영구치열기의 영구치열을 교합면에서 본 모습. 치아가 유형별로 구분되어 있다.

Key Words

단근: 뿌리가 하나

치열: 치아 배열

교합: 아래윗니가 서로 맞물리는 현상

전치: 앞니

구치: 어금니

(1) 절치

절치(incisor)는 상당히 날카롭고 얇은 절단면을 지니고 있는 단근치이다. 구강의 맨 앞에 위치해 있으며 적은 힘으로도 음식을 자를 수 있다.

(2) 견치

송곳니라고도 하는 견치(canine)는 악궁의 모서리 부분에 있다. 견치는 힘을 필요로 하는 음식을 찢고 자르는 역할을 한다. 견치는 잘 발달된 뾰족한 첨두를 지닌 상당히 두꺼운 치관을 지니고 있다. 인간의 치열 중에서 견치의 단근이 가장 길다. 견치 치근의 협면을 덮고 있는 치조골 부분을 견치치조융기(canine eminence)라고 한다. 이렇게 튼튼한 치관, 긴 치근, 악궁에서의 위치 때문에 치열의 주춧돌로 여겨지기도 한다.

(3) 소구치

소구치(premolar)는 음식물을 찢거나 갈 수 있도록 뾰족한 교두를 지니고 있는 점에서 견치와 유사하게 생겼다. 동시에 음식을 씹을 수 있도록 비교적 넓은 교합면을 지니고 있다(유치열에는 소구치가 없다).

(4) 구치

구치(molar)는 음식을 씹고 가는 역할을 한다.

2) 치열

치아는 2개의 악궁 각각에 같은 유형의 치아들이 같은 수로 배열되어 있다.

- 하악궁(mandibular)은 악관절에 의해 움직일 수 있다.
- 상악궁(maxillary)은 두개골의 일부로 고정되어 있어서 움직일 수 없다.

교합(occlusion)이란 하악궁의 위치와 움직임에 따른 상악 치아와 하악 치아 사이의 자연스러운 접촉 관계를 말한다.

3) 전치 및 구치

위치와 기능에 따라 치아는 전치(anterior, 정면을 향한) 혹은 구치(posterior, 뒤쪽을 향한)로 분류한다. 그림 2-23에서 색이 칠해진 치아가 구치이다.

전치는 절치와 견치로 구성되며, 우리가 웃을 때 보이는 치아이다.

전치는 우측 견치 원심에서 좌측 견치의 원심까지 연결되는 부드러운 호선(curving arc)을 이루도록 배열되어 있다. 구치는 소구치와 대구치로 구성되며, 거의 곡선을 이루지 않고 일직선으로 배열되어 있는 것처럼 보인다.

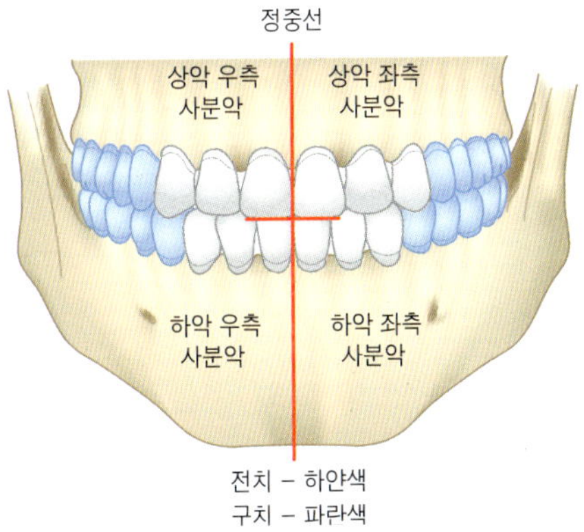

그림 2-23. 영구치가 있는 구강, 정준선, 사분악, 전치와 구치가 표시되어 있다.

Key Words

정중선: 얼굴의 가운데 선

4) 치아면

- 순협면(facial surface)은 안면에 가장 가까운 치면이다. 입술에 근접해 있는 부분을 순면(labial surface)이라고 한다. 안쪽 뺨과 인접한 부분은 협면(buccal surface)이라 한다. 즉, 전치에서는 순면이라고 하고 구치에서는 협면이라고 한다.
- 설면(lingual surface)은 혀와 가까운 부분이다.
- 저작면(masticatory surface)은 음식을 씹는 면이며 전치에서는 절단면(incisal surface), 구치에서는 교합면(occlusal surface)이라 한다.
- 근심면(mesial surface)은 정중선에 가까운 부분이다.
- 원심면(distal surface)은 정중선에서 먼 부분이다.

옆 치아와 맞닿은 부분을 인접면이라 한다. 앞쪽을 근심면, 뒤쪽을 원심면이라고 부른다(그림 2-24).

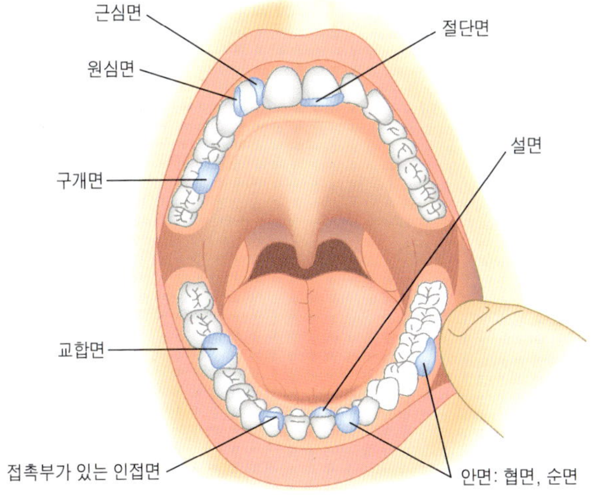

그림 2-24. 구강내 구조물과 정중선 및 다른 치아가 치면과 이루는 관계.

Key Words

유치: 젖니

영구치: 간니

5) 유치열(그림 2-25, 2-26)

- 20개의 치아로 구성되어 있다. 생후 6~7개월에 맹출을 시작하여 영구치가 맹출하는 6세가 되면 탈락되기 시작한다.
- 발음을 도와준다.
- 영구치가 맹출할 때 안내자 역할을 한다. 유치를 조기 상실하는 경우에는 후속 영구치의 맹출에 영향을 미쳐서 심각한 배열 이상을 초래할 수 있다.

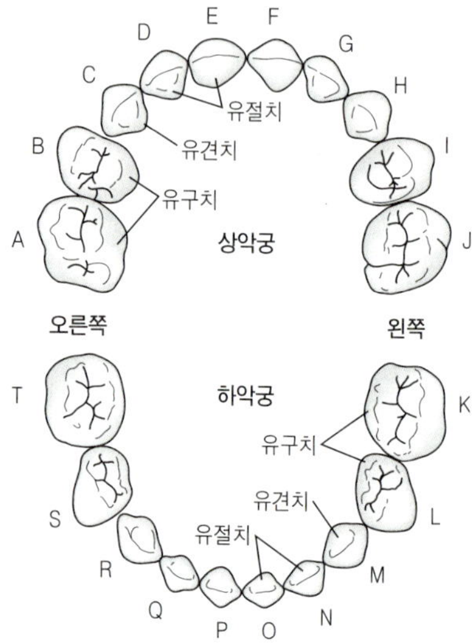

그림 2-25. 유치열기의 유치열을 교합면에서 본 모습. 치아가 유형별로 구분되어 있다.

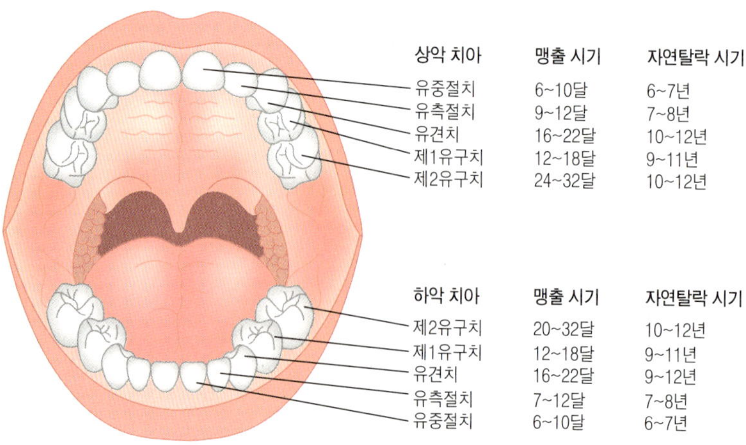

그림 2-26. 유치의 맹출 시기와 자연탈락 시기.

혼합치열: 유치와 영구치가 구강 내에 섞여 있는 상태(6~11세)

6) 혼합치열기

성장에 따라 유치가 더 이상 필요한 기능을 수행하지 못하게 되면 유치는 탈락하고 영구치로 교체된다. 영구치는 더 크고 강하며 수도 더 많다.

Key Words

유치를 상실하고 영구치로 교체하는 것은 대개 5~6년 정도 걸린다. 이 기간을 혼합치열기라고 부르며 영구치와 유치가 공존하게 된다.

7) 영구치열

영구치열기는 마지막 남은 유치가 빠지는 시점인 12세 무렵부터 시작된다.

(1) 전치

① 절치

중절치와 측절치가 있다.

② 견치

견치는 각 치열궁에서 4개의 모서리에 위치하는 치아를 말한다(그림 2-27).

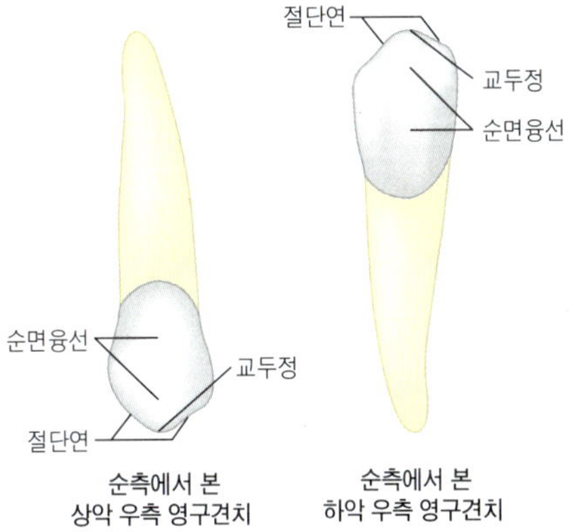

그림 2-27. 갓 맹출한 영구견치의 순면.

(2) 구치

① 소구치

영구치열에는 8개의 소구치가 존재한다. 소구치는 견치와 대구치 사이에 놓이게 된다. 이 치아는 입을 다물 때 서로 닿게 된다. 이렇게 하여 음식을 효과적으로 갈 수 있게 해주며, 그 기능은 대구치와 유사하다.

② 대구치

영구치열에는 각각의 4분악마다 3개씩 총 12개의 대구치가 있다. 대구치의 치관에는 4개 혹은 5개의 짧고 뭉툭한 교두가 있다(그림 2-28). 대구치의 치근은 2개 내지 3개가 있어서 치아를 지지하도록 하고 있다(그림 2-29). 제1대구치, 제2대구치, 제3대구치가 존재하는데, 제1대구치와 제2대구치를 맹출 시기에 따라 각각 6세 구치, 12세 구치라고 부른다.

Key Words

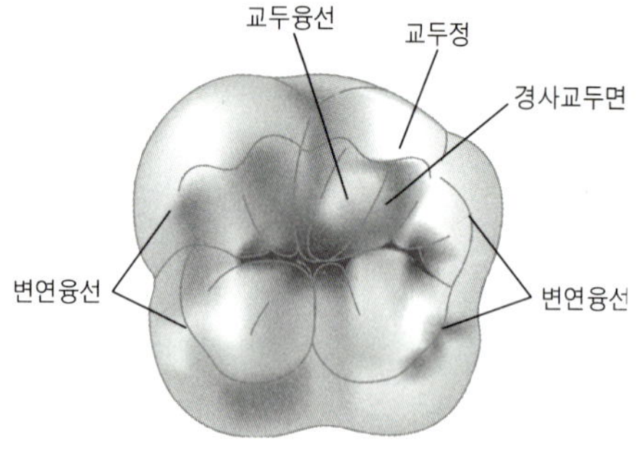

그림 2-28. 영구 구치의 교합면 예시.

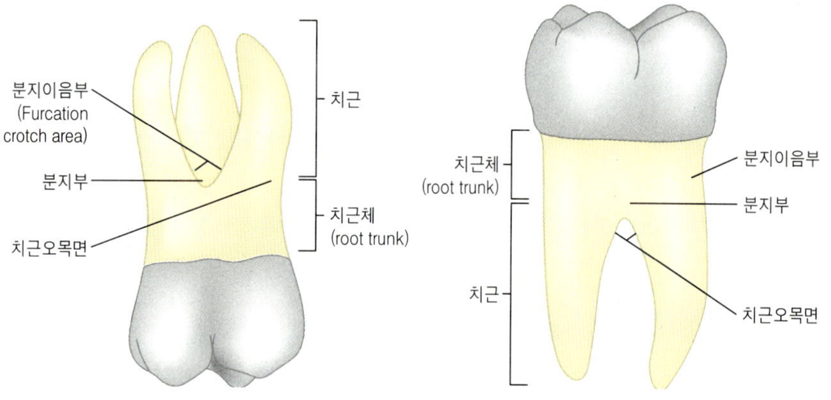

그림 2-29. 상하악 구치의 협측치근.

8) 치아표기법

치아표기법은 진료기록부나 치아를 설명할 때 구분을 쉽게 하기 위해서 따르는 체계이다.

흔히 쓰이고 있는 세계치과의사연맹 표기법은 세계치과의사연맹(FDI)에서 권장하는 방법으로 치아를 두 자릿수로 표기한다. 두 자릿수 가운데 십단위 숫자는 4분악(상, 하, 좌, 우)을 지칭하고, 일단위 숫자는 치아를 지칭하게 된다.

영구치열을 표기하는 방법은 다음과 같다.

- 상악 우측 사분악은 #1을 붙여 주며 #11부터 #18까지 치아가 있다.
- 상악 좌측 사분악은 #2을 붙여 주며 #21부터 #28까지 치아가 있다.
- 하악 좌측 사분악은 #3을 붙여 주며 #31부터 #38까지 치아가 있다.
- 하악 우측 사분악은 #4을 붙여 주며 #41부터 #48까지 치아가 있다.

Key Words

유치열은 다음과 같이 표기한다.

- 상악 우측 사분악은 #5를 붙여 주며 #51부터 #55번 치아가 있다.
- 상악 좌측 사분악은 #6을 붙여 주며 #61부터 #65번 치아가 있다.
- 하악 좌측 사분악은 #7를 붙여 주며 #71부터 #75번 치아가 있다.
- 하악 우측 사분악은 #8을 붙여 주며 #81부터 #85번 치아가 있다.

9) 치아 모식도

환자(대상자) 진료기록부에 사용하는 모식도는 치아의 배열에 따라 그려져 있으므로, 검사자를 기준으로 우측에 있는 사분악이 기록부에서는 왼쪽에 배치되고, 검사자의 좌측 사분악은 기록부의 우측에 배치된다(그림 2-30, 2-31).

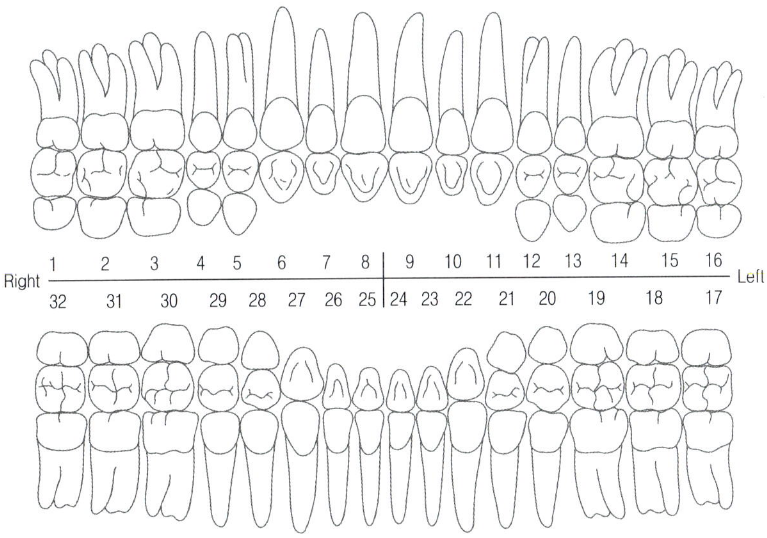

그림 2-30. 만국표기법에 따라 구강진료기록부에 표시된 영구치아.

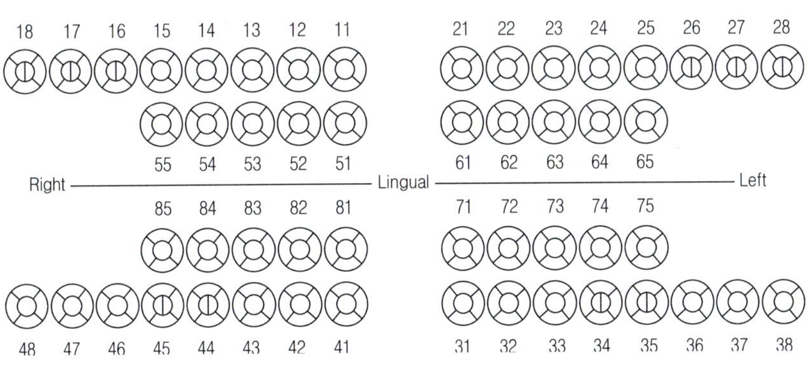

그림 2-31. 세계치과의사연맹표기법에 의한 영구치와 유치의 표기.

Key Words

설면결절(cingulum) – 전치의 치경부 1/3 설면으로 법랑질이 솟아 있는 부분

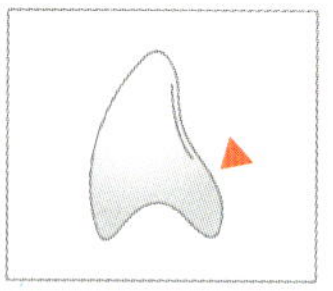

설면결절

교두(cusp) – 구치 교합면의 둥근 융기 혹은 치관에서 독립적으로 석회화가 시작되는 융기 부분을 말한다. 교두에는 뾰족한 첨단 부위 한 개와 4개의 융선이 연결되어 있다.

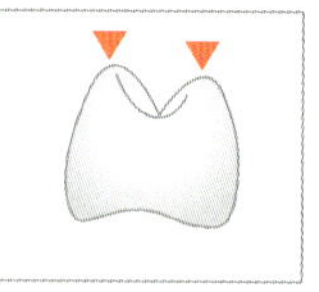

교두

카라벨리교두(cusp of carabelli) – 제5교두라고 하는데, 상악 구치부 설면에 주로 생긴다.

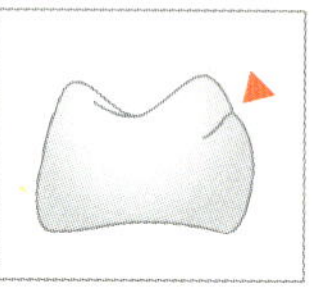

카라벨리교두

와(fossa) – 치면에서 다양한 크기로 약간 움푹하게 혹은 둥글게 들어간 부위를 말한다.

설면와는 넓게 약간 들어간 부분으로 전치나 견치의 설면에 있다.

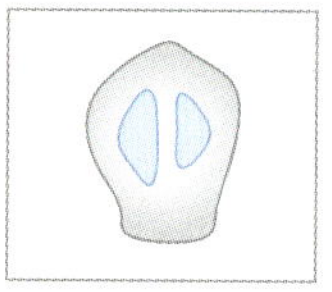

설면와

소와(pit) – 와 내에서도 가장 깊은 점상의 함요부

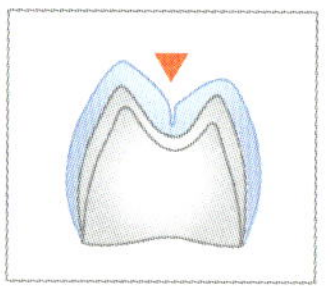

소와

중심와, 상악 구치 – 대개 넓고 깊게 계곡 모양으로 움푹 들어간 부분인데, 상악 구치 교합면 중심에 위치한다.

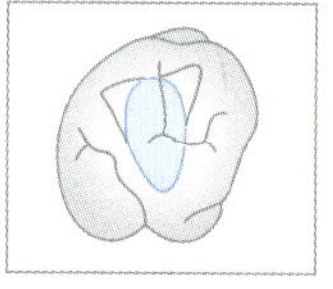

중심와, 상악 구치

중심와, 하악 구치 – 상대적으로 넓고 깊게 계곡 모양으로 움푹 들어간 부분인데, 하악 구치 교합면 중심에 위치한다.

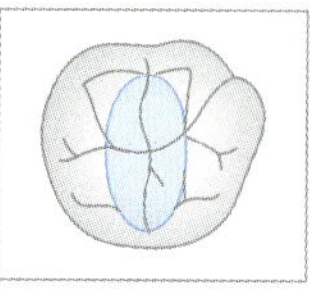

중심와, 하악 구치

삼각와 – 피라미드 모양을 하고 있으며 비교적 얕은 함몰 부위로 구치의 교합면에 존재한다. 주로 근심/원심 변연융선 바로 아래 부분에 형성된다.

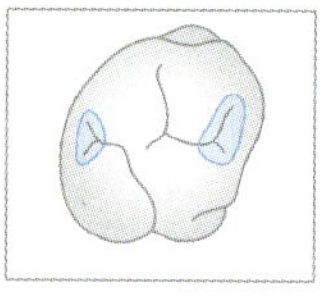

삼각와

구(groove) – 치아면에서 작은 선상 함몰 부위를 말한다.

발육구(developmental groove) – 치아 형성 시 교합면 상에 형성된 구를 말한다.

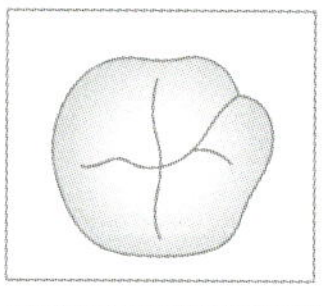

발육구

부구(supplemental groove) – 불명확하게 선상으로 함몰된 부분이나 불규칙하게 함몰된 부분으로 치아에서 명확하게 경계가 구분되지는 않는다. 이런 부구 때문에 교합면이 쭈글쭈글해 보인다.

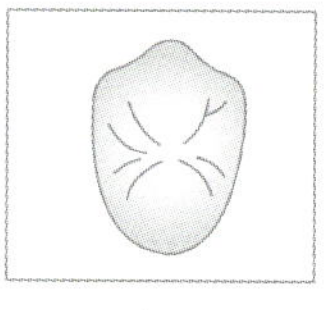

부구

그림 2-32. 각 치아에서 해부학적 계측점을 표현하는 용어 설명. *(계속)*

Key Words

절단면(incisal edge) – 전치의 설면과 순면이 만나는 부분으로 교합하면서 닿게 되면 형성된다. 약간 순면으로 경사져 있다.

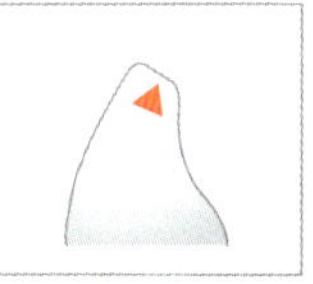

절단면

엽(lobe) – 치아의 발육 단위라 할 수 있는데 엽이 성장하여 하나의 단위를 형성하게 된다.

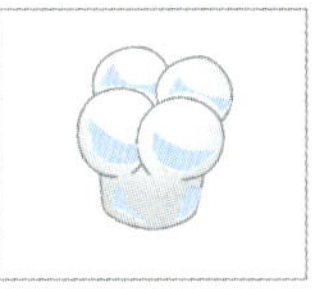

엽

절단결절(mamelon) – 갓 맹출한 전치의 절단연의 둥근 융기로 대개 3개가 있는데 마모에 따라 곧 없어진다.

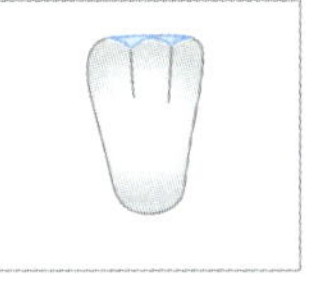

절단결절

융선(Ridge) – 치면에 나타나는 선상융기이다. 위치나 형태에 따라 명칭이 부여된다.

교두융선(cusp ridge) – 교두정에서부터 근심과 원심 방향으로 뻗어나온 것인데, 구치에서는 협면과 설면 방향으로 형성된다.

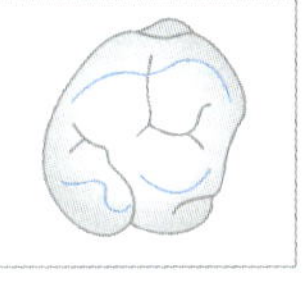

교두융선

절단융선(incisal ridge) – 갓 맹출한 전치의 절단에 생긴다.

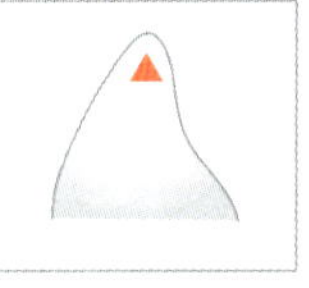

절단융선

변연융선(marginal ridge) – 구치 교합면의 근심면과 원심면을 형성하는 법랑질의 돌출된 부분이다. 전치의 변연융선은 덜 뚜렷하고 설면결절이나 설면의 측면을 형성하게 된다.

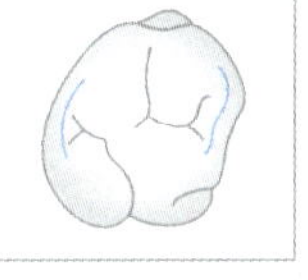

변연융선

사주융선(oblique ridge) – 상악 구치의 교합면에 솟아 있는 돌기 부분으로 근심설측교두부터 원심협측교두로 이어져 있다.

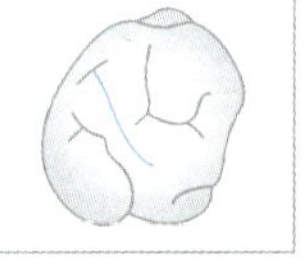

사주융선

삼각융선(triangular ridge) – 교두정에서부터 교합면의 중심 부분으로 명확하게 솟아 있는 삼각형 모양의 융선을 말한다. 이들이 속한 교두의 이름을 따서 붙이게 된다.

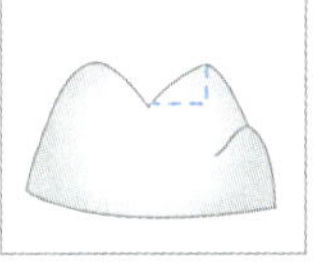

삼각융선

횡주융선(transverse ridge) – 협측교두와 설측교두의 삼각융선으로 형성되는데 구치의 교합면을 횡단하여 약간 솟아오른 부분을 형성한다.

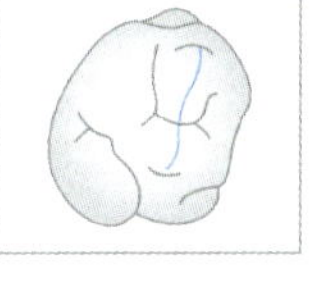

횡주융선

열구(sulcus) – 인접한 교두끼리 혹은 각이 만나는 부위에 형성되는 것으로 치아면을 따라 계곡 모양으로 생긴 것을 말한다.

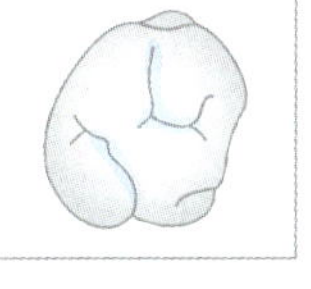

열구

그림 2-32. *(계속)* 각 치아에서 해부학적 계측점을 표현하는 용어 설명.

Key Words

생각해보기

영이는 네 번째 생일 다음 날 어머니와 함께 치과에 가서 검사를 받았다. 치과의사는 영이 어머니에게 충치 치료를 네 군데나 해야 한다고 말했다. 영이는 치료가 무서워서 치료를 받기 싫다고 떼를 쓰고 있다. 엄마가 곁에 있는 간호조무사에게 "젖니니까 그대로 두다가 뽑으면 안 되나요?"라고 물었다. 이때 간호조무사는 어떤 대답을 해야 할 것인지 생각해보자.

확인 학습

1. 치아조직을 그림으로 그리고 각각의 명칭을 써보자.

2. 치아의 종류와 기능에 대해 말해보자.

3. 사분악으로 각각의 치열을 두 자릿수로 기록해보자.

Key Words

제 3 장
치과진료실과 진료전달

학습목표

- 치과진료실의 디자인에 대해 설명할 수 있다.
- 치과진료실의 장비 유형과 기능을 설명할 수 있다.
- 치과진료전달과정 중에 구강진료팀의 시술영역에 대해 설명할 수 있다.
- 기구전달과 기구교환의 원칙에 대해 설명할 수 있다.
- 치과에서 사용하는 흡입장치의 종류를 열거할 수 있다.
- 고속흡입기 팁을 잡는 방법을 설명할 수 있다.
- 환자(대상자) 맞이하기, 앉히기, 돌려보내기에 대해 설명할 수 있다.

효과적인 치과진료가 이루어지기 위해 합리적인 진료실 배치와 인간공학적 원리에 따른 진료전달이 필요하다. 치과진료는 다양한 형태의 진료실에서 이루어질 수 있다. 모든 진료실은 여러 가지 기능을 수행하는 영역으로 나뉘어 있다. 대부분의 치과의원에는 치과의사 1인당 2개 이상의 치과진료의자가 설치되어 있으며, 각각의 진료실은 진료에 필요한 장비들을 사용하기 편하도록 설계하고 배치해 두고 있다.

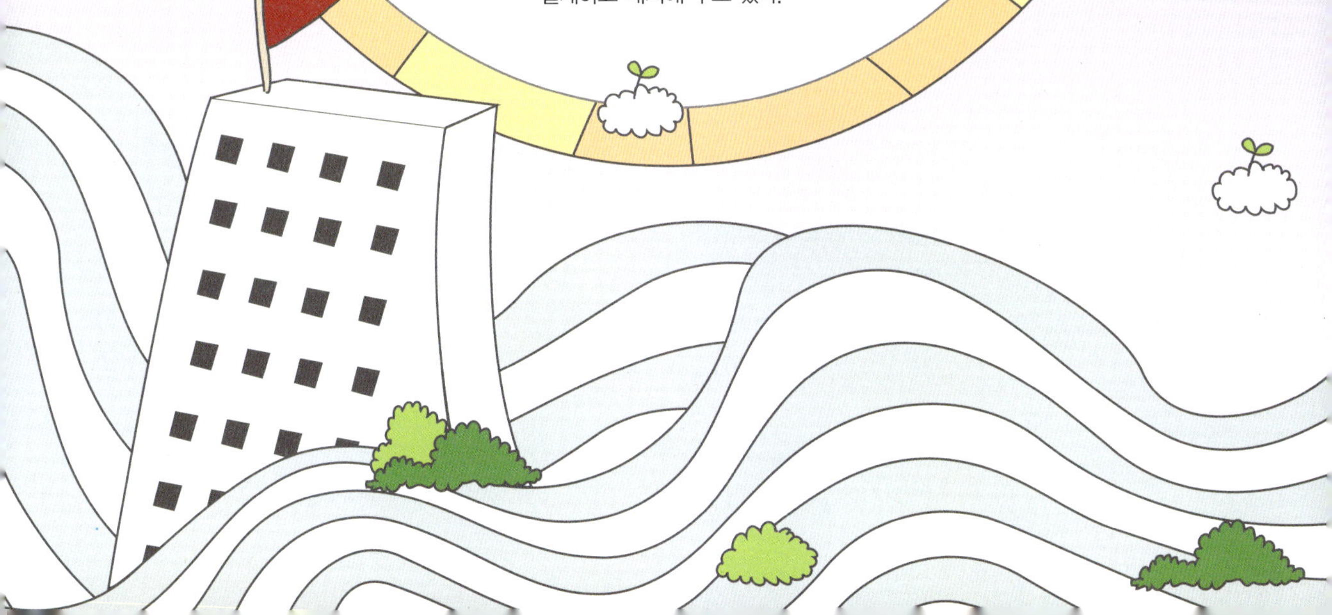

1 치과진료실

Key Words

치과진료실은 환자(대상자)와 치과진료팀의 건강과 치과진료의 특성을 고려하여 인간공학적인 원리에 따라 구성되어야 한다. 진료실은 진료팀이 진료 시 자세가 불편하지 않도록 하고, 기구나 장비를 쉽게 잡을 수 있도록 배치하여 불편함을 느끼지 않도록 해야 한다. 자주 쓰는 재료나 기구는 작업선 높이와 일치하도록 배치하고, 손을 뻗어서 닿을 수 있는 곳에 두거나 보조 의자에 앉아서 잡을 수 있는 충분한 공간이 확보되도록 해야 한다.

환자(대상자)가 앉는 치과진료의자는 등을 바로 세운 수직자세가 유지되도록 하여 앉히고, 환자(대상자)가 앉을 때 불편하지 않도록 팔걸이(arm rest)는 옆으로 밀어 두거나 위로 올려 둔다. 환자(대상자)가 앉으면 팔걸이를 원래 위치로 놓고 시술자의 높이에 맞게 진료의자의 높이를 위아래로 조절한다. 이상적인 높이는 시술자의 팔꿈치와 환자(대상자) 입의 높이가 수평이 되는 것이다. 환자(대상자)의 위치가 너무 높으면 진료 시 어깨를 들게 되어 어깨와 목이 결리고 아프게 되고, 너무 낮으면 허리를 구부리게 되어 목과 등 아래쪽이 아프게 된다. 시술자의 팔꿈치는 몸에 가볍게 붙이고 허리 높이에 직각이 되게 위치시킨다.

치과진료는 오랜 시간 동안 이루어지기 때문에 인간공학적 원리에 따른 진료 자세와 진료전달 방법을 이해하고 좋은 자세를 유지해야 진료팀의 건강을 지킬 수 있다.

인간공학: 해부학, 생리학, 심리학 등 여러 분야를 연구하여 인간이 다루는 기구·기계·설비 등을 인간에게 알맞게 설계·제작하기 위하여 연구하는 학문

진료전달: 진료를 행함

2 치과진료의자와 관련 장비(그림 3-1)

1) 치과진료의자(dental unit chair)의 구성

치과진료의자는 어린이와 성인의 키에 맞추어서 디자인되어 있으며, 환자(대상자)가 편안하게 느낄 수 있도록 위치를 조절할 수 있다. 환자(대상자)를 제대로 앉히면 환자(대상자)의 무릎, 엉덩이, 허리 부분을 완전히 지지해 준다.

(1) 머리받침대(head rest)

머리받침대는 환자(대상자)의 머리를 안전하고 편안하게 받쳐 준다.

(2) 팔걸이(arm rest)

환자(대상자)의 팔을 지지해 준다. 팔걸이는 위로 들어 올리거나 옆으로 밀 수 있어서 환자(대상자)가 진료의자에 앉기 쉽도록 사용할 수 있다.

Key Words

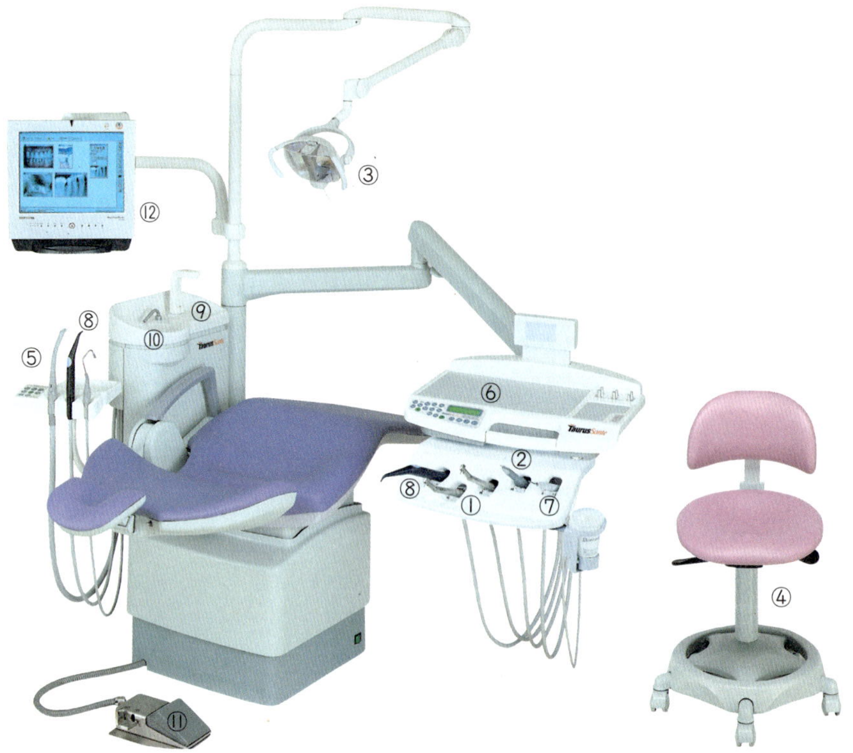

그림 3-1. 기본적인 구강진료장비. ① 고속핸드피스, ② 저속핸드피스, ③ 진료조명, ④ 시술자용 의자, ⑤ 타액흡입기, ⑥ 브라켓 트레이, ⑦ 초음파 스케일러, ⑧ 공기-물사출기, ⑨ 컵 받침, ⑩ 타구, ⑪ 발조정판, ⑫ LCD 모니터. (제조원: 신흥, 한국.)

(3) 조정판(controller)

진료의자를 뒤로 눕히거나 발쪽을 들어 올릴 때, 의자를 높이거나 낮출 때 사용하여 위치 조절을 용이하게 해준다.

2) 치과진료의자의 위치 조정

치과진료의자는 위치를 조정하여 환자(대상자)를 치료과정에 알맞은 자세로 앉힐 수 있다.

수직자세: 등을 똑바로 세운 상태

(1) 수직자세(upright position)

진료 시작 전에 진료의자의 등받이(back rest)와 바닥이 직각이 되도록 세운 상태로 환자(대상자)를 앉히고, 진료가 끝날 때의 위치이다(그림 3-2). 이 자세는 구내 방사선 촬영 시나 환자(대상자) 교육 및 불소도포에 권장된다.

수평자세: 반듯이 누운 상태

(2) 수평자세(supine position)

환자(대상자)가 등을 대고 바닥과 수평이 되도록 누운 상태로 대부분의 진료가 이 상태에서 이루어진다(그림 3-3).

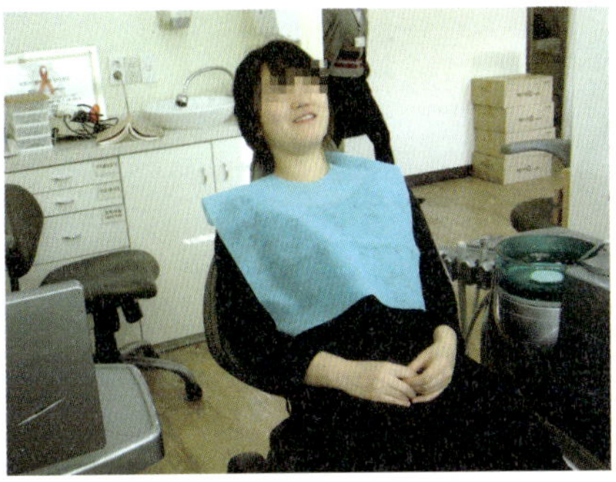

그림 3-2. 수직자세로 앉은 환자(대상자)(upright position).

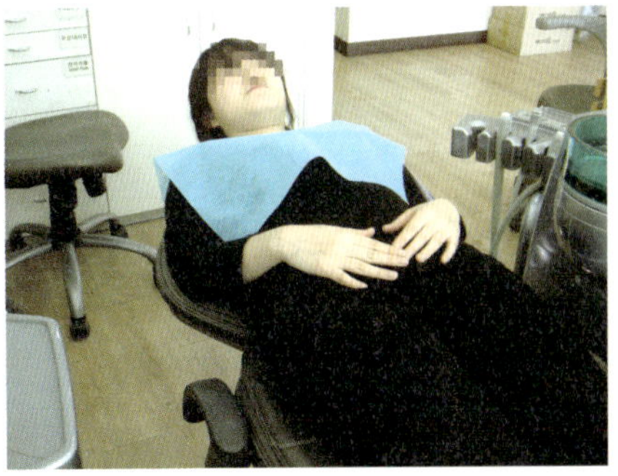

그림 3-3. 수평자세의 환자(대상자)(supine position).

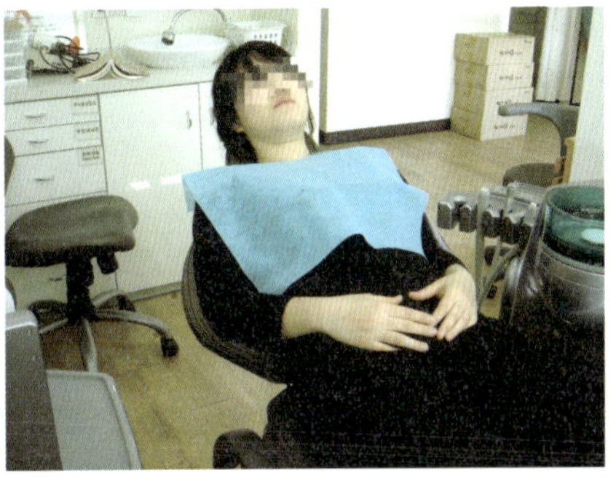

그림 3-4. 반수평자세의 환자(대상자)(semi-up right [semi-supine] position).

Key Words

(3) 반수평자세(semi-up right[semi-supine] position)

진료의자의 등받이를 수직과 수평자세의 중간에 위치시키는 것으로 호흡기 질환자나 심혈관계 질환이 있는 환자에게 적용된다(그림 3-4).

반수평자세: 비스듬히 경사지게 누운 자세

3) 치과유닛(dental unit)

치과진료의자에 부착된 치과유닛의 기본적인 기능은 전기나 공기로 작동되는 핸드피스(handpiece), 공기-물사출기(air-water syringe), 타액흡입기(suction) 및 고속흡입기 등이 제대로 작동하게 하는 것이다.

고속핸드피스: 치아를 갈아내기 위해 사용하는 드릴 같은 기구

타액흡입기: 환자의 구강 내에 고인 물이나 타액을 빨아들이는 기구

송수관: 물을 공급하는 관

(1) 핸드피스와 공기-물사출기에 연결된 송수관

치과유닛은 핸드피스와 공기-물사출기에 사용되는 물을 공급한다.

(2) 치과유닛의 송수관

치과유닛에 연결된 송수관에서는 종종 허용치보다 높은 수준의 세균이 검출되기도 한다. 깨끗한 물이 공급되고, 미생물이 자라지 않도록 관리해야 한다.

Key Words

공기-물사출기: 스위치를 누르면 공기와 물을 뿜어내는 기구

Box 3-1. 송수관 관리하기

① 매일 진료 시작 전에 몇 분간 핸드피스가 연결되지 않은 상태에서 배관에 있는 물을 빼낸다.
② 매 환자(대상자)마다 사용하기 전에 고속핸드피스(high speed handpiece)에서 20~30초간 공회전시켜 물을 배출시킨다.
③ 배관관리에 대해 제조사에서 제시한 지침을 따른다.
④ 외과적 수술 시에는 멸균된 식염수나 증류수를 사용하도록 한다.

4) 공기-물사출기

공기-물사출기는 3-방식 시린지(3-way syringe)라고도 하며, 시술자나 보조자가 모두 사용한다.

5) 진료조명(dental light)

진료조명은 시술 부위를 비추는 데 사용한다. 대부분 할로겐 등을 사용하며, 매우 밝기 때문에 환자(대상자)의 눈에 직접 비춰지지 않도록 해야 하며 상·하악 진료 시 적절하게 사용해야 한다.

(1) 진료조명 위치

환자(대상자)의 가슴에서 약 50~70cm 정도 떨어진 거리에서 상악 시술 시에는 환자(대상자)의 가슴 위에 위치시키고, 하악 시술 시에는 환자(대상자)의 구강 위에서 위치시켜 구강 내를 비추도록 한다. 시술자나 보조자의 손 그림자가 구강 내에 비치지 않도록 적절히 위치를 잡아 비추어야 한다.

(2) 진료조명 관리

진료조명은 사용 후에 순한 세제와 부드러운 천으로 먼지나 얼룩이 없도록 잘 닦아주고 표면 소독을 해야 하며, 조명등을 교체할 때는 반드시 스위치를 끄고 교체하도록 한다.

6) 흡입장치(suction)

타액흡입기와 고속흡입기를 구강흡입장치라고 하고, 일반적으로 1회용과 멸균용 팁을 사용한다.

Key Words

Box 3-2. 고속흡입기 호스 관리하기(그림 3-5)

① 적절한 보호장구를 착용한다.
② 소독용액을 빨아들인다. 이때 소독용액은 흘리지 않도록 주의한다.
③ 소독용액이 기계 내부에서 제대로 작용하도록 하기 위해서 10~20분 정도 기다린다.
④ 호스 내에 있는 찌꺼기들이 잘 떨어져 나가도록 약 1~2L 정도의 뜨거운 수돗물을 빨아들인다. 물속으로 조절 노즐 부위를 수차례 넣었다 빼는 행위를 반복 실시한다.

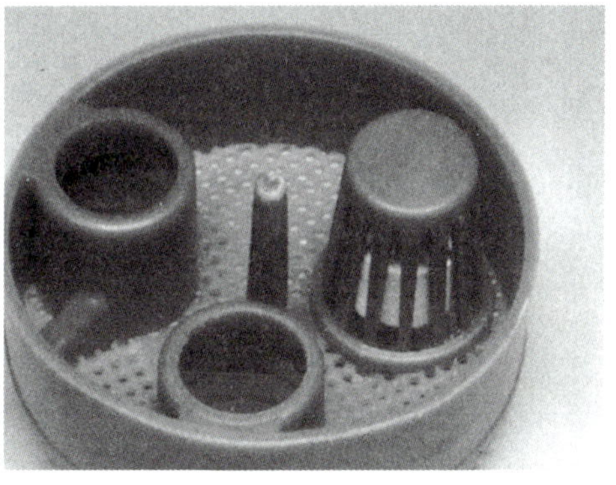

그림 3-5. 타액흡입구 안에 있는 1회용 트랩. 오른쪽에 방향제가 놓여져 있는 필터를 볼 수 있다.

7) 시술자용 의자(operating stool)

시술사용 의자는 앉는 부분이 넓고 등받이가 있어야 하며, 높이 조절이 가능해야 한다(그림 3-6).

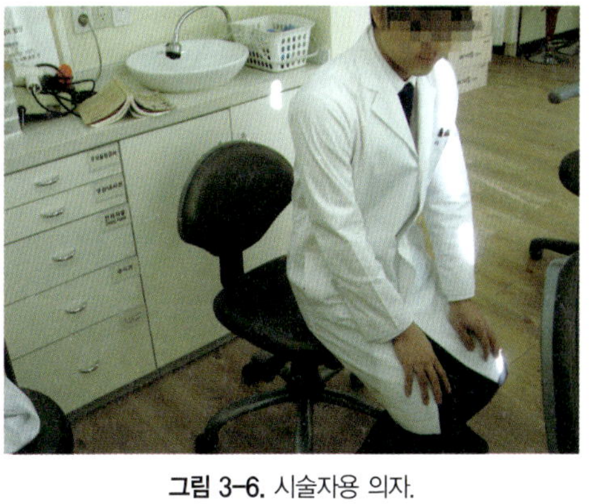

그림 3-6. 시술자용 의자.

Key Words

Box 3-3. 올바른 시술자의 앉은 자세에 대한 기준

① 시술자는 등을 곧게 펴고 발을 바닥에 대고, 허벅지는 허리보다 낮은 수준으로 의자의 중앙에 앉도록 한다.
② 시술자의 팔꿈치는 몸통 옆선에 바짝 붙이고 어깨와 팔뚝은 바닥과 평행을 이루어야 한다.
③ 시술 영역은 환자(대상자)의 입이 시술자의 팔꿈치 높이 정도 되게 한다.
④ 시술자는 환자(대상자)와 적정한 간격을 유지한 채로 머리를 똑바로 들고 눈만 아래쪽을 향하도록 한다. 머리를 15° 이상 앞으로 숙이지 않도록 한다.

8) 보조자용 의자

보조자의 의자는 선반이나 작업대에 손이 닿을 수 있도록 높이를 조절해야 한다(그림 3-7).

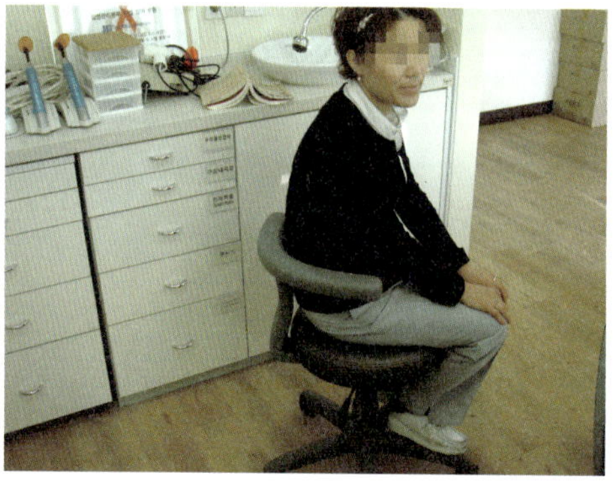

그림 3-7. 보조자용 의자.

Box 3-4. 올바른 보조자의 앉은 자세에 대한 기준

① 보조자는 등을 바르게 세우고 시술자보다 4~5inch(10~12cm) 정도 높게 앉아 시술자의 시선을 방해하지 않고 효율적으로 진료를 수행할 수 있도록 한다.
② 보조자의 발은 의자에 부착되어 있는 발받침대에 놓도록 한다.
③ 환자(대상자)가 누울 때 보조자는 자신의 엉덩이나 허벅지가 바닥과 환자(대상자)의 어깨와 평행하도록 의자를 조절하여 기구나 재료 전달을 용이하게 한다.

9) 중앙진공압축기(central vacuum compressor)

중앙진공압축기는 흡입장치를 작동시키기 위한 압축공기를 만드는 장비이다.

Key Words

10) 중앙공기압축기(central air compressor)

중앙공기압축기는 공기-물사출기와 핸드피스에 압축공기를 제공하기 위해 사용되고, 소음이 발생하기 때문에 별도의 기계실에 설치한다(그림 3-8).

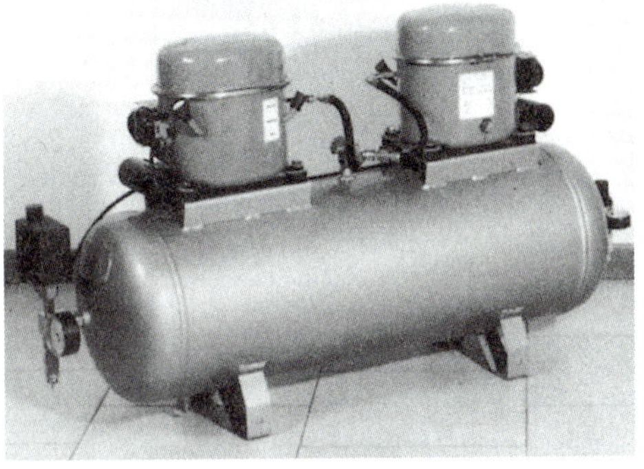

그림 3-8. 중앙공기압축기.

3 진료 위치와 기구전달

1) 시술자와 보조자의 진료 위치

시술자와 보조자의 위치는 시술 부위에 따라 다르며, 환자(대상자)의 머리를 중심으로 시계방향으로 위치한다(그림 3-9).

(1) 시술자 위치(operators zone): 7시~12시 방향

① **환자(대상자) 전방**(front position)

- 7~8시 방향
- 시술자가 환자(대상자)의 구강 내를 직접 볼 수 있는 위치로 시술자는 두 다리를 모아서 등받이 아래에 놓는다.
- 시술 부위: 상 · 하악 우측 구치부 협면, 상 · 하악 좌측 구치부 설면, 상 · 하악 전치부 가까운 면

② **환자(대상자) 측방**(side position)

- 9~10시 30분 방향
- 시술자는 환자(대상자)의 측방에 앉고 두 다리는 모아서 머리받침대 아래에 놓는다.
- 시술 부위: 상 · 하악 우측 구치부 설면, 상 · 하악 좌측 구치부 협면

Key Words

③ **환자(대상자) 후방(back position)**

- 12시 방향
- 시술자는 환자(대상자)의 머리 뒤쪽에 두 다리를 벌리고 앉는다.
- 시술 부위: 상 · 하악 전치부 면 면

치과의사가 오른손잡이인 경우	
시술자 영역	7~12시 방향
기구교환 영역	4~7시 방향
보조자 영역	2~5시 방향
정적 영역	12~2시 방향

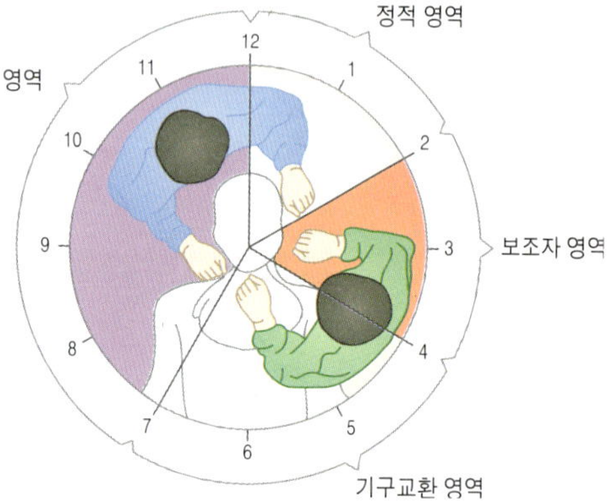

그림 3-9. 시계 개념(오른손잡이 시술자에서의 영역별 구분).

기구교환: 기구를 건네주는 행위

(2) 기구교환 영역(transfer zone): 4시~7시 방향

- 환자(대상자)의 턱 근처로 기구와 재료를 교환하는 영역으로 환자(대상자)의 가슴 위쪽 부분이다.
- 환자(대상자)의 얼굴 위에서 기구교환이 이루어지면 기구를 환자(대상자) 얼굴 위로 떨어뜨릴 위험이 있으므로 기구교환이 이루어지지 않도록 해야 한다.

(3) 보조자 영역(assistant's zone): 2시~5시

- 이동식 장비가 놓이는 곳을 포함한 영역으로 기구받침대나 재료는 대부분 여기에 놓이게 된다.

2) 기구전달 및 교환

(1) 기구전달 원칙

- 진료순서를 이해하고 언제 기구를 전달해야 할지를 알아서 기구를 전달한다.
- 기구전달 시 최소 동작만 이용하며 사고로 바늘 등에 찔리는 일이 없도록 매우 조심한다.
- 기구는 시술자가 받아서 위치를 바꿀 필요가 없도록 사용하는 부위에 맞게 전달한다.
- 전달되는 기구는 시술자가 시술 부위에서 눈을 떼지 않고 전달받을 수 있도록 한다.

Key Words

(2) 보조자의 기구전달 기술

- 엄지, 검지, 중지를 이용하여 기구를 기구받침대에서 꺼낸다(그림 3-10).
- 손잡이 끝 쪽이나 작업단의 반대쪽을 잡고 기구를 꺼낸다(그림 3-11).
- 기구교환 영역에서 왼손의 넷째와 다섯째 손가락으로 시술자가 사용한 기구를 받는다(이 동작은 기구를 전달하는 동작과 동시에 이루어진다)(그림 3-12, 3-13).
- 시술자의 손에 기구가 단단이 쥐어지게 전달한다.

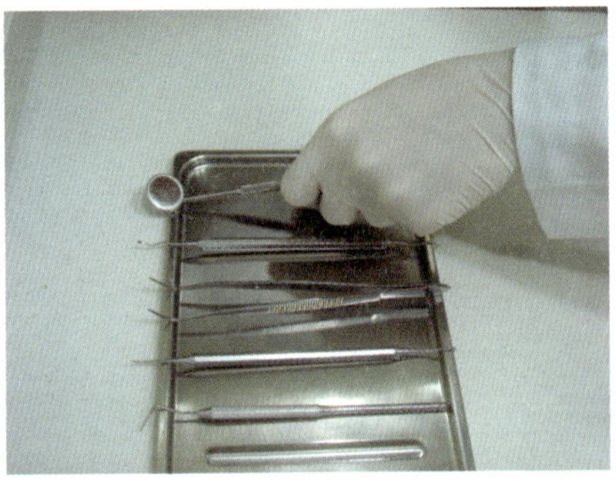

그림 3-10. 기구받침대에서 기구 집어들기.

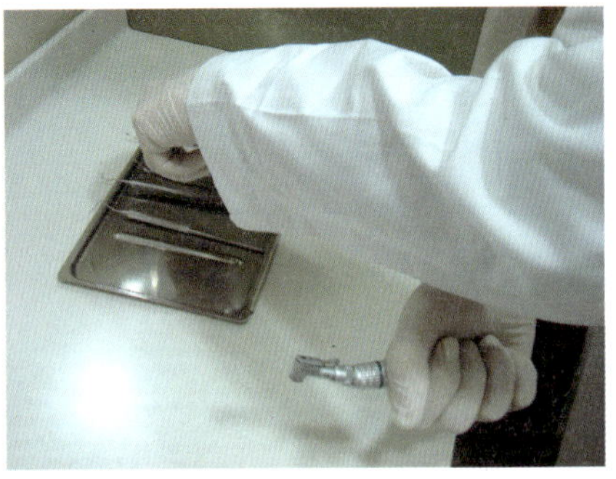

그림 3-11. 작업단 반대쪽으로 기구를 잡고 있다.

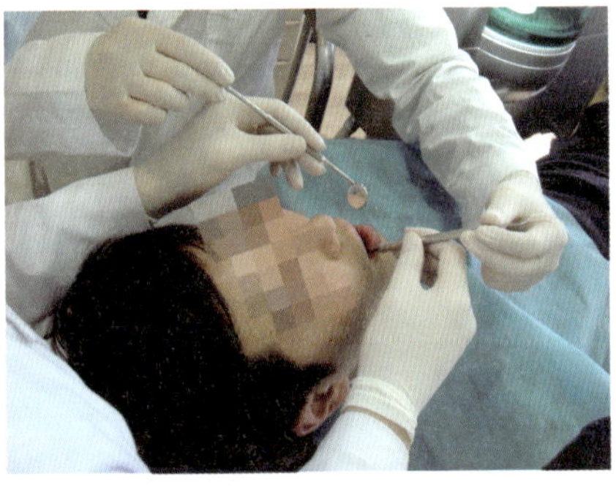

그림 3-12. 시술자가 잡기 편하도록 기구를 위치시킨다.

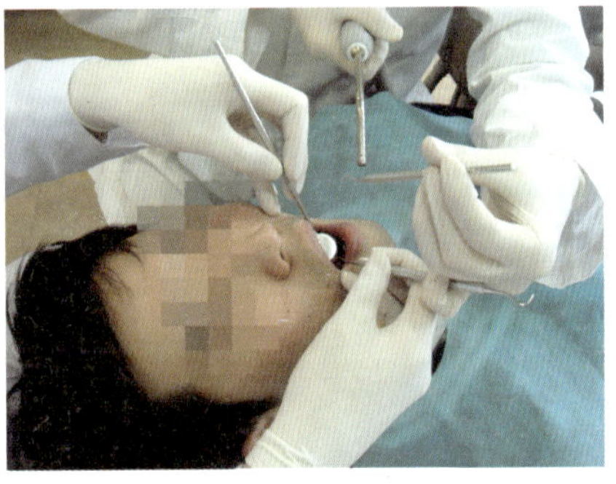

그림 3-13. 사용한 기구를 받아든다.

(3) 기구잡기(그림 3-14)

- 펜잡기(pen grasp): 대부분의 기구를 잡는 방식으로 펜을 잡는 것과 같이 기구를 잡는다.
- 손바닥잡기(palm grasp): 기구를 손바닥으로 단단히 쥐는 방법이다.
- 손바닥과 엄지손가락으로 잡기(palm and thumb grasp): 손바닥과 엄지손가락으로 안정감 있게 기구 이동방향을 유도하면서 잡는 방법이다.

Key Words

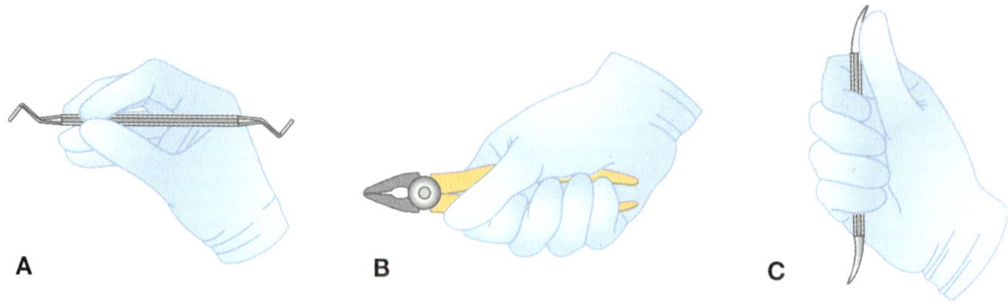

그림 3-14. 기본적인 기구잡기. A, 시술자가 펜잡기법(pen grasp)으로 기구를 잡고 있다. B, 시술자가 손바닥잡기법(palm grasp)으로 기구를 잡고 있다. C, 시술자가 손바닥과 엄지손가락 잡기법(palm and thumb grasp)으로 기구를 잡고 있다.

4 구강내 흡입 기구의 사용

1) 타액흡입기

수복재료: 치아에 구멍을 파고 채워 넣는 재료

타액흡입기를 사용하면 환자(대상자)가 훨씬 편안하게 느끼게 되고 환자(대상자)가 타액이나 고여 있는 물을 삼키는 것을 방지해 주며 수복재료가 건조한 환경에서 장착되고 경화되게 도와준다.

(1) 타액흡입기 이용법

부드러운 플라스틱 튜브로 되어 있어 구강의 모양에 따라 쉽게 모양을 잡아서 위치시킬 수 있다. 타액흡입기를 안정적인 위치에 접어 넣기 위해서는 구부려서 혀 하방의 설측에 두어야 한다. 면봉과 타액흡입기를 같이 넣어 두면 다른 조직과 부딪치는 것을 방지할 수 있다(그림 3-15).

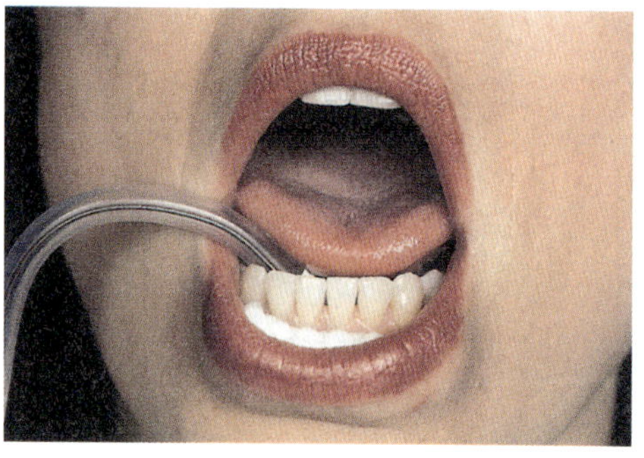

그림 3-15. 타액흡입기를 위치시킨 모습.

2) 고속흡입기(그림 3-16)

고속흡입기는 환자(대상자)의 구강 내에서 타액, 혈액, 물 및 음식물 찌꺼기를 제거하여 습기를 조절하는 데 쓰인다. 시술 부위로부터 혀와 뺨을 견인하고 에어로졸의 발생을 줄인다.

Key Words

에어로졸: 치료과정 동안 고속핸드피스 등에서 뿜어져 나오는 수증기 모양의 연무

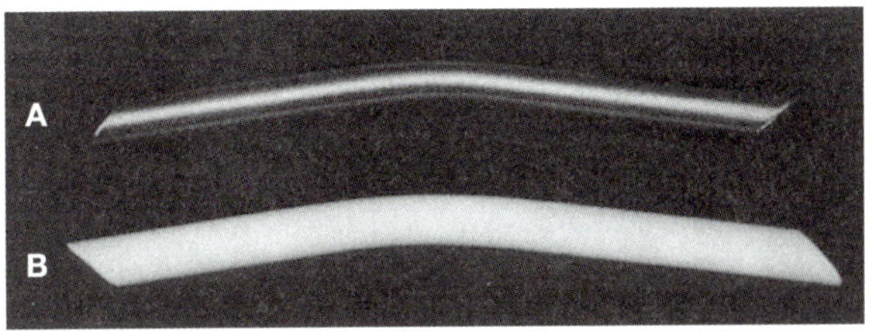

그림 3-16. 고속흡입기의 팁. **A,** 금속 재질. **B,** 플라스틱 재질.

(1) 사용 시 주의사항

팁 부분으로 연조직이 빨려 들어가 상처가 나는 사고가 생길 수 있으므로 만일 연조직이 갑자기 빨려 들어가면 흡입력을 없애 주거나 재빨리 진공조절기를 꺼서 조직을 빼내야 한다.

팁: 끝부분

(2) 구치부에 고속흡입기 위치시키기

1. 호스에 고속흡입기 팁을 끼운다.
2. 고속흡입기 팁을 되도록 시술할 치아와 가깝게, 약간 후방으로 위치시킨다(삭제하는 치아에서 떨어지는 물을 바로 빨아들이게 된다).
3. 고속흡입기 팁의 사면을 시술할 치아의 협면이나 설면에 평행하게 위치시킨다.
4. 고속흡입기 팁의 위쪽 가장자리가 약간 교합면 위에 오도록 한다.

삭제: 깎아냄

(3) 전치부에 고속흡입기 위치시키기

1. 플라스틱 보호대가 붙은 손잡이에 팁의 뒤쪽을 밀어 넣어 끼운다.
2. 치아를 삭제할 때 설측에서 보아 팁의 사면이 순측과 평행하고 절단연과 약간 떨어지게 위치시킨다. 순측에서 치아를 삭제할 때는 팁의 사면을 절단연보다 약간 위로 하여 설면과 평행하게 한다.

사면: 비스듬히 기울어진 면

(4) 고속흡입기 호스 청소하기

1. 소독수를 빨아들인다.
2. 10~20분 가량 기다린다(이 용액이 기계 내부에서 제대로 작용하기 위해서).
3. 약 1~2L 가량의 뜨거운 수돗물을 빨아들인다. 물속으로 조절 노즐(nozzle) 부위를 수차례 집어 넣었다 뺐다를 반복하면서 실시한다.

노즐: 대롱

Key Words

5 진료실 일상 업무

1) 진료 전후 준비

1. 환자(대상자)가 도착하기 30분 전에 출근하여 하루 일과를 원활하게 제시간에 시작할 수 있도록 한다.
2. 주 스위치를 켜고 중앙공기압축기와 진공기를 가동시킨다. X선 발생장치의 주 스위치를 켠다.
3. 진료실이 환자(대상자) 진료에 문제가 없도록 잘 준비되었는지 확인한다.
4. 약속을 다시 한 번 확인하고 이에 맞는 기구와 환자(대상자)기록부, 환자(대상자)의 방사선사진, 기공물들이 계획에 따라 준비되어 있는지 확인한다.
5. 첫 환자(대상자)를 진료할 수 있도록 진료실을 준비한다.
6. 환자(대상자)가 교체될 때마다 즉시 사용할 수 있도록 모든 장비를 청소하고 준비한다.
7. 환자(대상자)진료기록부, 방사선사진, 기공물, 멸균된 기구받침대 등을 제자리에 두었는지 확인한다.
8. 구강진료의자를 제 위치로 낮추어 두고 등받이는 똑바로 세웠으며 의자의 손잡이는 환자(대상자)가 앉기 편하게 젖혀 둔다.
9. 장비의 배관선과 호스 등은 환자(대상자)나 시술자 혹은 보조자가 지나다니는 데 걸리지 않도록 한다.
10. 퇴근할 때 할 일
    - 모든 장비의 전원을 끈다.
    - 다음날 진료를 위해 진료실이 잘 정돈되었는지 확인한다.
    - 다음날의 약속 일정을 확인한다.
    - 진료약속에 따라 필요한 기구, 환자(대상자)기록부, 기공물들이 준비되어 있는지 확인한다.
    - 오염된 모든 기구를 세척하고 멸균되었는지 확인한다.
    - 진료실이 재사용 가능하게 정돈되었는지 확인한다.

2) 환자(대상자)안내

(1) 환자(대상자) 맞이하기

1. 접수부에서 환자(대상자)의 이름을 불러 환자(대상자)를 반갑게 맞이하고 진료실로 안내한다.
2. 환자(대상자)의 소지품이나 코트는 안전한 장소에 둔다.
3. 환자(대상자)와 대화를 나눔으로써 환자(대상자)가 보다 편안함과 이완됨을 느끼게 된다.
4. 당장 하려는 치료에 대한 질문에 대답한다.

(2) 환자(대상자) 앉히기

1. 진료의자에 등을 기대고 발을 편안하게 뻗을 수 있게 앉힌다.
2. 에이프런을 환자(대상자)의 목 주위로 둘러 준다.
3. 의자의 위치를 조정하기 전에 환자(대상자)에게 미리 알려주어 서서히 움직인다.
4. 진료조명을 켜고 진료실의 모든 장비가 완전히 준비되었는지 다시 한 번 확인한다.

(3) 환자(대상자) 돌려보내기

1. 환자(대상자) 진료 후 의자를 움직이겠다고 알린 후 천천히 의자의 등받이를 바로 하고 의자를 낮춘다.
2. 환자(대상자)의 얼굴에 얼룩이나 잔사가 묻어 있는지 확인하고 조심스럽게 닦아 준다.
3. 환자(대상자) 옷에 떨어지지 않게 주의하면서 에이프런과 방포를 제거하고 장갑을 벗고 손을 씻는다.
4. 개인 사물을 환자(대상자)에게 가져다준다.
5. 환자(대상자)가 의자에서 일어나는 것을 도와준다.

Key Words

에이프런: 진료 중 환자의 상체에 오염물이 튀는 것을 방지하기 위해 걸쳐 주는 턱받이 천

잔사: 찌꺼기

방포: 시술 시 시술 부위만 구멍이 뚫려 있고 주위 부분은 가리도록 고안된 천

생각해보기

거의 모든 치과진료실에서 치과진료의자(치과유닛체어), 술자용 의자, 보조자용 의자는 오른손잡이를 기준으로 디자인되고 배치되어 있다. 치과의사와 간호조무사가 모두 왼손잡이인 '왼손 치과의원'에서 유닛체어의 디자인과 의자 위치는 어떻게 달라져야 할까? 실제로 실습용 유닛체어에 앉아서 각 부분의 디자인과 이름을 생각하면서 토론해보자.

Key Words

확인 학습

1. 고속흡입기 세척방법에 대해 이야기해보자.

2. 진료보조 시 간호조무사의 앉은 자세에 대한 기준에 관하여 말해보자.

3. 진료자세와 기구전달의 시계 개념에 관하여 그림으로 표현해보자.

4. 고속흡입기 사용 시 주의사항에 대해 말해보자.

5. 환자안내방법을 이야기해보자.

제 4 장

치과진료기구

학습목표

- 치과용 핸드피스의 각 부분을 설명할 수 있다.
- 수동식 기구의 종류와 사용 목적을 열거할 수 있다.
- 충전수복에 사용하는 기구의 종류와 사용 목적을 열거할 수 있다.
- 기본 기구를 열거할 수 있다.
- 저속핸드피스 사용법을 설명할 수 있다.
- 저속핸드피스에 부착하여 사용하는 기구들을 설명할 수 있다.
- 고속핸드피스 사용법을 설명할 수 있다.
- 버(bur)의 각 부분을 열거할 수 있다.
- 카바이드 버와 다이아몬드 버의 재료와 모양 및 용도를 구분하여 설명할 수 있다.

치과진료과정에서는 고속 및 저속 핸드피스, 수동 기구, 절삭 기구 등 많은 기구들이 사용된다. 사용 목적과 제조회사에 따라 다양한 디자인의 기구가 생산되고 있다. 일반적으로 많이 사용되는 기구는 구강검사와 수복치료를 위한 기구이며, 진료 영역에 따라 특수한 기구들이 필요하게 된다. 간호조무사는 사용 목적과 순서에 따라 기구를 준비하고, 전달하는 능력을 갖추어야 한다.

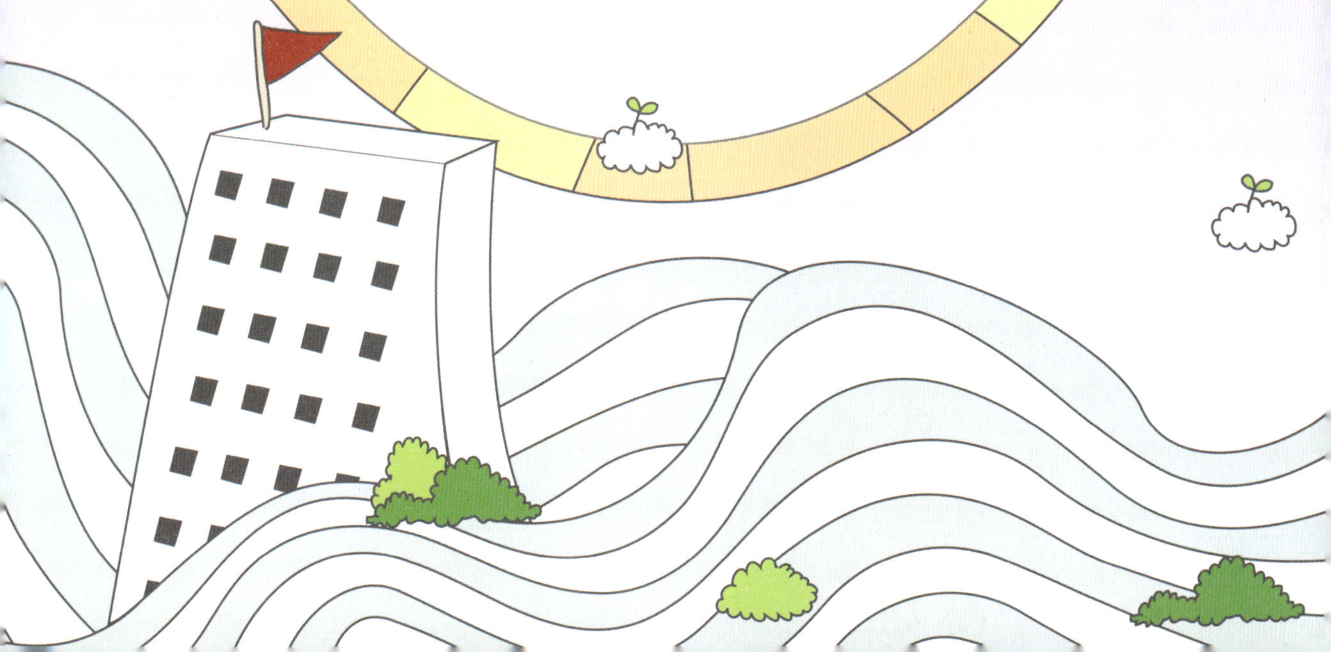

1 수동식 기구(손 기구, hand instrument)

Key Words

수동식 기구: 시술자가 손에 잡고 시술하는 기구들

탐침: 치아우식이나 치면 외형을 긁어보면서 확인하는 기구

치경: 구강 안을 자세히 관찰하기 위한 소형 거울

시술자가 손으로 잡고서 다루는 기구이다.

1) 기본 기구

모든 환자(대상자)를 진료할 때 사용하는 기구이다(그림 4-1).

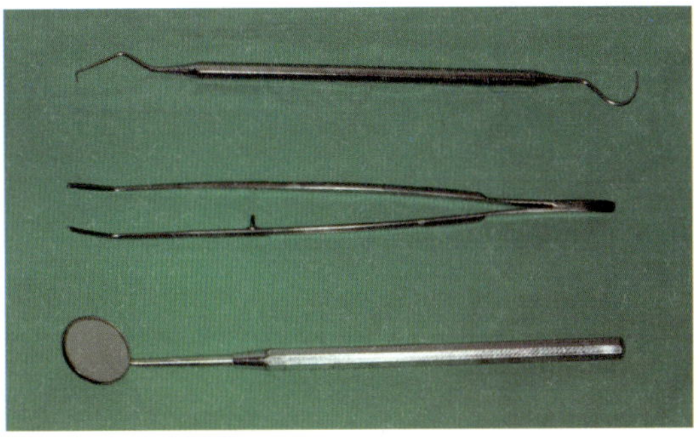

그림 4-1. 위로부터 탐침, 핀셋, 치경.

(1) 치경(mirror)

눈으로 직접 보이지 않는 부위를 관찰할 때, 치료하는 동안 혀나 뺨을 당겨 줄 때 이용한다(그림 4-2).

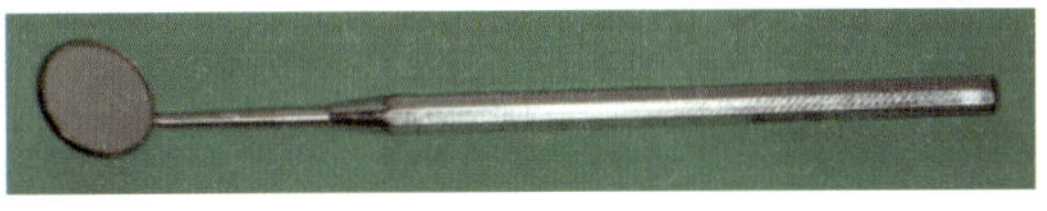

그림 4-2. 치경.

(2) 핀셋(pincette)

입 안에 작은 물건 등을 넣거나 뺄 때 이용한다(그림 4-3).

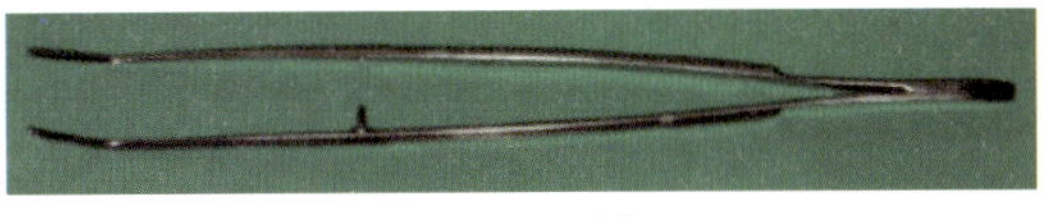

그림 4-3. 핀셋.

(3) 탐침(explorer)

예리한 끝을 이용하여 치아에 이상이 있는지 알아볼 때 이용한다(그림 4-4).

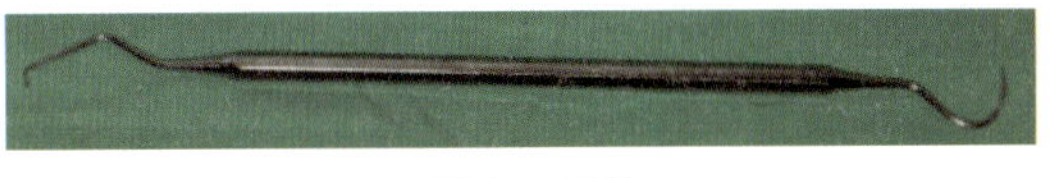

그림 4-4. 탐침.

Key Words

엑스카베이터: 매우 작은 스푼 모양의 기구로 조직을 퍼내기 좋게 디자인된 기구

치즐: 끌 모양으로 밀면서 이물질을 제거하거나 치아면에 각을 세우는 기구

아말감: 치과재료의 하나로 은-수은 합금재료를 삭제된 치아와동(구멍) 속에 채워 넣음

응축: 다지는 행위

2) 치아를 갈아내기 위한 수동식 기구(손 기구)

(1) 엑스카베이터(excavator)

숟가락 형태의 손 기구로 치아우식 때문에 파인 구멍이나 푸석하게 부드러워진 상아질 제거에 이용한다(그림 4-5).

(2) 치즐(chisel)

한쪽에 절단 날을 지니고 있다. 충치 때문에 생긴 구멍을 평편하게 다듬을 때 이용한다(그림 4-6).

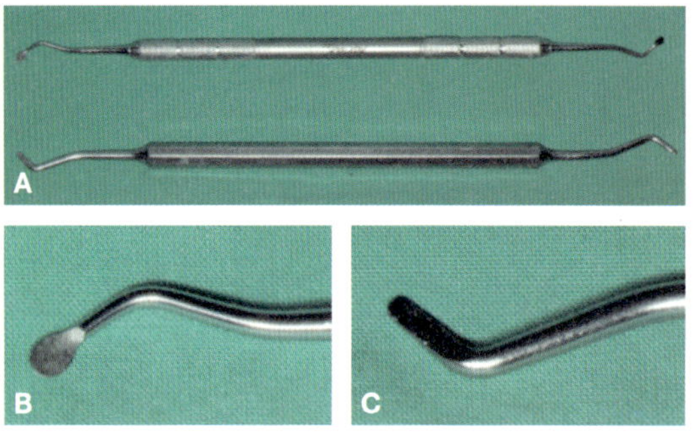

그림 4-5. 엑스카베이터.

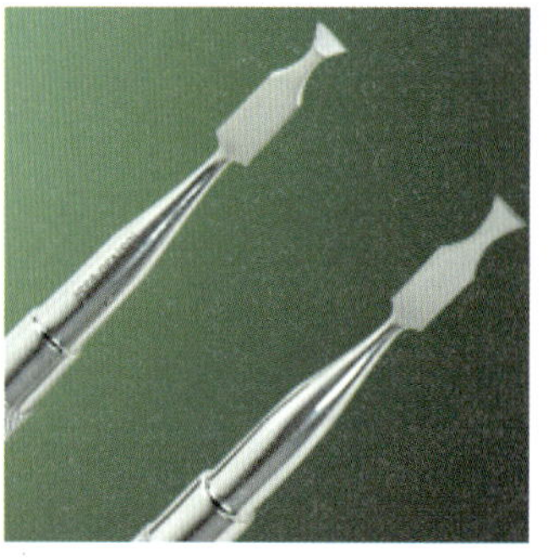

그림 4-6. 치즐.

3) 아말감 수복용 기구

(1) 아말감 운반기(amalgam carrier)

아말감을 소량씩 담아 치과의사에게 전달해 줄 때 이용한다(그림 4-7).

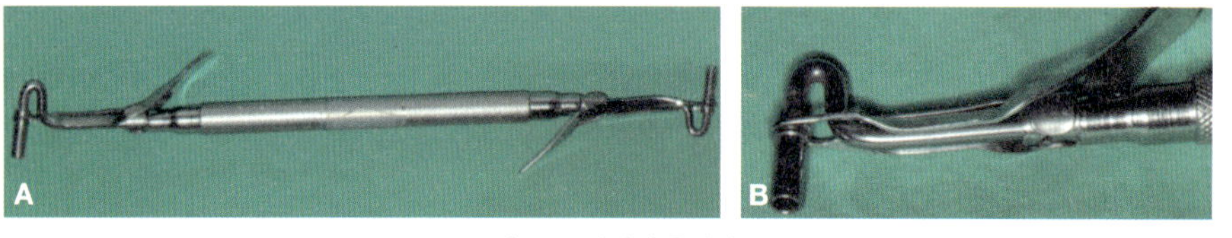

그림 4-7. 아말감 운반기.

(2) 아말감 응축기(condenser)

아말감을 넣고 단단하게 다져 넣을 때 이용한다(그림 4-8).

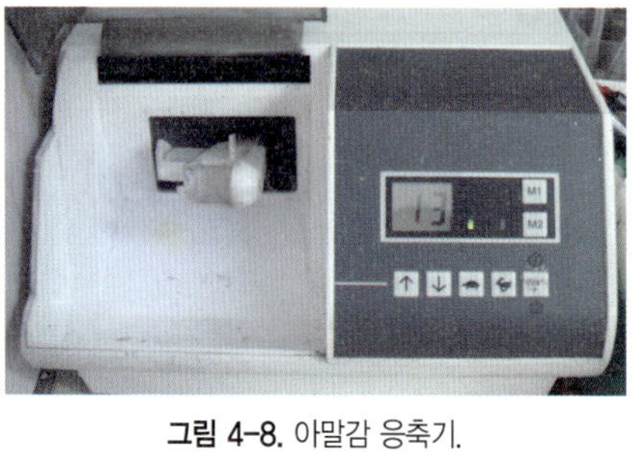

그림 4-8. 아말감 응축기.

(3) 아말감 연마기(poslisher)

아말감 표면을 매끈하게 문질러서 매끈하게 다듬는 데 이용한다(그림 4-9).

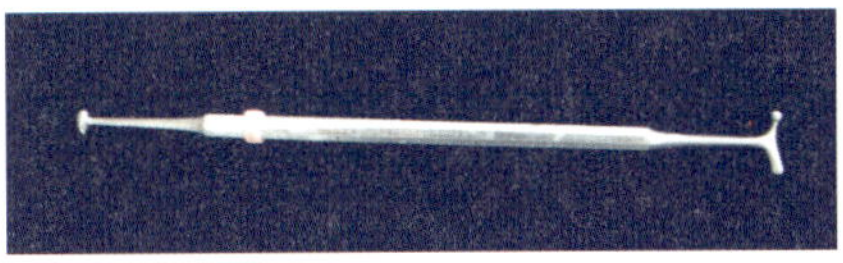

그림 4-9. 아말감 연마기.

(4) 아말감 조각도(carver)

아말감이 굳기 전에 표면을 조작하는 기구이다(그림 4-10).

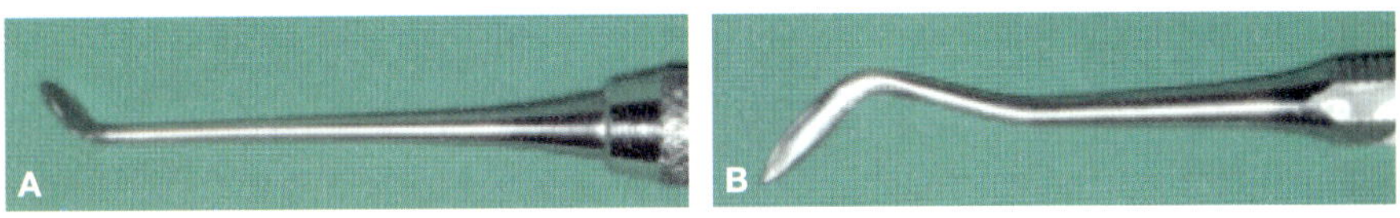

그림 4-10. 아말감 조각도.

(5) 복합레진(치아색재료) 수복용 기구

레진을 충전하는 데 적합하도록 만들어진 기구이다(그림 4-11).

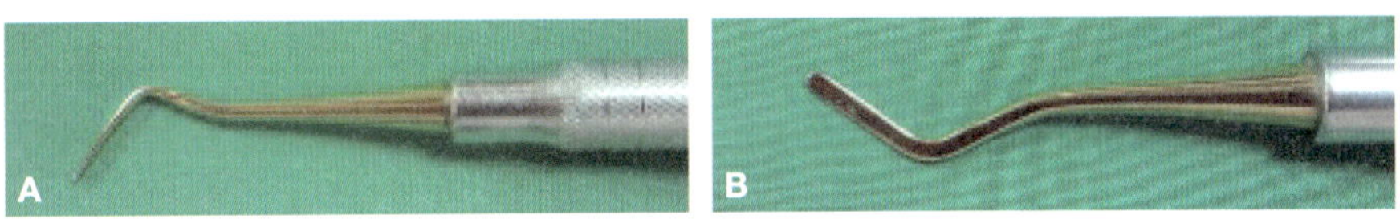

그림 4-11. 복합레진 수복용 기구.

4) 보조 기구들

(1) 가위(scissors)

임시치관을 다듬거나 모양을 만들 때 이용한다(그림 4-12).

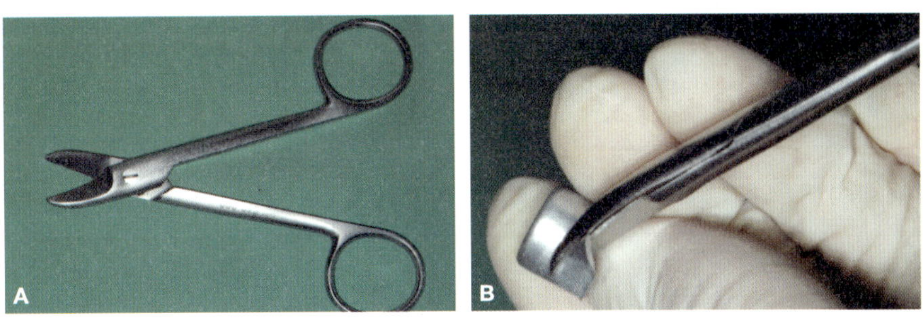

그림 4-12. 가위.

Key Words

연마: 매끈하게 다듬음

레진: 아크릴재료의 일종

수복: 채워 넣거나 만들어 넣어서 모양, 기능을 회복시킴

임시치관: 영구적인 인공치아를 만드는 동안 임시로 사용하기 위해 끼워 넣어 주는 치아

Key Words

교합지: 아래윗니가 맞물리는 상태를 조사하기 위하여 씹게 하는 먹지

(2) 교합지 홀더(집게)

교합지를 붙잡아 주는 금속 기구이다(그림 4-13).

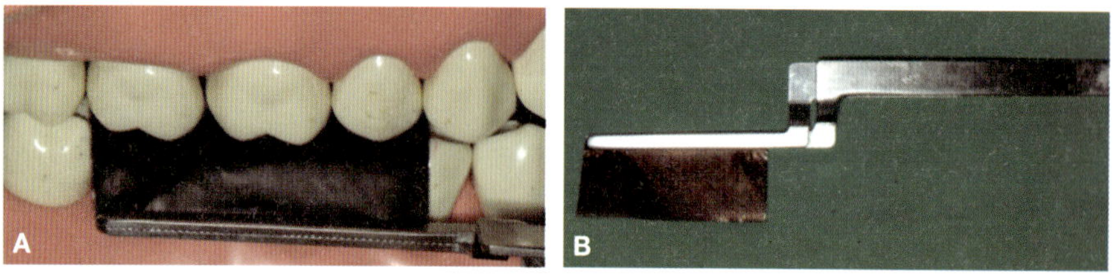

그림 4-13. 교합지 홀더(집게).

핸드피스: 엔진에 연결하여 고속 또는 저속으로 버(bur)를 회전시켜가며 치아를 삭제할 수 있도록 고안된 치과용 기구

2 치과용 핸드피스

저속 · 고속 핸드피스가 있으며 치과에서 가장 많이 사용한다.

1) 저속핸드피스(low speed handpiece)

(1) 직선형 앵글(straight angle)

저속 회전으로 작동하며, 기공용 버(bur)를 부착하여 임시치관 제작, 의치 조정, 수복물의 조정 및 연마 등에 사용한다(그림 4-14).

충전물: 채워 넣는 재료

(2) 반대 굴곡형 앵글(contra angle)

저속 회전으로 작동하며, 구강 내에서 충전물의 연마나 우식치질의 삭제 등에 사용한다(그림 4-15).

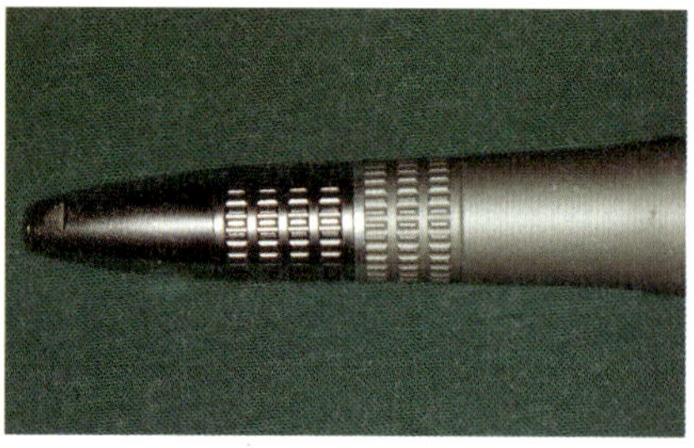

그림 4-14. 직선형 앵글.

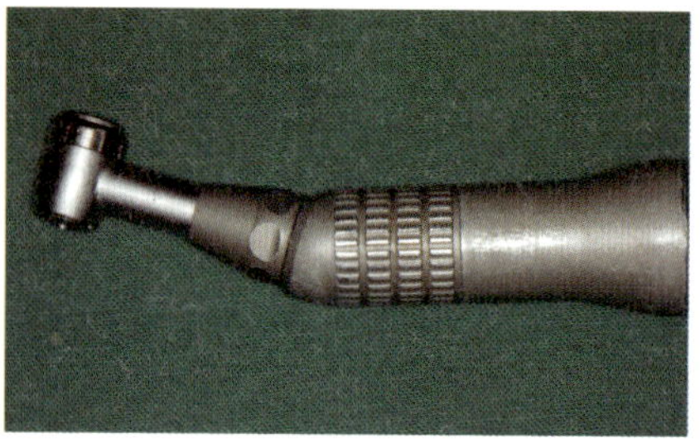

그림 4-15. 반대 굴곡형 앵글.

2) 고속핸드피스(high speed handpiece)

고속 회전으로 작동하며, 버를 부착하여 구강 내에서 치질 삭제 등에 사용한다.

고속 회전 시에 마찰열로 치아에 손상을 주는 것을 방지하기 위하여 물 스프레이 장치가 함께 장착되어 있다(그림 4-16).

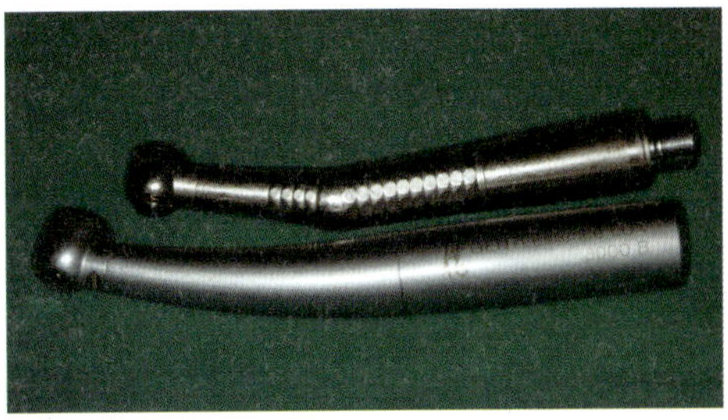

그림 4-16. 고속핸드피스.

Key Words

3) 핸드피스의 유지관리

핸드피스는 혈액, 타액 및 조직에 노출되므로 다른 환자(대상자)에게 사용할 때는 반드시 멸균해야 한다.

사용 시 혈액과 타액 등이 핸드피스 기기 안으로 들어갈 수 있기 때문에 멸균 전에 잘 관리해야 한다(그림 4-17). 고속핸드피스를 치과진료의자에서 빼내기 전에 20~30초간 물과 공기를 빼내도록 공회전을 한다.

공회전: 버를 달지 않고 그냥 핸드피스를 작동시킴

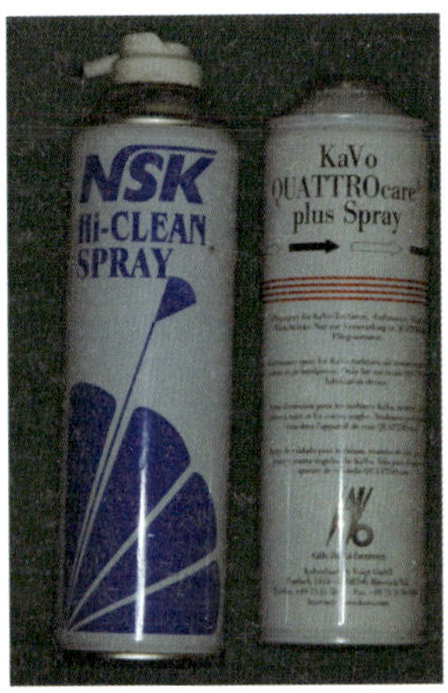

그림 4-17. 핸드피스용 청결 윤활제.

(1) 핸드피스 멸균 시 주의사항

1. 개인보호장비를 착용하고 핸드피스에 묻은 잔사를 세척한다.
2. 제조사의 멸균 설명서에 따라 핸드피스 안 부품을 닦는다.
3. 멸균 시 부식을 막기 위해 포장 전 핸드피스를 잘 건조시킨다.
4. 멸균법의 종류와 제조사의 관리 지침에 따라 포장한다.
5. 제조사의 멸균 설명서에 따라 멸균한다.
6. 멸균 후에는 광섬유 부착 핸드피스의 광선이 나오는 부분을 알코올 솜으로 닦고 넘쳐난 윤활제를 제거한다.
7. 30~60초간 공회전을 하여 핸드피스 내 윤활제를 제거한다.

광섬유: 곡선형 가는 유리실로서 한쪽 끝에 광선을 비추면 다른 끝 쪽에도 광선이 전달되도록 고안된 섬유

Key Words

③ 치과용 버(bur)(그림 4-18)

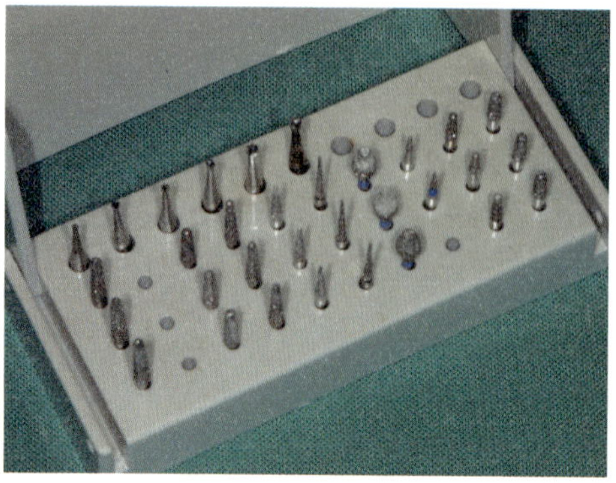

그림 4-18. 치과용 버.

1) 디자인에 따른 분류

- 직선형: 길고 직선형의 자루
- 걸쇄형: 자루 끝 부분에 작은 홈이 있음
- 마찰 고정형: 홈이 없는 매끈하고 짧은 자루 – 고속핸드피스에 끼워 사용하며 마찰력으로 유지되게 함

2) 카바이드 버

기본적인 모양으로 제조되어 있으며 각각의 모양은 여러 크기로 되어 있다(그림 4-19).

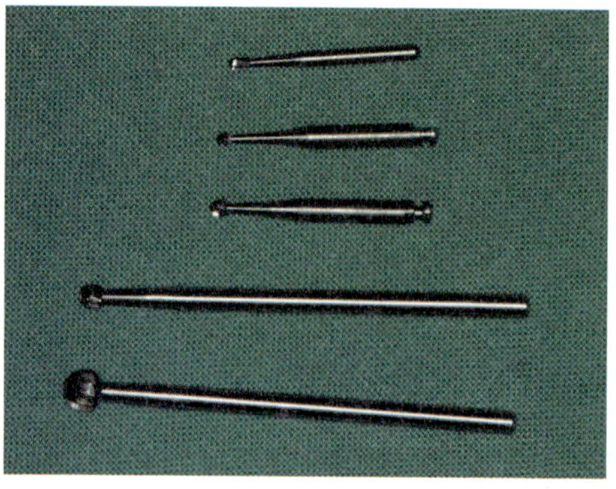

그림 4-19. 카바이드 버.

3) 다이아몬드 버

절삭력이 우수하여 치질 삭제 시간을 단축시킨다(그림 4-20).

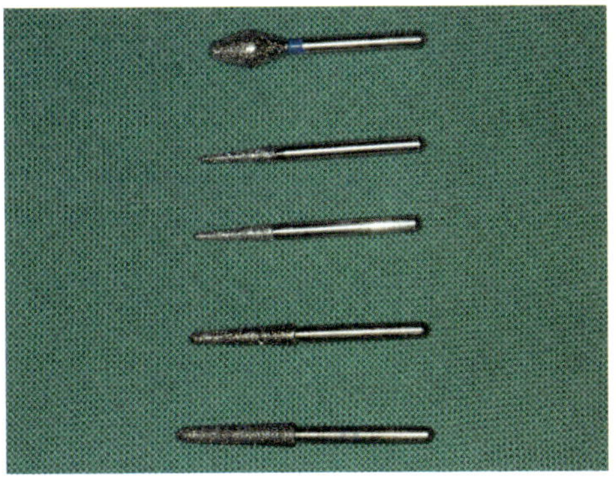

그림 4-20. 다이아몬드 버.

4) 기타 회전 절삭 기구(그림 4-21)

- 맨드릴(mandrel): 다양한 연마 기구를 부착하여 사용하는 막대 모양 기구
- 연마 디스크
- 스톤(stone): 교합조정 및 수복물을 다듬고 연마하는 데 사용
- 러버포인트(rubber point): 고무 재질로 된 연마 기구로서 수복물을 연마하는 데 사용

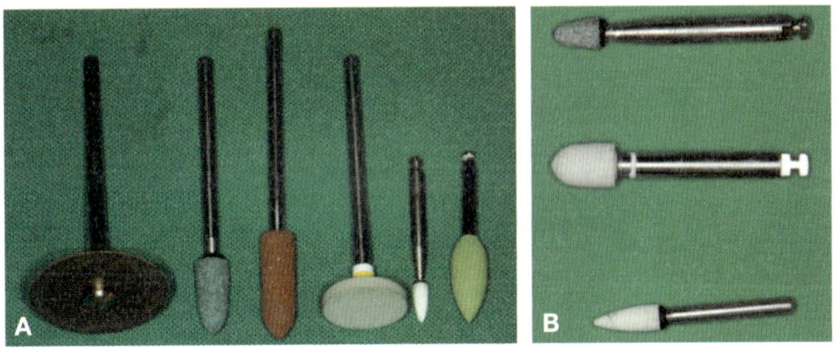

그림 4-21. 회전 절삭 기구.

Key Words

디스크: 작은 원판 모양 기구. 치아를 자를 때 사용함

Key Words

러버댐: 시술할 치아 이외 조직에 덮어씌우고 해당 치아만 노출시켜 시술하기 위한 고무 판막

방습: 습기가 닿지 않도록 함

프레임: 틀

펀치: 구멍 뚫는 기구

클램프: 집게

4 러버댐 방습(rubber dam)

치료하는 동안 치아에 얇은 러버댐을 장착하여 치아를 분리, 치아와 입 안으로 타액이나 물이 흘러 들어가지 않게 한다.

1) 러버댐 기구와 재료(그림 4-22)

- 러버댐 프레임(rubberdam frame)
- 러버댐 펀치(rubberdam punch)
- 러버댐 클램프(rubberdam clamp)
- 러버댐 가위(rubberdan scissors)
- 러버댐(rubber dam)

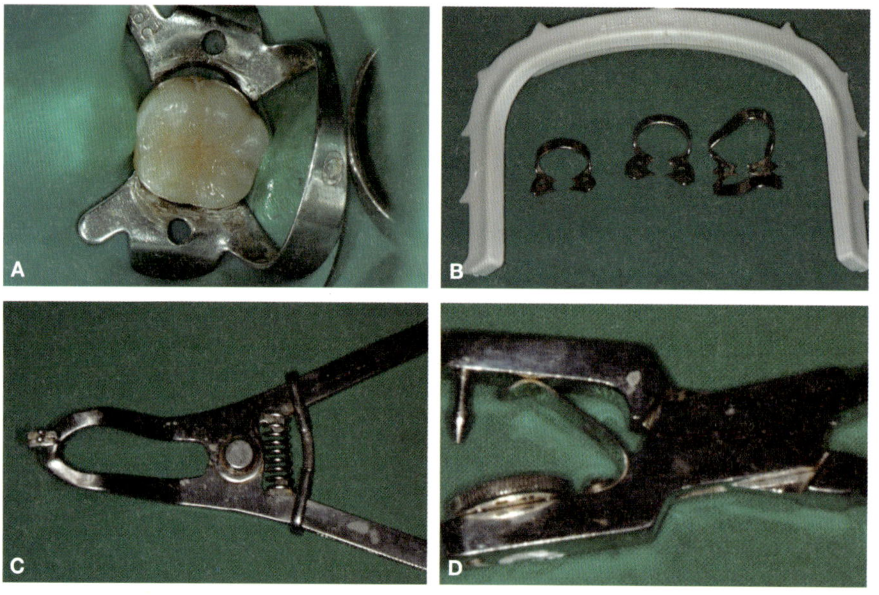

그림 4-22. 러버댐 기구.

생각해보기

환자가 치과진료의자에 앉은 후 치과의사가 진료실로 들어와 술자 의자에 앉았다. 이때 보조자가 맨 처음 치과의사의 손에 전달해야 할 기구는 무엇인지 생각해보자.

Key Words

확인 학습

1. 핸드피스 멸균 시 주의사항을 이야기해보자.

2. 다이아몬드 기구의 종류와 용도를 말해보자.

3. 회전 절삭 기구에는 어떤 것이 있는지 말해보자.

제 5 장

수복재와 치과용 시멘트

학습목표

- 아말감의 구성 성분과 사용방법을 설명할 수 있다.
- 레진 수복재의 구성 성분과 특성을 설명할 수 있다.
- 치아 수복 시에 와동 이장재를 사용하는 이유와 방법을 설명할 수 있다.
- 치과용 시멘트의 종류와 사용방법을 설명할 수 있다.

치과진료과정에서 수복재와 치과용 시멘트는 중요한 역할을 하고 있다. 간호조무사는 재료의 특성과 사용목적을 이해하고, 혼합할 수 있어야 한다. 각각의 재료에 맞는 준비물을 갖추고, 제조회사의 권장사항을 숙지하여야 한다.

1 아말감 수복재

치과용 아말감은 오랜 기간 동안 사용된 은회색 충전재로서 소구치와 대구치의 와동 충전에 주로 사용된다.

1) 아말감의 구성 성분

치과용 아말감은 단단하고 안전하며 안정적으로 화학적인 결합을 하고 있는 합금이다. 처음 연화시켜 혼합되었을 때는 부드럽고 유연하며 쉽게 성형이 되며, 일단 경화하기 시작하면 저작력을 견뎌낼 수 있는 매우 강한 충전물이 된다.

2) 수은 합금 혼합비

같은 양의 수은과 합금을 섞는 1:1의 혼합비가 널리 쓰이고 있다(그림 5-1).

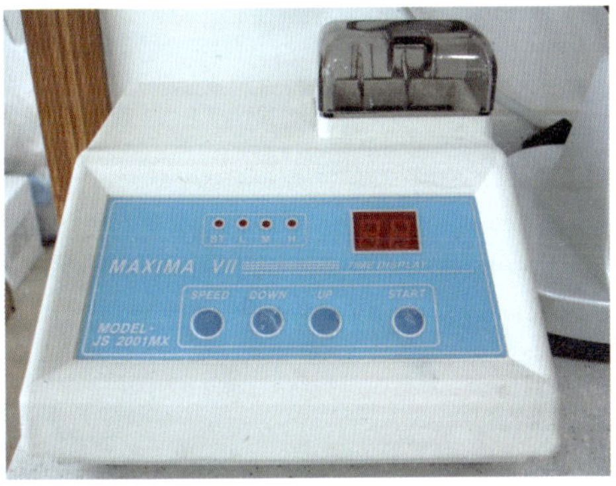

그림 5-1. 아말감 혼합기.

Key Words

와동 충전: 충치를 제거하기 위해 파낸 부분을 수복 재료로 채워 넣는 것

합금: 여러 가지 금속을 섞은 혼합물

아말감합금: 보통 은-수은 합금을 쓴다.

연화: 물렁물렁하게 만듦

성형: 모양을 만드는 것

경화: 굳는 과정

저작력: 위아래 치아로 음식물을 씹을 때 생기는 압력

2 레진 수복재

흔히 복합레진 또는 콤포짓레진은 가장 널리 쓰이는 수복재이다. 과거에는 전치부에 주로 사용되었으나 점차 구치 수복재료로도 많이 사용되고 있다. 치아 색과 잘 맞아 심미적이며, 와동의 형태에 따라 성형이 가능하고, 치면에 직접 결합되는 장점이 있다.

심미: 외모, 외형이 좋음

1) 레진의 구성 성분

유기물로 된 레진 기질(matrix)과 무기 충전재(filler), 결합제이다.

(1) 레진 기질

BIS-GMA라고 하는 다이메타크릴레이트로 복합레진을 만들기 위하여 사용하

Key Words

는 물질이다. 이 물질은 레진의 기본적인 성분이지만 그 자체로는 치과용 재료로 쓰일 수 있을 만큼 강하지 않다.

석영: 단단한 덩어리를 형성하는 광물

규소: 백색의 결정 화합물

(2) 충전재(filler)

복합레진에 사용되는 무기 충전재에는 석영과 유리 및 규소 입자가 포함된다. 충전재는 강도를 높이고 수복재로 사용되기 위하여 필요한 다른 특성을 가질 수 있게 한다.

(3) 결합제

결합제는 충전재를 레진 기질에 화학적으로 결합시킴으로써 레진의 강도를 높이는 데 중요한 성분이다.

광중합: 빛에 의한 중합 반응

2) 레진 중합

중합은 레진이 단단한 수복재로 변하는 과정을 말한다. 대부분의 제품이 광중합에 의존하며, 광중합레진은 페이스트 형태로 시린지에 담겨 있다(그림 5-2). 일정 시간 동안 빛에 노출되면 중합반응이 일어난다.

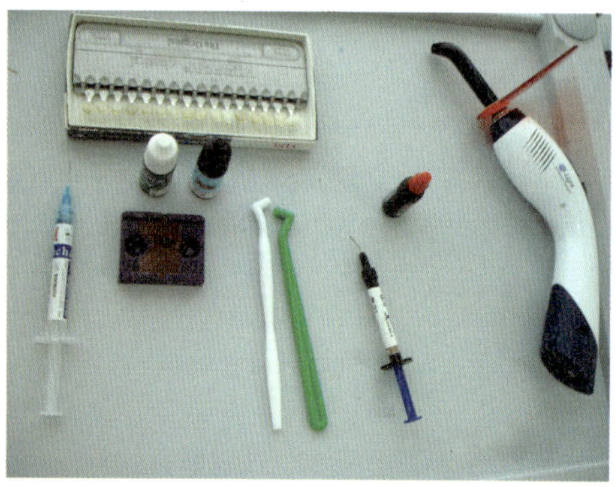

그림 5-2. 레진 세트.

산부식: 산으로 치아 표면을 까칠하게 만드는 부식과정

3) 산부식제(etchant)

복합레진 수복은 기본적으로 치질과 레진의 접착으로 치질을 보존하는 방법이다. 이 과정에서 산부식제를 이용하여 법랑질 표면을 불규칙한 표면으로 만들어 접착력을 높이게 된다.

3 이장재와 기저재

이 재료는 치수 보호를 목적으로 사용하며, 두께에 따라 이장재와 기저재로 구분할 수 있다.

1) 와동 바니쉬(cavity varnish)

와동 내면에 바르면 얇은 막을 형성하며, 아말감 충전 시에 금속이온이 침투하여 상아질이 착색되는 것을 방지하고, 화학물질이 상아질 안으로 들어가는 것을 막는다.

'Copalite' (그림 5-3)라는 제품이 가장 많이 사용된다.

2) 이장재(liner)

수산화칼슘 이장재라고 불리며 와동 바니쉬보다 천천히 마르고, 굳으며, 두꺼운 막을 형성한다. 치수에 대한 화학적인 자극을 막는다. 대표적인 제품으로 'Dycal' (그림 5-4), 'Cavitec' 등이 있다. 치약처럼 연고 형태로 시판되며 주재료(base)와 촉매제(catalyst)를 섞어 바르면 된다.

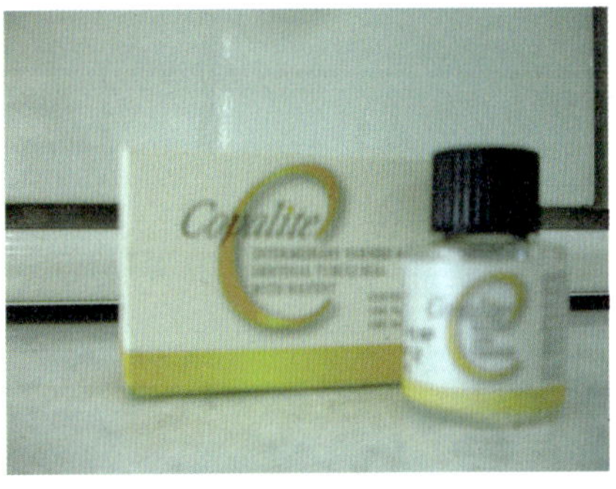

그림 5-3. Copalite.

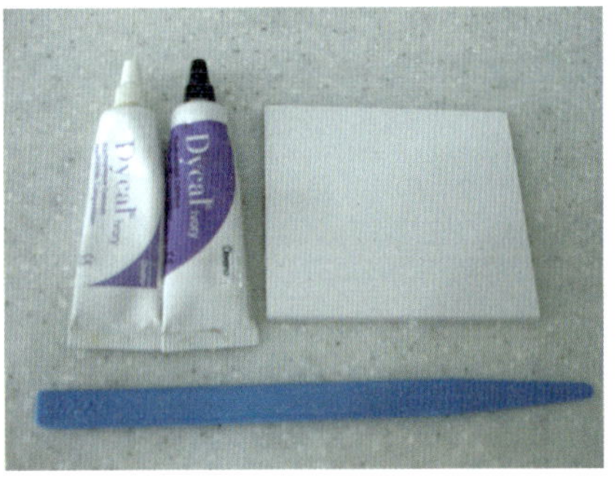

그림 5-4. Dycal.

3) 기저재(base)

깊고 넓은 와동의 바닥을 채워 열 자극과 화학적 · 기계적 자극을 차단한다. 최근에는 글래스 아이오노머(GI) 시멘트가 치수에 대한 친화성이 좋고, 항우식 효과가 있으며 광중합이 가능하기 때문에 많이 사용되고 있다.

4 치과용 시멘트

시멘트는 사용 목적에 따라 합착제(luting cement), 임시시멘트, 기저재, 임시수복재로 분류될 수 있다.

Key Words

이장재: 치아 내부를 보호하기 위해 삭제한 치아 구멍의 밑바닥면에 얇게 도포한 치과재료

기저재: 삭제한 치아 구멍의 밑바닥에 도포한 재료

와동: 충치를 제거한 부분, 구멍

바니쉬: 여성용 매니큐어(nail varnish)처럼 얇게 형성된 막

주재료: 주요 성분이 든 재료

촉매제: 빠른 반응을 위하여 섞는 재료

합착: 두 물질을 붙이는 것

Key Words

자가중합: 두 가지 재료를 섞으면 굳는 반응

광중합: 빛에 의해 재료가 굳는 반응

스파튤라: 혼합할 때 쓰는 작은 주걱 모양의 기구

유리 연판: 믹싱 슬랩이라고도 하며, 유리로 만든 두 재료(분말과 용액)를 혼합하기 위한 작업판

경화: 굳음

1) 글래스 아이오노머 시멘트(glass ionomer cement)(그림 5-5, 5-6)

(1) 특성

- 다른 종류의 시멘트에 비하여 치수 자극을 덜 야기한다.
- 구강 내에서 용해도가 낮다.
- 습기가 있는 치면에도 잘 부착된다.
- 수복물의 장착에 좋도록 매우 얇은 막 두께를 보인다.

(2) 제품

자가중합형과 광중합형이 있다.

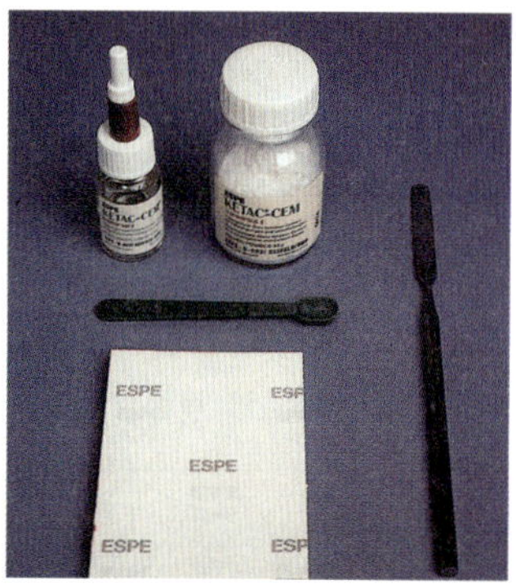

그림 5-5. 글래스 아이오노머 시멘트의 혼합을 위한 준비물. 위에 있는 병이 액과 분말이고, 아래에는 좌측에서 우측으로, 종이판, 계량기 및 금속 스파튤라 순으로 놓여 있다.

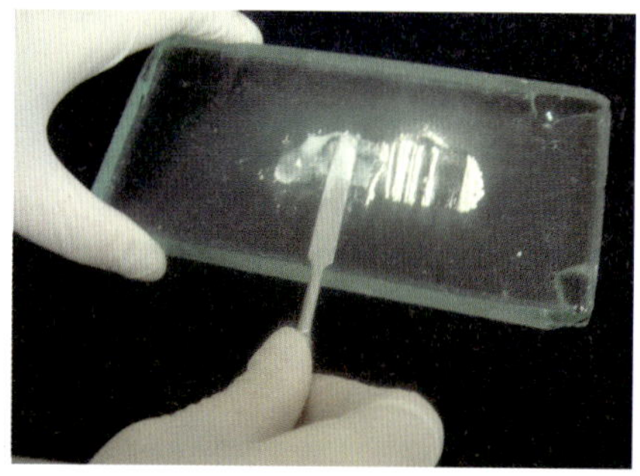

그림 5-6. 글래스 아이오노머 시멘트의 혼합.

2) 인산아연(ZPC cement)

오랫동안 사용되어 온 치과용 시멘트이다(그림 5-7, 5-8).

(1) 특성

반응과정에서 열이 나기 때문에, 차고 두껍고 건조된 유리 연판에서 천천히 넓게 혼합하여야 한다.

(2) 제품

분말은 주로 산화아연, 용액은 인산과 물로 이루어져 있다. 분말을 용액에 조금씩 첨가하여 여러 차례에 걸쳐 혼합하는 것이 중요하다. 이 과정을 통해 화학반응 중에 발생하는 열을 없애고 시멘트의 경화를 늦출 수 있다.

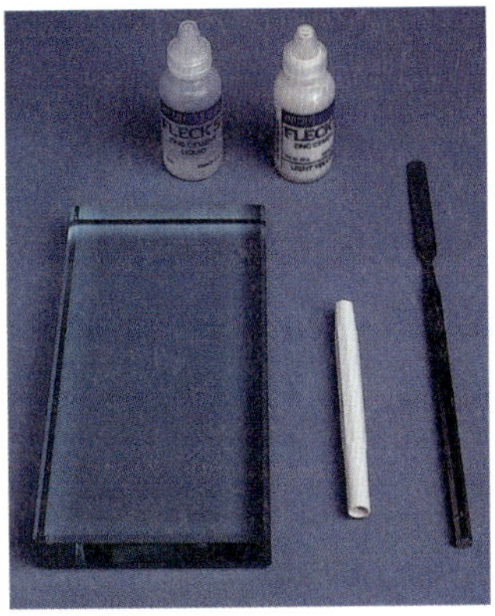

그림 5-7. 인산아연 시멘트의 혼합을 위한 준비물. 위에 있는 병이 액과 분말이고, 아래에는 좌측에서 우측으로, 유리 연판, 계량기 및 금속 스파튤라 순으로 놓여 있다.

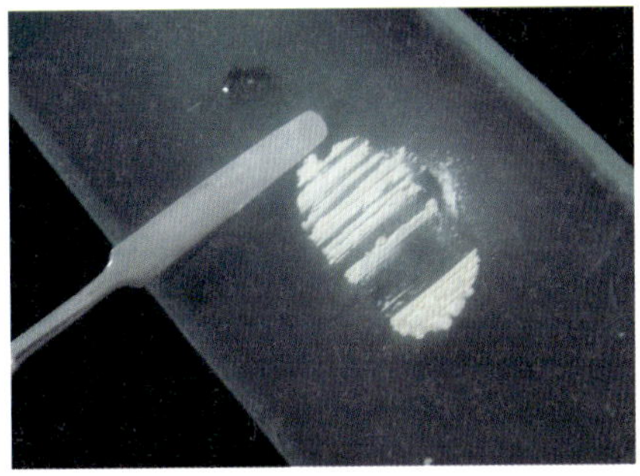

그림 5-8. 인산아연 시멘트의 혼합.

Key Words

유지놀: 송진 진액을 주원료로 만든 기름

3) 산화아연 유지놀 시멘트(ZOE cement)

산화아연 유지놀(ZOE) 시멘트는 용도가 가장 다양한 시멘트 중 하나이다. 유지놀 시멘트에 들어 있는 유지놀은 치수에 자극적이지 않아 진료 후 지각과민이 나타날 수 있는 경우에 사용된다.

(1) 특성

산성에 약하며, 치과용 시멘트 중 가장 자극이 적다고 알려져 있다. 유지놀은 매우 강한 냄새가 나므로 환자(대상자)에게 자극적일 수 있다(그림 5-9).

(2) 제품

대개 기름종이나 유리 연판에서 혼합한다. 경화를 늦추고 싶을 때는 유리 연판이 사용될 수도 있다(그림 5-10).

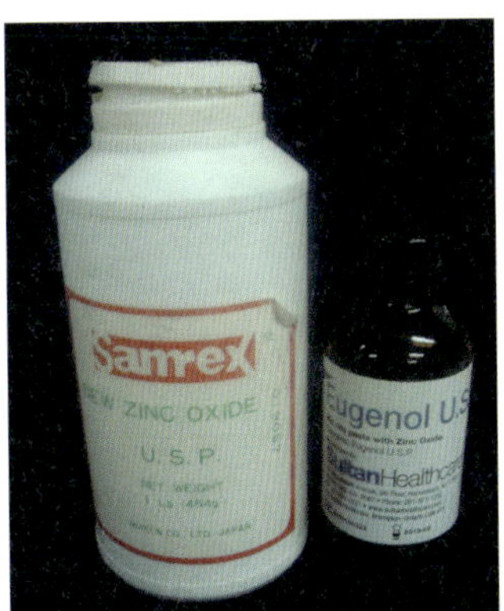

그림 5-9. 산화아연 유지놀(ZOE) 시멘트.

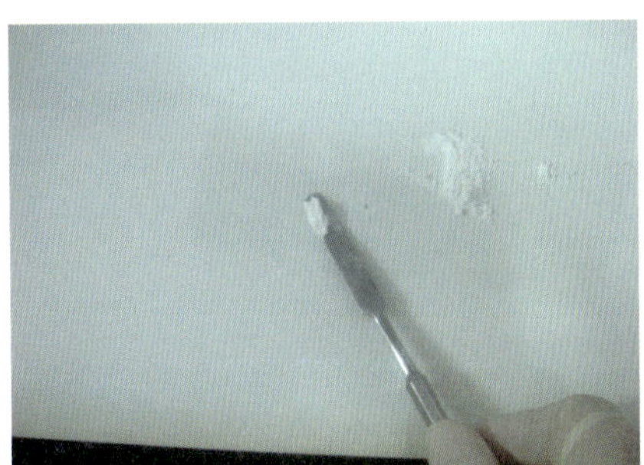

그림 5-10. 진정용 기저재로 사용하기 위하여 혼합한 산화아연 유지놀 시멘트.

Key Words

4) 폴리카복실레이트 시멘트

폴리카복실레이트 시멘트(그림 5-11)는 주조 수복물과 금속 전장관 및 교정용 밴드의 영구적 합착에 쓰인다. 또한 임시수복재, 복합레진 수복재, 아말감 수복재 하방에 기저재로도 쓰이는 등 다양한 용도를 가지고 있다.

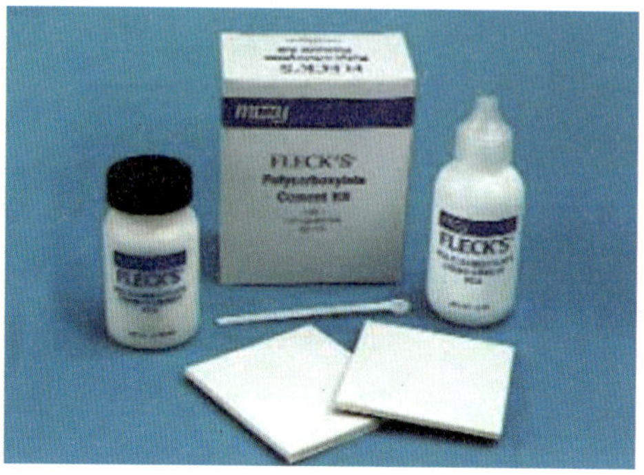

그림 5-11. 폴리카복실레이트 시멘트.

(1) 특성

용해도: 물에 녹는 정도

인장강도: 잡아당기고 늘어나게 하는 힘

적절히 혼합된 폴리카복실레이트 시멘트는 용해도와 인장강도가 인산아연 시멘트와 비슷하다. 수소이온농도(pH)는 재료가 경화됨에 따라 급격히 증가하여 경화 시작 후 24시간이 경과하면 인산아연 시멘트와 유사해진다. 폴리카복실레이트 시멘트는 인산아연 시멘트에 비하여 치수에 덜 자극적이며, 치수의 반응은 ZOE 시멘트와 비슷하다.

(2) 제품

폴리카복실레이트 시멘트는 분말과 액의 형태로 공급된다. 시멘트를 혼합하기 전에 사용설명서를 잘 읽고 숙지하여야 한다. 재료는 대개 종이판에서 혼합한다. 작업 시간을 연장시킬 필요가 있는 경우에는 차고 건조된 유리 연판을 이용한다.

5) 접착제와 레진 시멘트

도재: 도자기 재료

인레이: 우식(충치) 부분을 제거해내고 그 자리에 만들어 끼워 넣어 주는 재료

접착제(adhesive)와 레진 시멘트로 명명되는 새로운 시멘트가 도재나 레진 인레이 혹은 온레이, 도재 전장관, 교정용 밴드 및 직접 부착형 교정용 브라켓의 합착 용도로 개발되었다.

(1) 특성

불용성: 물에 녹지 않는 성질

이 시멘트는 복합레진에 필적할 만한 물리적 특성을 보인다. 이 시멘트는 막 두께가 매우 얇고 구강 내에서 불용성이다. 이 시멘트를 사용할 때 특히 주의하여야 할 사항은 치아 표면에 잔사나 치면세균막이 전혀 없어야 한다는 점과 합착 전에 결합제 처리가 되어 있어야 한다는 점이다.

Key Words

(2) 제품

이 시멘트는 분말과 용액 또는 시린지 용기에 기저제와 촉매제가 담긴 형태로 공급된다. 각각을 권장 비율에 따라 종이판에 계량하여 덜어낸 후 스파튤라로 재빨리 혼합한다(그림 5-12).

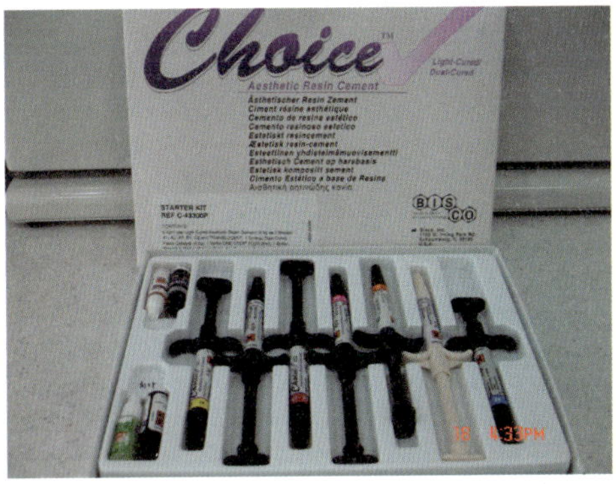

그림 5-12. 초이스 페이스트 카탈리스트.

6) 임시수복재

강화된 ZOE인 임시수복재(IRM)(그림 5-13, 5-14)는 며칠 혹은 몇 달간의 유지가 요구되는 치아의 수복에 종종 사용된다.

유지: 치면에 계속 부착된 상태

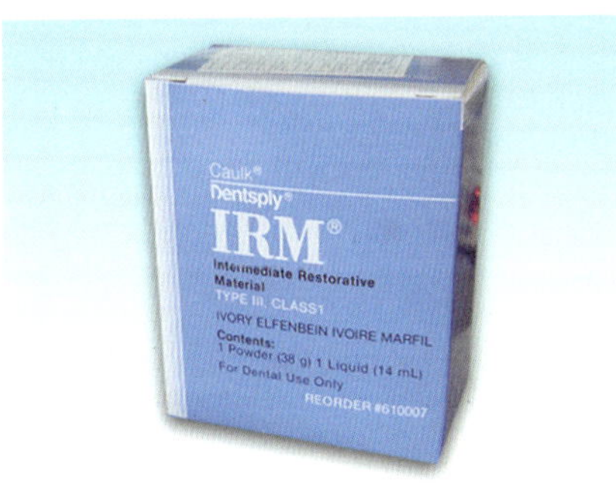

그림 5-13. IRM.

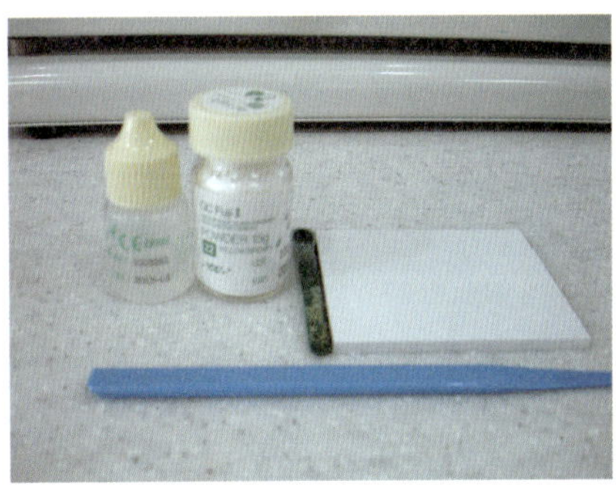

그림 5-14. IRM 시멘트.

생각해보기

25세 여성 환자의 상악 좌측 중절치의 순면에 복합레진 수복을 위해 우식와동을 제거하였다. 그런데 일부 부위에서 치수에 근접한 깊은 우식이 발견되었다. 이장재나 기저재를 사용하지 않고 직접 복합레진만으로 수복할 경우 어떤 문제가 나타날지 생각해보자.

Key Words

연화과정: 물렁하게 만들어 조작이 가능하게 함.

확인 학습

1. 아말감의 연화과정을 설명해보자.

2. 레진의 구성 성분인 충전재의 종류와 특징에 대해 이야기해보자.

3. 와동 바니쉬란 무엇인지 설명해보자.

4. 치과용 시멘트의 종류에 대해 설명해보자.

제 6 장

인상재와 기공과정

학습목표

- 인상용 트레이의 종류와 선택조건을 설명할 수 있다.
- 인상재의 종류와 혼합방법을 설명할 수 있다.
- 인상채득을 설명하고, 직접 채득할 수 있다.
- 교합인기를 할 수 있다.
- 진단모형 제작을 위한 석고 붓기 방법을 설명할 수 있다.

치과에서는 치아와 주위조직의 재현을 얻기 위하여 다양한 재료를 사용한다. 인상은 이러한 구조물의 음형이다. 인상을 채득하고 나면 이 인상은 경석고나 석고로 양형(모형)을 만드는 데 이용된다. 왁스-교합 인기 인상은 이를 다물 때 상하악 치아의 교합관계를 보여주는 데 사용한다. 최종인상은 주조 수복물의 제작에 필요한 치아와 주위조직의 필수적인 부분들을 치과의사와 치과기공사에게 보여 주는 매우 정밀한 인상이다.

1 인상용 트레이

Key Words

인상채득: 치아 본을 뜨는 것

주조: 녹인 금속을 부어 모양을 만드는 것

트레이: 치아의 본을 뜨기 위해 인상재를 담는 틀

시적: 한번 맞추어 봄

유틸리티 왁스: 길고 둥근 막대 모양의 초

인상을 채득하기 위하여 여러 가지 인상용 트레이(그림 6-1, 6-2)들이 사용된다. 트레이는 인상채득 후 구강 내에서 뺄 때나 뺀 후에 변형이 되지 않도록 충분한 강도를 지니고 있어야 한다.

1) 종류

기성 트레이	맞춤 트레이
다양한 크기의 금속이나 플라스틱 제품이 나와 있다. 플라스틱 인상용 트레이는 1회용이고, 금속 인상용 트레이는 사용할 때마다 멸균한다.	각각의 환자 구강에 적합하게 만들어진다. 치아를 삭제하기 전에 채득한 인상으로부터 만든 진단모형에서 제작한다.
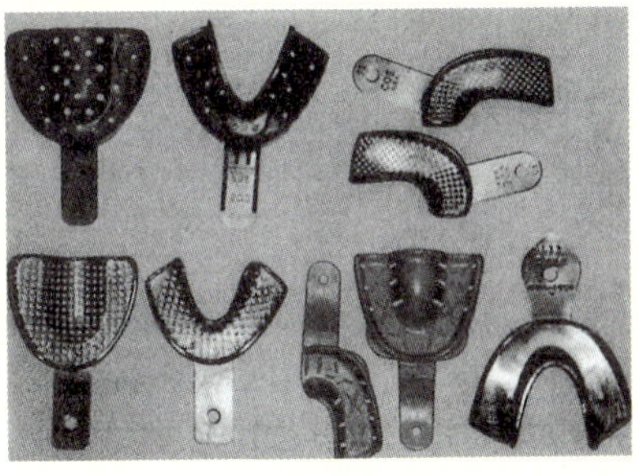 그림 6-1. 기성 트레이.	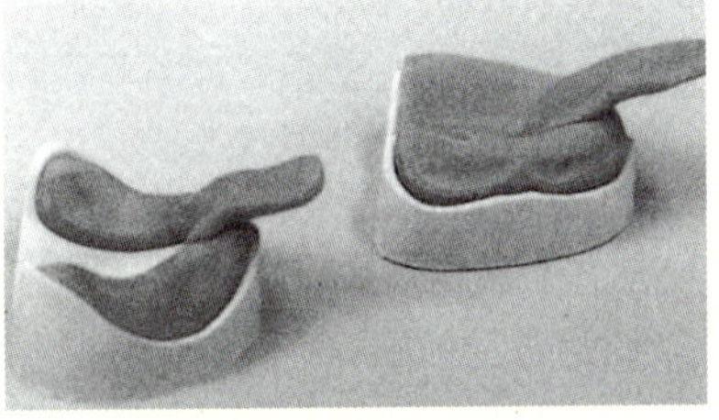 그림 6-2. 맞춤 트레이 제작.

2) 선택조건

인상용 트레이는 환자(대상자)의 구강 내에 시적하여 봄으로써 적절한 크기를 선택할 수 있다. 적절한 트레이는 다음과 같은 조건을 갖추어야 한다.

- 환자(대상자)에게 불편함을 주지 않는다.
- 치아와 잇몸 경계보다 조금 넘게 연장된다.
- 제3대구치, 구치부 혹은 상악결절 후방으로 2~3mm 정도 연장된다.
- 트레이와 절단 혹은 교합면 사이에 2~3mm 두께의 재료가 들어갈 정도로 충분히 깊어야 한다.
- 트레이가 치아를 충분히 덮지 못할 때는 유틸리티 왁스를 트레이 가장자리에 둘러서 깊이나 길이를 연장할 수 있어야 한다.

Key Words

2 인상재

1) 알지네이트 인상재

(1) 종류

작업 시간: 조작하는 시간

경화 시간: 굳는 시간

작업 시간(working time)과 경화 시간(setting time)에 따라 분류된다. 작업시간은 알지네이트를 물에 섞어서 환자(대상자)의 구강 내에 트레이를 위치시킬 때까지 허용되는 시간이며, 경화 시간은 환자(대상자)의 구강 내에 트레이를 제자리에 놓은 다음부터 화학반응이 완료될 때까지 필요한 시간이다.

보통-경화형 알지네이트	급속-경화형 알지네이트
2분 정도의 작업 시간과 4분 30초 정도의 경화 시간	1분 15초 정도의 작업 시간과 1~2분 정도의 경화 시간

(2) 보관 시 주의사항

고온과 습도에 노출되면 매우 빨리 변질되어 경화되지 않거나 너무 빨리 경화가 일어나는 상황이 초래될 수 있다. 밀봉하거나 전용 용기에 넣어 둔다.

혼수비: 가루와 물의 혼합비

(3) 혼수비

혼합하여야 할 분말과 물의 양을 정확하게 계량하는 작업은 매우 중요하다. 정확한 계량을 위하여 제조업자는 분말 계량을 위한 플라스틱 스푼과 물을 정량하기 위한 계량컵을 제공한다.

계량컵: 눈금이 있거나 적정량을 미리 정해 놓은 컵

알지네이트의 혼수비는 이러한 계량 도구에 적혀 있는데, 대개 한 스푼의 분말에 한 눈금의 물이 적당하다(1:1 비율).

(4) 알지네이트 인상채득

간호조무사가 알지네이트를 혼합하여 트레이에 담고, 치과의사가 인상을 채득하는 동안 환자(대상자)가 편안하게 앉아 있을 수 있도록 돕는 일은 매우 중요하다.

Box 6-1. 환자(대상자)에게 인상채득 과정 설명하기

인상을 뜨기 전에 환자(대상자)에게 인상채득 과정을 설명하여 환자(대상자)가 불안해하지 않도록 한다. 환자(대상자)는 다음 사항에 대하여 설명을 들을 필요가 있다.

- 재료가 차게 느껴지겠지만 불쾌한 맛은 없으며 매우 빨리 굳는다고 설명
- 코로 깊이 호흡하면 환자(대상자)가 보다 편할 수 있다고 설명
- 불편한 경우에 몇 가지 수신호로 의사를 표현할 수 있다고 설명

수신호: 손으로 의사표시

Key Words

보울: 고무로 만든 주발

교반: 휘저음

임상과정 6-1. 알지네이트의 혼합

준비물(그림 6-3)

- 알지네이트
- 분말 계량스푼
- 물 계량컵
- 중간 크기의 보울(rubber bowl)
- 스파튤라

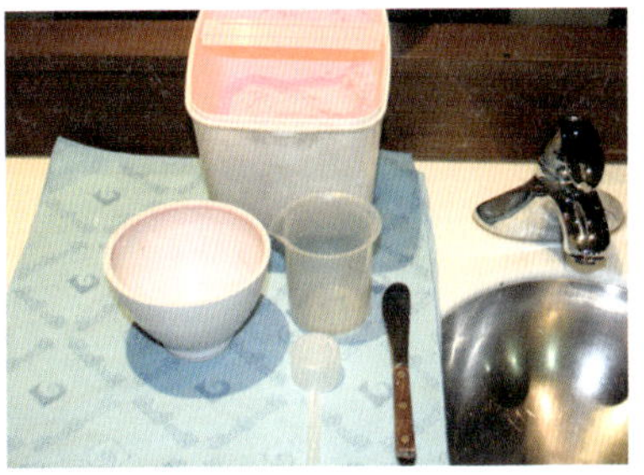

그림 6-3. 알지네이트 혼합을 위한 준비물. 혼합용 보울, 분말 계량기, 알지네이트, 트레이 및 물 계량컵이 보인다.

알지네이트의 혼합

1. 적량의 물을 보울에 붓는다.
2. 재료가 뭉쳐지는 경향이 있으므로 흔들어 계량이 정확하게 이루어지도록 한다.
3. 분말을 물에 넣고 분말이 모두 물에 젖을 때까지 스파튤라로 휘젓는다(그림 6-4, 6-5).
4. 스파튤라로 보울 벽에 알지네이트를 쭉 펴 바른다.

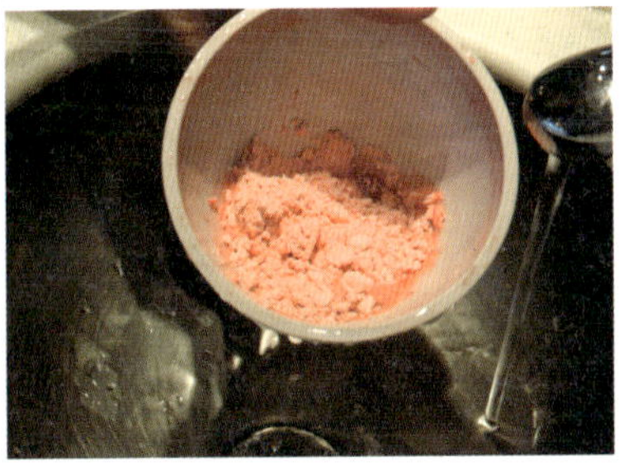

그림 6-4. 보울에 물+알지네이트 혼합 모습.

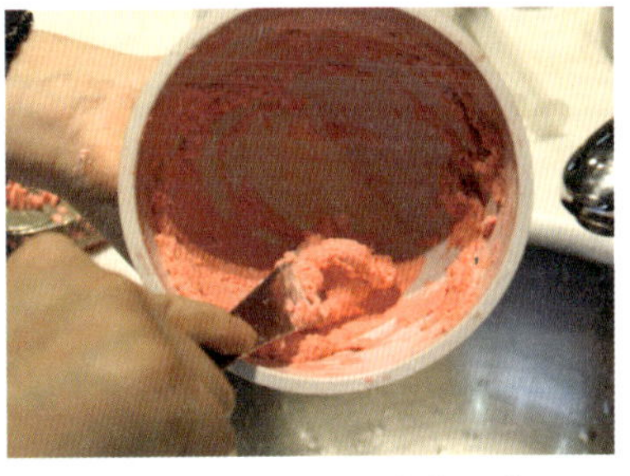

그림 6-5. 스파튤라로 휘젓는 모습.

5. 알지네이트를 부적절하게 혼합하면 기포를 함유하여 낟알 모양을 띠어서 만족스러운 인상을 얻을 수 없기에 스파튤라로 적절한 시간 동안 교반한다. 교반이 끝난 알지네이트는 표면이 매끄럽고 크림 같아야 한다.
6. 알지네이트를 주발의 안쪽 가장자리에 한 덩어리로 모은다.

임상과정 6-2. 하악 알지네이트 인상의 채득

준비물(그림 6-6)

- 알지네이트
- 알지네이트 계량기
- 물 계량컵

Key Words

실온수: 실내온도의 수돗물

- 실온수
- 보울(rubber bowl)
- 날이 넓은 스파튤라
- 소독된 인상용 트레이
- 유틸리티 왁스(트레이의 연장이 필요한 경우)
- 타액흡입기
- 보관 봉지

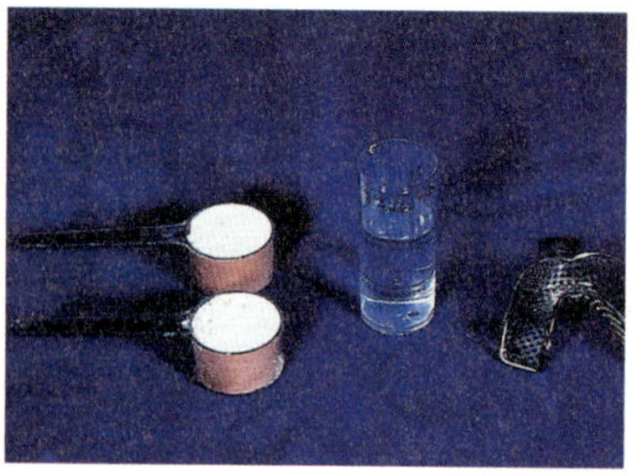

그림 6-6. 하악 인상채득을 위한 준비물.

준비

1. 모든 필요한 기자재를 준비한다.
2. 환자(대상자)를 치과진료의자에 앉힌다.
3. 환자(대상자)에게 과정을 설명한다.
4. 트레이를 골라서 준비한다.
5. 두 눈금의 실온수와 두 스푼의 알지네이트를 계량하여 스파튤라로 혼합한다.

하악 인상용 트레이에 혼합된 인상재 담기

1. 두 부분으로 나누어 하악 트레이에 담는다.
2. 보울에 있는 알지네이트의 반 정도를 스파튤라에 모아 설측에서 트레이의 한쪽에 알지네이트를 쭉 발라 담는다. 알지네이트를 트레이에 재빨리 눌러 다진다(그림 6-7A).
3. 주발에 있는 나머지 알지네이트를 스파튤라에 모아 트레이의 반대쪽에 같은 방식으로 담는다.
4. 물을 묻힌 손가락으로 문질러 알지네이트 표면을 매끄럽게 한다(그림 6-7B).
5. 트레이에 신속하게 알지네이트를 담은 후, 가능한 한 빨리 구강 내에 위치시켜야 한다.
6. 보울에 남아 있는 여분의 재료를 손가락에 묻혀, 인상체에 발생할 수 있는 결손을 줄이기 위하여, 하악 치아의 인접면과 열구, 교합면에 알지네이트를 바른다(그림 6-8).

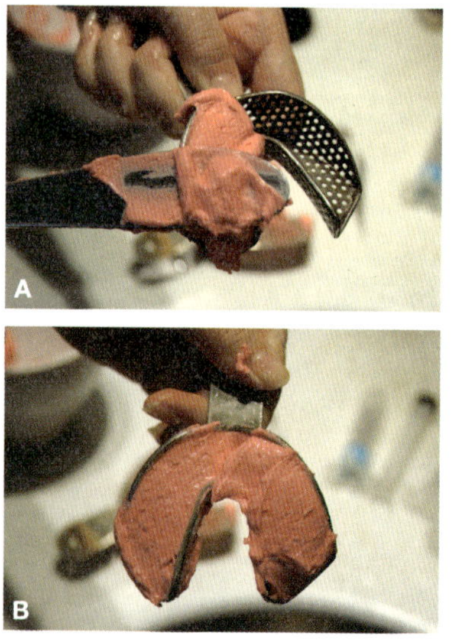

그림 6-7. 알지네이트를 반 모은 모습.

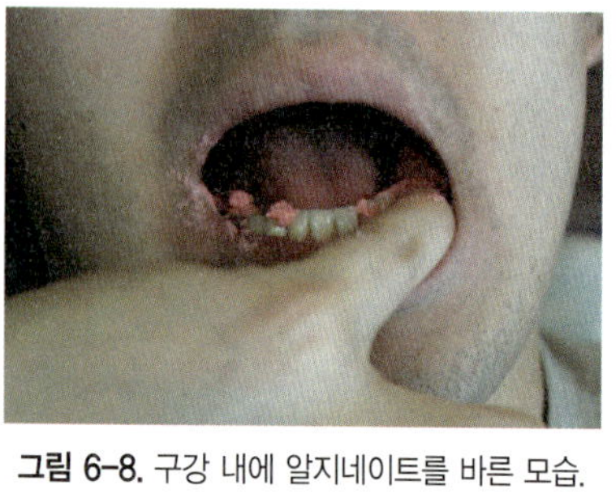

그림 6-8. 구강 내에 알지네이트를 바른 모습.

Key Words

하악 인상용 트레이를 구강 내에 위치시키기(그림 6-9)

1. 검지로 환자(대상자)의 뺨을 잡아당긴다.
2. 트레이를 구강 내에 집어넣을 때 약간 측면으로 돌려서 넣는다.
3. 트레이를 치열의 가운데에 위치시킨다.
4. 트레이의 후방 경계 부위를 먼저 누른다.
5. 트레이의 전방부를 누르고 환자(대상자)로 하여금 혀를 입천장 쪽으로 들어올린 후 이완하도록 한다.
6. 트레이가 제 위치에 들어가면 환자(대상자)로 하여금 정상적으로 호흡하도록 지시한다.
7. 재료가 굳었는지 결정하기 위하여 트레이 주변의 알지네이트를 살짝 만져보거나 살펴본다.

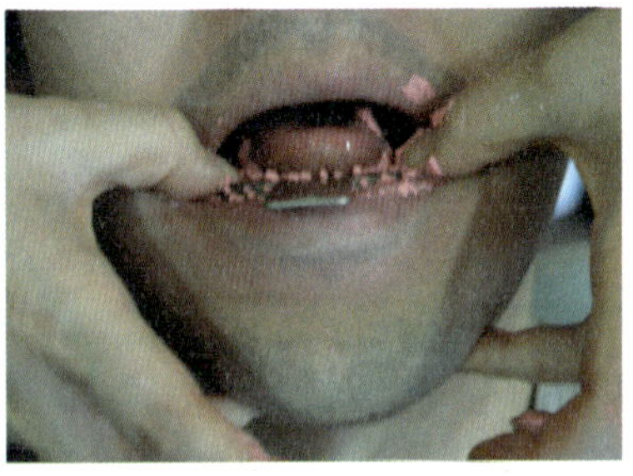

그림 6-9. 구강 내에 트레이를 넣고 있는 모습.

하악 인상의 제거(그림 6-10)

1. 상악치아의 손상을 방지하기 위하여 손가락을 인상용 트레이 위에 위치시킨다.
2. 손가락으로 뺨이나 입술의 안쪽을 움직임으로써 인상과 조직 사이의 결합을 부드럽게 떼어낼 수 있다.
3. 트레이의 손잡이를 엄지와 검지로 잡고 결을 떼어낼 수 있도록 강하게 들어 올린다.
4. 트레이와 인상이 "짤깍" 소리를 내며 치열에서 분리된다.
5. 환자(대상자)에게 물로 씻으면서 여분의 알지네이트를 떼어내도록 한다.
6. 인상이 정확하게 나왔는지 평가한다.
7. 인상체를 물로 씻고 소독한 후 경석고를 붓기 전에 적절한 보관용 봉지에 보관한다.

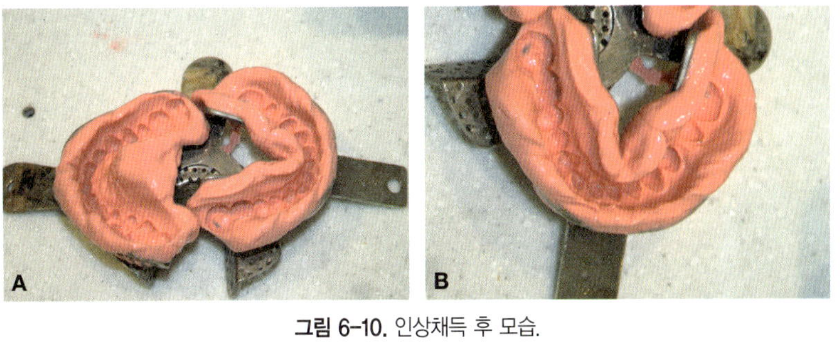

그림 6-10. 인상채득 후 모습.

Key Words

전구개부: 입천장의 앞쪽

임상과정 6-3. 상악 알지네이트 인상의 채득

준비물(그림 6-11)

기구와 준비는 하악 인상과 같다(트레이는 상악용).

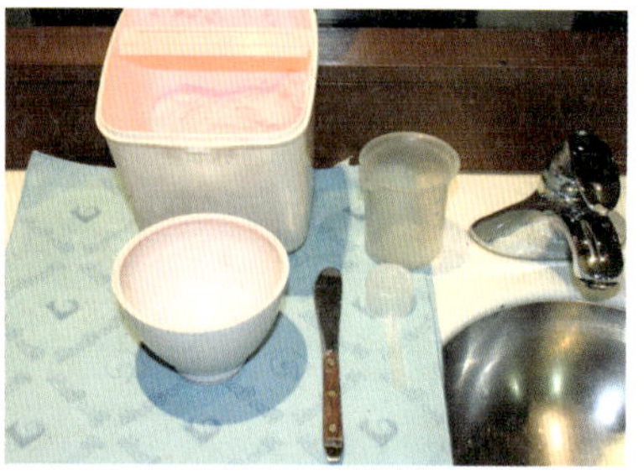

그림 6-11. 하악 인상채득을 위한 준비물.

상악 인상용 트레이에 혼합한 인상재 담기(그림 6-12)

1. 기포 생성을 막기 위해 상악 트레이의 후방부에서부터 인상재를 한꺼번에 채운다.
2. 알지네이트가 트레이를 넘어 목구멍으로 넘어가는 현상을 방지하기 위해 트레이의 전구개부에 재료를 쌓아 올린다.
3. 손끝에 수돗물을 묻혀서 알지네이트 표면을 매끄럽게 한다.

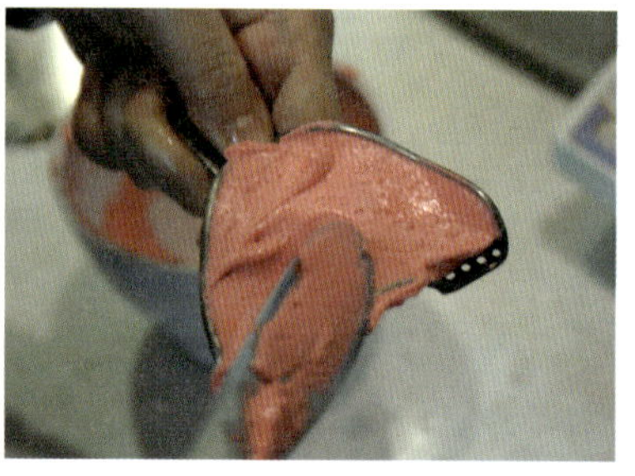

그림 6-12. 트레이에 알지네이트를 올린 모습.

상악 인상용 트레이를 구강 내에 위치시키기(그림 6-13)

1. 검지로 환자(대상자)의 뺨을 잡아당긴다.
2. 트레이를 구강 내에 집어넣을 때 약간 측면으로 돌려서 넣는다.
3. 트레이를 환자(대상자)의 치열 가운데에 놓는다.
4. 트레이의 후방 경계를 경구개의 후방 경계 부위에 눌러 밀착되게 한다.
5. 트레이의 전방부를 치아 쪽으로 들어 올린다.
6. 인상재가 구강전정으로 흘러 들어갈 수 있게 환자(대상자)의 입술을 외측으로 부드럽게 들어 올린다.
7. 인상재가 환자(대상자)의 목구멍으로 흘러 들어가지 않게 트레이의 후방 경계를 점검한다.
8. 알지네이트가 굳는 동안 트레이를 제 위치에 대고 가만히 있는다.

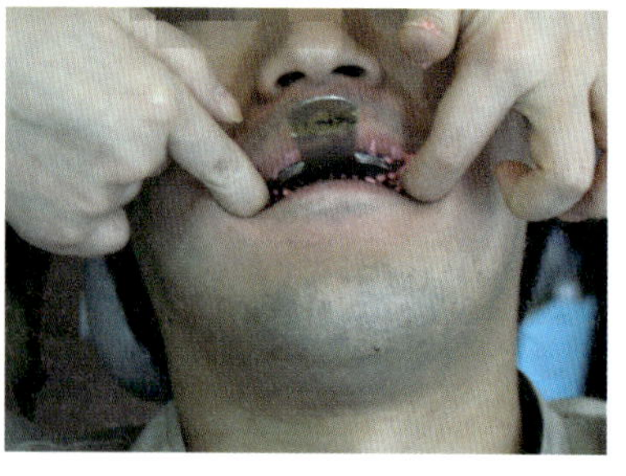

그림 6-13. 구강 내에 트레이를 넣은 모습.

상악 인상의 제거(그림 6-14)

1. 인상과 환자(대상자)의 치아 손상을 방지하기 위하여 구개봉합 부분이 떨어질 수 있도록 트레이를 아래로 누를 때 손가락을 측면 경계에 놓는다.
2. 치아에서 트레이를 제거하기 위하여 똑바르게 하방으로 빼는 힘을 가한다.
3. 환자(대상자)에게 물로 씻으면서 여분의 알지네이트를 제거해 내도록 한다.

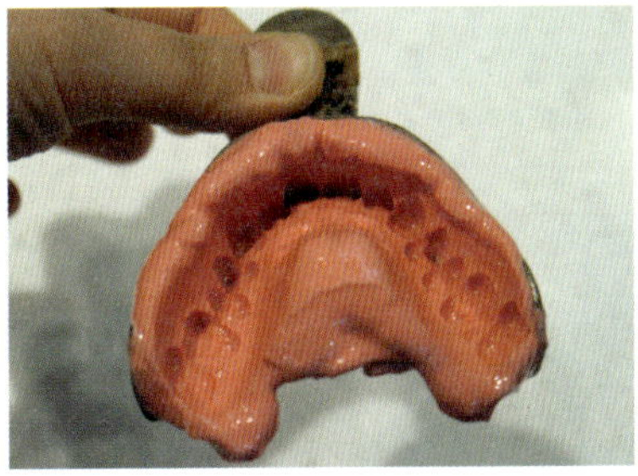

그림 6-14. 인상채득 후 트레이 모습.

알지네이트 인상의 관리

1. 실온수에 인상을 대고 부드럽게 씻으면서 혈액이나 타액을 제거한다.
2. 인상에 인증된 소독제를 뿌린다.
3. 석고를 붓기 전에 보관해야 하는 경우에는 젖은 종이수건으로 싸서 덮개가 있는 용기나 플라스틱 봉지에 환자(대상자)의 이름을 붙여 보관한다(그림 6-15).

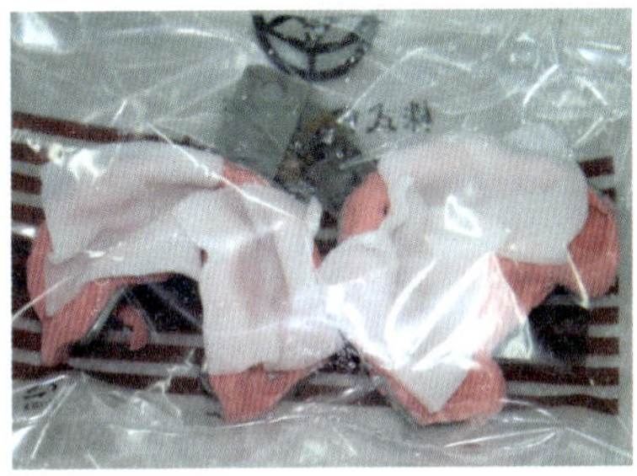

그림 6-15. 용기 보관 모습.

환자(대상자)를 보내기 전에 하여야 할 일

1. 알지네이트 조각이 입 안에 남아 있는지 검사하여 탐침과 치실로 제거한다.
2. 젖은 세안용 휴지로 환자(대상자)의 얼굴과 입술에 붙어 있는 알지네이트를 제거한다.

Key Words

2) 탄성 인상재

매우 정교한 인상을 얻고자 할 때 쓰인다. 인레이, 온레이 등 고정성 보철물과 임플란트, 대부분의 총의치와 부분의치의 제작을 위한 인상이 포함된다.

(1) 종류

치과에서는 폴리설파이드, 폴리이터, 축중합형 실리콘 및 부가중합형 실리콘 등이 일반적으로 사용된다.

(2) 특성 및 형태

주재료와 촉매제 형태로 공급된다. 주재료는 튜브와 카트리지에 담긴 크림 모양의 퍼티 형태로 포장되어 있고, 촉매제는 튜브나 카트리제가 담긴 재료로 액체 형태로 포장되어 있다. 특히 중요한 특성은 체적 안정과 영구 변형이다.

탄성: 압박 시 단단함과 무른 정도

고정성 보철물: 구강 내에 고정되게 붙어 있는 인공치아 보철물

총의치: 전부의치, 구강 내의 모든 치아를 해 넣은 틀니

부분의치: 국소의치, 일부 치아만 해 넣은 틀니

임플란트: 인공치아 매식

체적 안정: 크기가 변화되지 않음

경체형 light body	세밀한 부분까지 흘러 들어갈 수 있는 특성
일반형 regular body	트레이를 채우는 데 사용
중체형 heavy body	

Key Words

페이스트: 치약 모양의 크림 형태로 제조된 것

교합인기: 교합된 상황을 찍어 눌러 자국을 낸 흔적

상하악궁: 위아랫니의 치아 배열이 둥글게 이루어진 상태

(3) 혼합법

1. 경체형 재료를 먼저 계량한다.
2. 혼합판에 기제와 촉진제를 같은 양으로 인접하지만 만나지 않도록 짜 놓는다.
3. 스파튤라를 앞뒤로 문지르면서 균일하고 선이 없는 인상재로 촉매제를 기제에 섞는다.
4. 30초 내에 시린지에 담아 치과의사에 전달한다.
5. 혼합판에 경체형과 같은 방법으로 중체형 재료를 혼합한다.
6. 혼합한 재료를 스파튤라로 떠서 트레이에 균일하게 문지르듯 담는다.
7. 치과의사에게 사용한 시린지를 받고 인상재를 담은 트레이를 전달한다.

Box 6-2. 경화 단계

1. 초기 경화는 첫 단계인데, 페이스트는 탄성을 잃고 딱딱해지며, 이 단계에서만 조작이 가능하다. 혼합은 제조업자가 명시한 작업 시간 내에 완료되어야 한다.
2. 최종 경화는 두 번째 단계이며, 점차 고무 같은 고체가 되므로 최종 경화가 일어나기 전에 구강 내에 위치되어 있어야 한다.
3. 최종 중합은 마지막 단계로서 최종 경화가 완료된 후 1~24시간 사이에 일어난다.

3 교합인기

왁스 교합인기	**실리콘 교합인기**(그림 6-16)
말굽 모양의 얇은 왁스를 연화하여 사용하는 방법이 가장 일반적이다.	흐름성이 매우 낮은 특수한 실리콘 인상재가 주로 사용된다.

삭제된 치아의 정확한 인상과 함께 치과의사와 치과기공사는 상하악궁의 중심위 관계의 정확한 인기가 필요하다. 이러한 관계는 교합인기를 통하여 기록된다.

Key Words

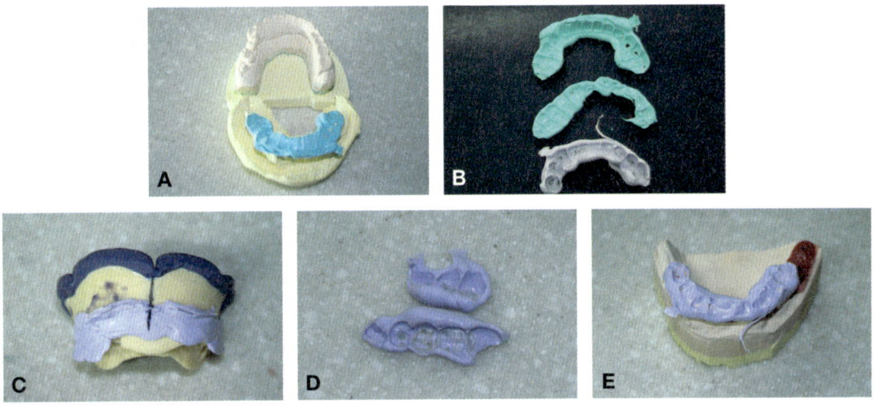

그림 6-16. 실리콘 교합인기.

4 진단모형

1) 석고

토양에서 채굴되는 석회석 광물질로서 진단모형 제작을 위하여 치과에서 광범위하게 쓰이고 있다.

석고	예비 인상채득과 진단모형 제작에 사용
경석고	영구적인 진단모형이나 의치 제작을 위한 작업모형에 이용
초경석고	정밀한 작업이 필요한 치과보철 제작을 위한 작업모형에 이용

임상과정 6-4. 경석고의 혼합

준비물(그림 6-17)
- 유연한 교반용 보울
- 금속 스파튤라
- 저울
- 경석고
- 물 계량컵
- 실온수
- 진동기

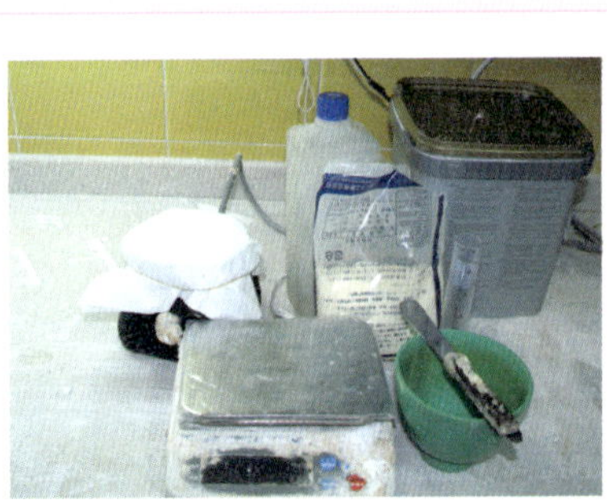

그림 6-17. 경석고 혼합을 위한 준비물.

석고의 교반
1. 실온수를 계량하여 깨끗한 교반용 보울에 붓는다.
2. 저울로 알맞은 경석고의 양을 잰다(그림 6-18).

Key Words

3. 공기방울이 생기지 않도록 분말을 물에 조금씩 넣는다.
4. 스파튤라로 서서히 분말과 물이 섞이도록 젓는다.
5. 진동기를 저속 혹은 중속으로 켜고 경석고 반죽이 담긴 보울을 진동기 평판 위에 올려놓는다.
6. 진동기에 보울을 가볍게 누르고 돌려 공기방울이 표면으로 떠오르게 한다.

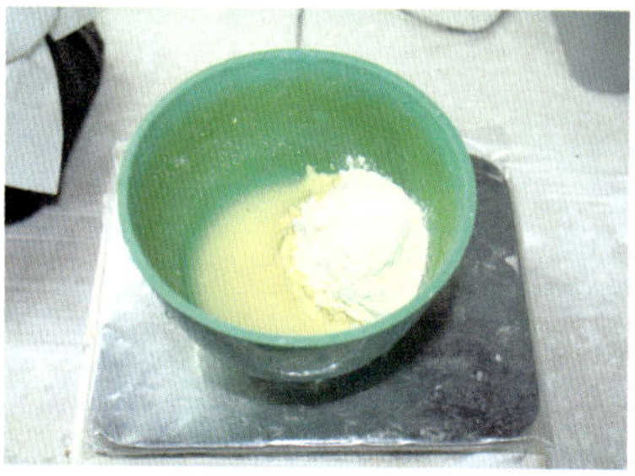

그림 6-18. 보울에 물과 석고의 혼합.

7. 경석고의 혼합과 진동을 완료한다.
8. 인상체에 흐르듯이 경석고를 주입한다(그림 6-19~6-21).

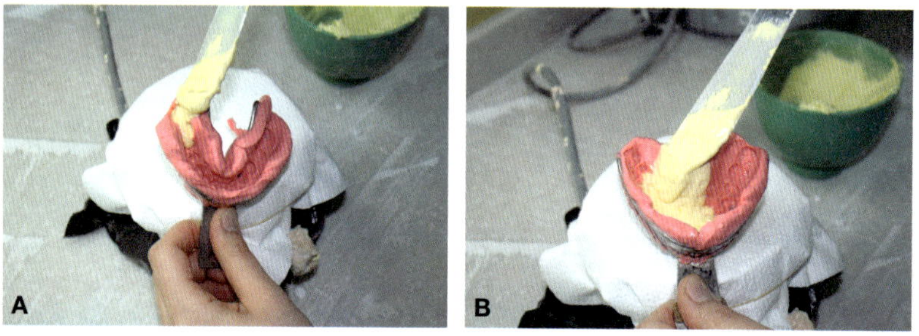

그림 6-19. 진동기 위 인상에 석고 붓기.

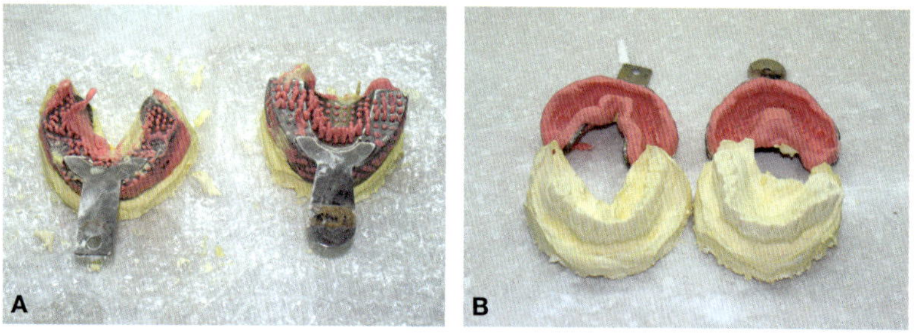

그림 6-20. 석고를 부은 후 경화된 모습.

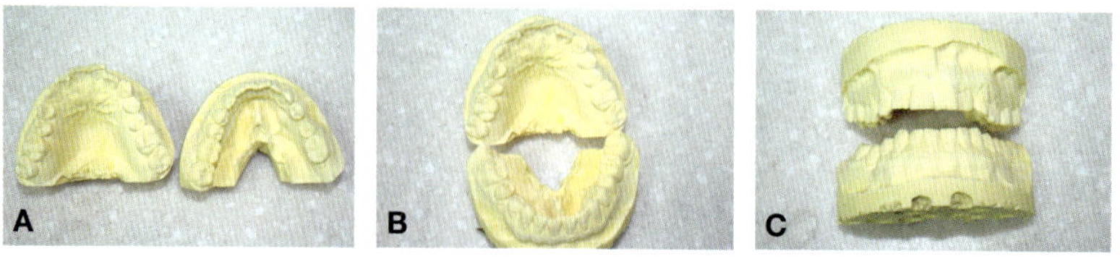

그림 6-21. 진단모형.

생각해보기

하악 우측 제1대구치가 결손된 30대 남자 환자(대상자)가 내원하였다. 구강검사와 상담을 마치고 다음 진료를 위해 진단모형을 준비하려고 한다. 인상트레이, 인상재료, 석고의 종류를 선택하고 이유를 설명해보자.

Key Words

Key Words

확인 학습

1. 인상재의 종류를 나열해보자.

2. 성인 하악의 인상채득에 필요한 혼수비는 무엇인지 말해보자.

3. 알지네이트 인상의 평가는 어떤 기준을 만족해야 하는지 이야기해보자.

4. 탄성 인상재의 4가지 종류를 말해보자.

제7장
예방치과 진료보조

학습목표

- 예방치과의 목적을 설명할 수 있다.
- 불소의 작용을 설명할 수 있다.
- 환자(대상자)에게 예방의 필요성을 인식시킬 수 있다.
- 치면세균막에 대해 설명할 수 있다.
- 개인 구강건강 관리방법을 치면착색제, 칫솔, 치실 등을 사용하여 설명할 수 있다.
- 치아우식증 발생에 영향을 미치는 식품을 열거할 수 있다.

치의학의 궁극적인 목표는 모든 사람들의 구강건강을 유지하고 증진시켜 건강 수명을 연장하고 삶의 질을 향상시키는 것이다. 이 목표를 달성하기 위해서는 구강병이 발생하기 전에 예방하고, 조기 발견과 조기 치료를 통해 구강병을 예방하고, 잃어버린 치아와 구강의 기능을 회복시켜야 한다. 우리나라에서 가장 흔한 양대 구강병은 치아우식증과 치주질환이다. 예방치과는 불소이용법, 치면열구전색, 치면세균막관리, 식이조절 등을 통해 양대 구강병을 예방하는 방법을 주로 다룬다.

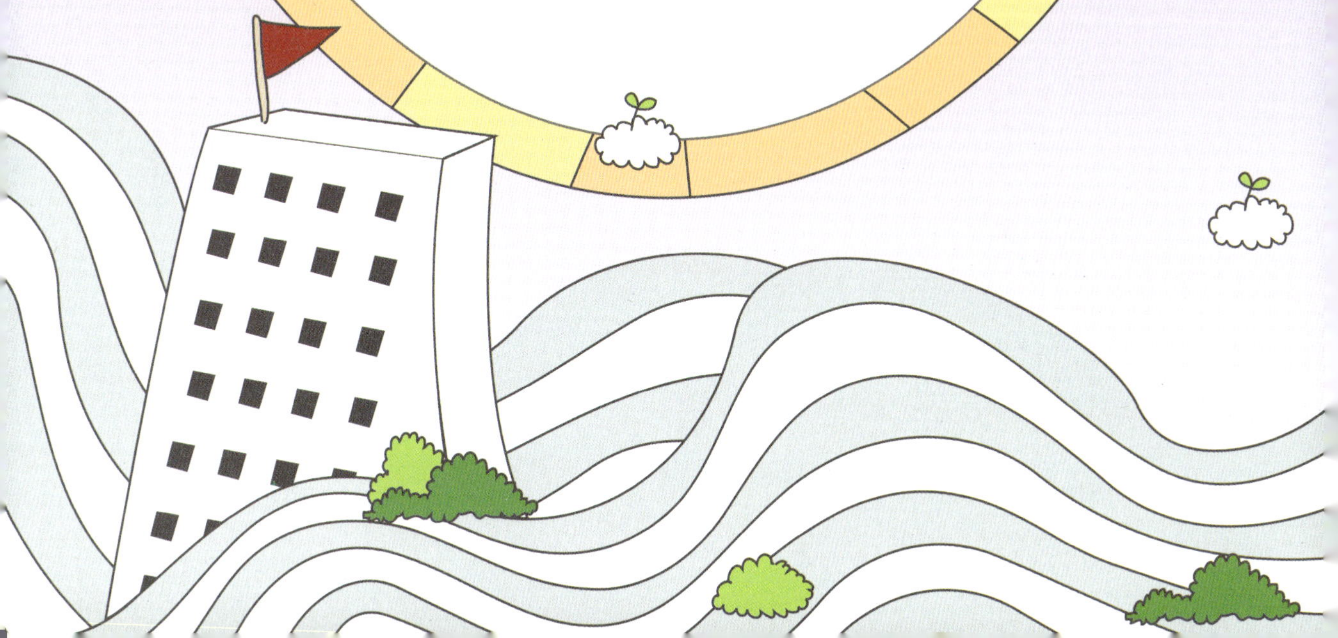

1 예방치의학의 구성 요소

구강병을 예방하기 위해서는 환자(대상자)와 전문가 사이에 협력 관계가 유지되어야 한다. 공동의 노력을 통해 포괄적인 구강관리 프로그램을 적용할 수 있다. 불소 이용, 치면열구전색, 치면세균막관리 등을 통해 적절한 구강건강이 유지될 수 있다. 치면세균막관리는 치아와 주변 구강조직에 부착되어 있는 치면세균막을 제거하는 행위이다.

Key Words

치면열구전색: 치아의 홈을 플라스틱 재료로 메워버리는 충치예방 술식, 실란트라고도 함

1) 불소

불소이용법은 치아우식증을 예방하는 효과적인 방법이다. 불소를 이용하여 치아우식증을 예방하는 방법은 전문가불소도포, 자가불소도포, 수돗물불소농도조정 등이 있다.

수돗물불소농도조정사업: 수돗물의 불소 농도를 조정하여 치아우식증을 예방하는 공중구강보건사업

2) 치면열구전색(치아홈 메우기)(그림 7-1, 7-2)

치아우식이 쉽게 발생하는 교합면의 깊고 좁은 소와 열구에 실란트(sealant)라는 레진을 채워 넣어 우식유발세균이 쌓이지 않도록 예방하는 방법이다. 불소이용법과 함께 적용하는 것이 중요하다.

우식유발세균: 치아우식증을 일으키는 세균. 주로 St. Mutans균이다.

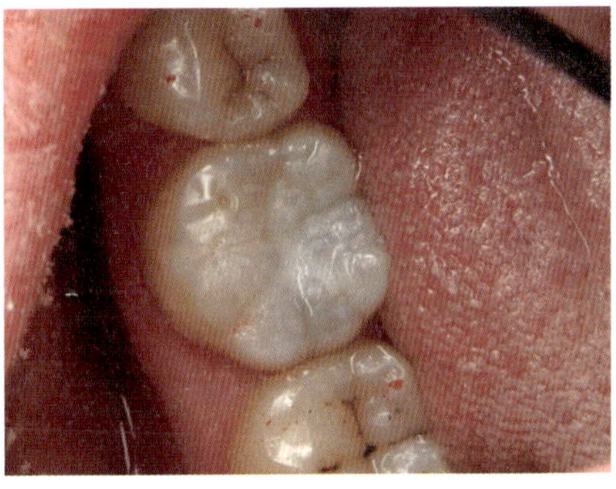

그림 7-1. 치면열구전색.

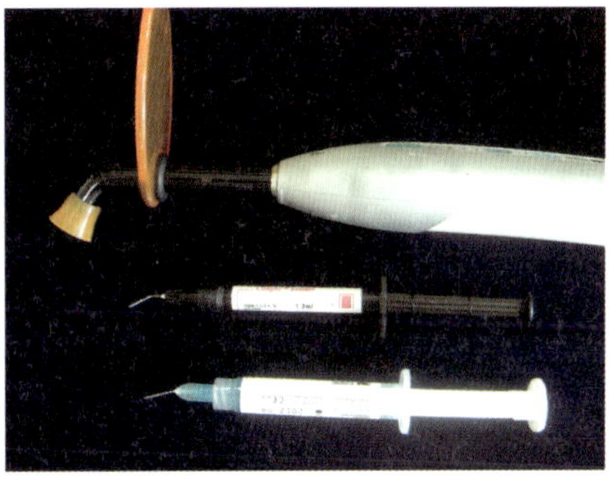

그림 7-2. 치면열구전색제와 광중합기.

3) 치면세균막 관리

치면세균막은 치아우식증과 치주질환을 일으키는 주요 원인이다. 환자(대상자)들이 스스로 모든 치면세균막을 제거할 수는 없다. 그러나 칫솔, 치실 등 보조 구강관리용품을 올바른 방법으로 사용하여 치면세균막을 조절할 수 있다.

4) 식이조절

영양 상태가 나쁘면 전신건강뿐만 아니라 경조직과 연조직에 영향을 미치게 된다. 구강에는 식이습관의 영향이 다양하게 반영되어 나타나는데, 식이 상담을 통해 설탕 섭취를 제한하고 구강건강과 전신건강을 유지할 수 있는 영양분의 섭취에 대해서 조언을 해줄 수 있다.

2 치면세균막(dental plaque)

Key Words

연성: 유기질의 물렁한 성질

경성: 무기질의 단단한 성질

치은연상: 잇몸 위쪽

치은연하: 잇몸 아래쪽

치면세균막은 치아와 주변조직에 부착되어 있는 끈적끈적한 연성 부착물이다. 적은 양이 있으면 관찰하기 어려우나, 색깔은 회색에서 노란색까지 다양하다. 치면세균막은 타액과 치은열구액, 백혈구, 상피세포, 음식잔사 등을 포함하고 있다.

치면세균막은 치은연상(supragingival) 치면세균막과 치은연하(subgingival) 치면세균막으로 구분할 수 있다.

1) 치은연상 치면세균막

치은연: 잇몸 둘레

개구부: 입구(침샘의 관을 따라나오는 입구)

치은연상 치면세균막은 특히 치아의 치은연 1/3 부위와 치아 사이에 축적된다(그림 7-3). 특히 다른 치아에 비해서 대구치 부위에 많이 축적된다. 상악 대구치는 주로 이하선 개구부가 있는 협면에 많이 부착되며, 하악 구치의 경우는 설측에 많이 부착되게 된다. 또한 수복물 주변과 치석, 계속가공의치 부위와 구강내 장치 및 의치에도 부착된다.

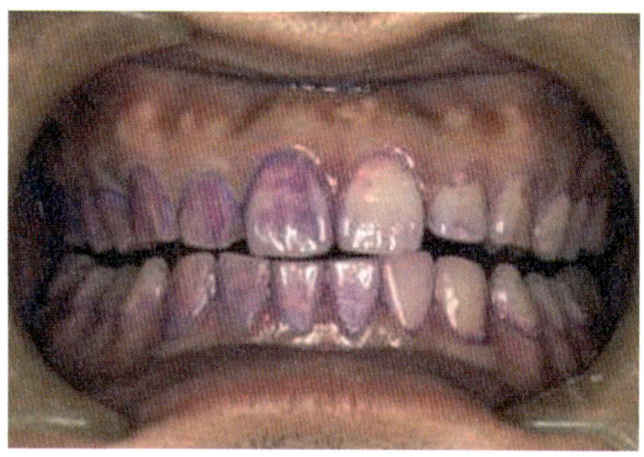

그림 7-3. 치면세균막이 많이 부착된 치아(치면 착색 후).

2) 치은연하 치면세균막

치은연하 치면세균막은 치은열구 안쪽의, 타액과 혀의 작용에 의해서 자연적으로 세정이 안 되는 부분에 축적된다. 이런 주변 환경적 요인으로 인해 치아 표면에 쉽게 부착될 수 없었던 세균들이 군집을 형성하게 된다.

3 불소

무기질: 주로 칼슘과 인 등으로 구성된 단단한 물질

불소는 천연 우식예방제로 불리는 무기질로서 무색, 무취, 무미의 할로겐원소이다. 음식물과 물에 자연적으로 함유되어 있다. 우식 예방 효과를 최대한 크게 하기 위해서는 전신적 복용과 국소적 도포를 함께 해야 한다.

- 불소복용: 물, 음식, 음료수나 보충제를 통해서 섭취하는 것으로 소장을 통해 흡수되어 혈관과 필요한 조직에 전달된다. 과잉으로 섭취된 불소는 피부, 신장, 대변 등을 통해 체외로 배출된다.
- 불소도포: 치아 표면에 직접 발라 주는 것으로 불소 함유 세치제, 불소 함유 양치액, 국소도포제 등을 사용하는 방법이 있다.

1) 불소의 작용

불소는 치아 표면에 침착되어 치아의 구성요소인 수산화인회석을 불화인회석의 구조로 전환하여 치아의 법랑질구조를 더욱 치밀하게 하여 치질의 강도와 산성에 대한 저항을 높이면서 치아우식 예방을 한다.

2) 안전한 불소 이용

치과의료기관에서 사용하는 불소는 권장량에 따라 사용하면 매우 안전하고 효과적인 것으로 알려져 있다. 그러나 만성적으로 사용할 경우에는 비록 적은 농도라 할지라도 치아가 형성되고 있는 6세 미만의 아동에서는 반점치를 일으킬 수 있다.

많은 양의 불소를 한 번에 먹을 경우 심각한 문제가 생기기 때문에 주의해야 한다.

불소를 적용할 책임이 있는 전문가들은 환자(대상자)에게 주어진 불소 총량이 얼마인지를 반드시 알아야 한다.

3) 불소복용

(1) 불소농도가 조정된 수돗물

우리나라에서는 1981년 진해시를 시작으로 2009년 현재 21개 지역의 27개 정수장에서 수돗물 불소 첨가를 시행하고 있다. 불소는 바닷물, 토양, 인체 등 자연계 속에 존재하며, 모든 식품과 음료수에 미량이 포함되어 있다. 일반 수돗물에는 보통 01.~0.3ppm 정도 불소가 들어 있으나, 이들 수돗물에 1.0±0.2ppm(우리나라는 0.8ppm)가 되도록 미량의 불소를 첨가하여 불소농도를 조절하면, 물을 마실 때뿐만 아니라 불소가 첨가된 수돗물로 요리한 음식물을 먹기만 해도 충치가 50~60% 예방된다.

(2) 기타 불소 이용법

불소가 함유된 우유, 소금, 영양제 등을 먹는 경우에는 이를 통해 일정량의 불소를 섭취하게 된다. 특히 영아들의 발육 성장을 돕는 영양제 중에 불소가 미량 함유된 것이 많다.

Key Words

보충제: 약제, 식염, 껌 등에 불소를 넣은 것

세치제: 치약

양치액: 입 안에 물고 있다가 뱉는 용액

국소도포제: 치아에만 국한하여 발라 주는 약제

수산화인회석: 치아구조, $Ca_{10}(pO_4)_6(OH)_2$구조

불화인회석: 불소 함유 치아구조, $Ca_{10}(pO_4)6F_2$

반점치: 반상치라고도하며, 과량의 불소가 함유된 음용수를 장기간 사용함으로써 만성적으로 생긴 치아 표면의 흰색, 갈색 반점

Key Words

이온도포법: 불화나트륨 용액을 나트륨(+)이온과 불소(-)이온으로 전기분해하여, 환자의 몸에 정전기를 흘려서 불소(-)이온만 더 많이 치아에 결합되도록 하는 예방치과 진료법

젤: 묵처럼 흐물흐물한 고체

바니쉬: 페인트칠처럼 표면을 코팅

4) 불소도포법

(1) 국소도포용 불소제재(그림 7-4~7-6)

국소도포용 불소제재에는 불화나트륨, 불소젤, 불소바니쉬가 있으며 치과에서는 불화나트륨을 이온도포법으로 도포하거나 불소젤을 사용하거나 불소바니쉬를 치아에 발라 준다.

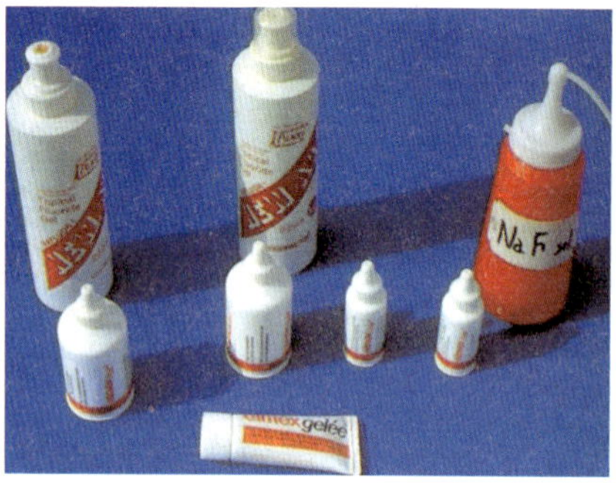

그림 7-4. 불소용액, 불소젤.

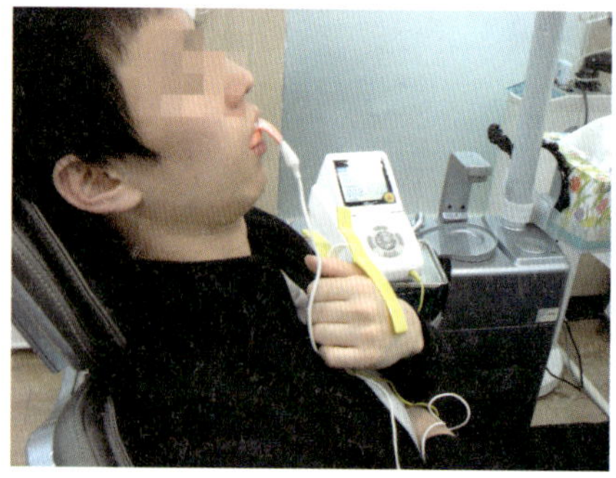

그림 7-5. 치과에서 불소이온도포.

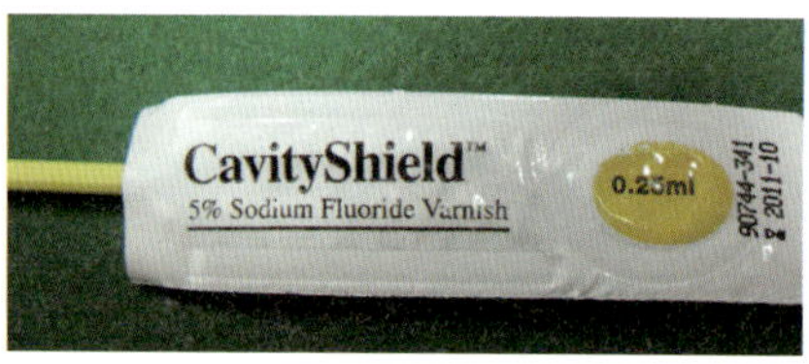

그림 7-6. 불소바니쉬.

불소 함유 세치제: 불소 성분이 들어 있는 치약

(2) 불소 함유 세치제

불소가 배합된 세치제는 가장 일반적인 국소도포 제재이다. 양치를 통해 치아 표면에 직접 접촉하는 장점이 있다. 불소양치용액을 1분간 입 안에 물고 있다가 뱉어내는 불소용액양치법도 있다. 6~7세 미만 아동의 경우 세치제를 오랫동안 과량으로 삼키면 치아에 반점치가 생길 수도 있으므로 주의가 필요하다.

4 치면세균막 관리(가정구강환경관리법)

환자(대상자)에게 치면세균막 관리가 필요한 이유를 설명해 동기를 부여한 후에 정확한 방법으로 치면세균막을 관리할 수 있도록 지도해야 한다. 환자(대상자)와 함께 환자(대상자)가 집에서 정기적으로 따라야 할 구강환경관리 프로그램을 개발해 주고 실천할 수 있도록 해주어야 한다.

치면세균막 관리 프로그램의 목표는 적어도 하루에 한 번 이상은 치면세균막을 완벽하게 제거하는 것이다. 치면세균막을 철저히 제거한 뒤에도 24시간 안에 재침

착이 일어나게 된다. 가정에서 치면세균막을 제거할 수 있는 많은 방법이 있다. 이런 방법들은 환자(대상자) 개개인의 능력과 필요에 따라 추천되어야 한다.

Key Words

1) 치면세균막 착색제

치면세균막은 육안으로 관찰하기 어렵기 때문에 치면세균막 착색 여부를 확인하기 위해서 치면세균막을 순간적으로 물들이는 적색의 치면세균막 착색제(그림 7-7)를 사용하기도 한다.

면봉으로 치아에 발라 주는 치면세균막 착색제로는 인공감미료가 배합된 사탕 모양의 정제 또는 용액을 주로 사용한다. 정제나 용액 내에 들어 있는 모든 성분은 독성이 없는 식용색소를 사용하고 있으며, 삼켰을 때 해가 되는 성분을 함유하지 않아야 된다.

2) 칫솔질 방법

구강보건전문가들은 환자(대상자)에게 맞는 칫솔질 방법을 골라서 지도해 주어야 한다(그림 7-8). 일반인에게는 회전법 이닦기(그림 7-9)를 교육시킨다.

회전법 이닦기: 윗니는 위에서 아래로 아랫니는 아래에서 위로 칫솔을 잡은 손목을 돌리면서 치아와 잇몸을 닦는 방법(우리나라 치과계에서 국민들에게 홍보하고 있는 이닦기법)

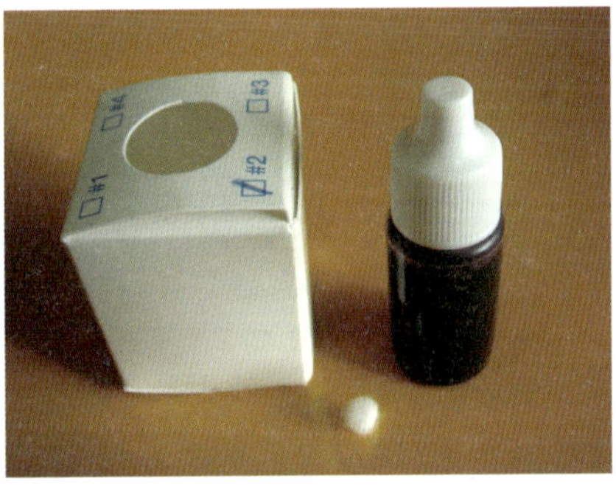

그림 7-7. 치면착색제(용액).

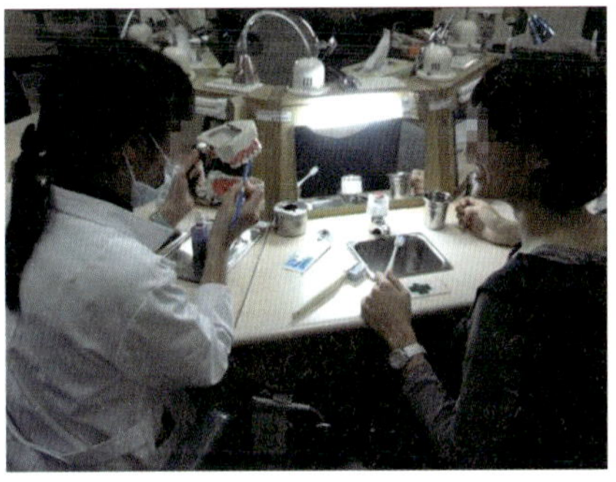

그림 7-8. 칫솔질 교습 모습.

(1) 칫솔 선택

칫솔 크기와 형태는 주로 개인의 취향에 따라 달라진다. 두부의 크기가 다양하며, 강모 속 형태와 손잡이의 각도와 모양도 다양하다. 일반적으로 구강보건전문가들은 부드러운 강모의 칫솔을 권장한다. 이는 부드러운 강모가 연조직과 노출된 백악질 및 상아질에 자극이 적기 때문이다. 부드러운 강모는 치아형태에 따라 보다 더 쉽게 적합될 수도 있다. 가장 중요한 점은 칫솔이 조직에 손상을 주지 않고 치면세균막을 제거할 수 있어야 하는 것이다. 칫솔 강모가 닳아 보이면 즉시 교체해야 하는데, 주로 두세 달마다 한 번씩 교체하도록 한다.

두부: 머리

강모: 칫솔의 털

강모속: 털다발

전동칫솔은 치면세균막이 제대로 제거되지 않는 경우에 칫솔을 대신해서 사용할 수 있다. 환자(대상자)가 칫솔질을 할 때 시간을 재면서 하게 되면 일정 시간 동안 칫솔질을 하는지를 알 수 있게 된다. 전동칫솔은 또한 신체장애가 있는 사람의 칫

Key Words

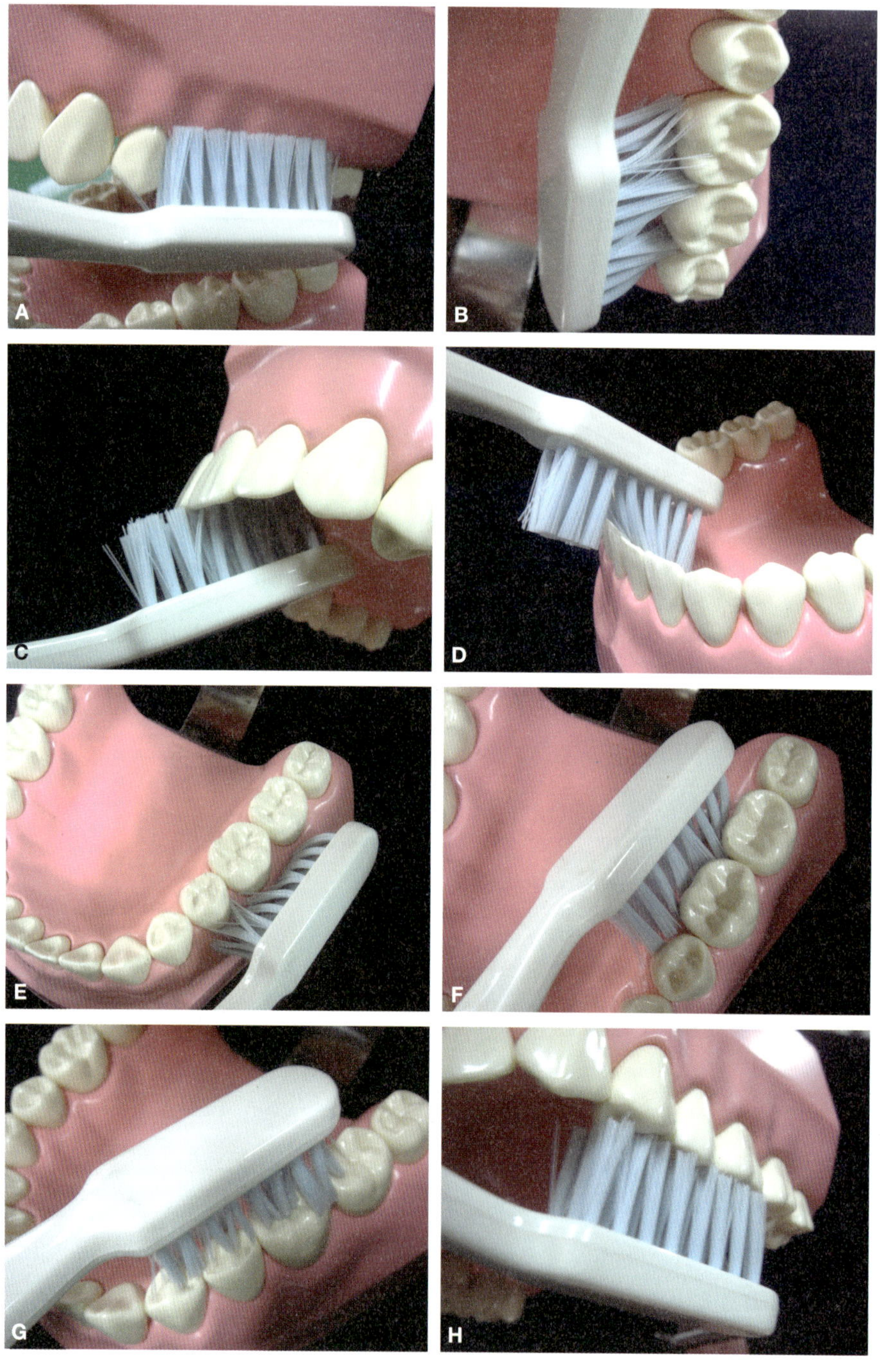

그림 7-9. 회전법 이닦기.

솔질 시에 도움을 줄 수 있다. 또한 교정용 장치를 장착한 환자(대상자)와 잇몸에 문제가 있는 환자(대상자)에게는 부드러운 강모와 미세진동하는 전동칫솔이 유용하게 사용될 수 있다.

(2) 회전법

회전법(rolling method)은 치면세균막이나 음식물잔사의 제거에 가장 효과적이며, 잇몸 마사지에도 효과적인 방법으로 가장 일반적으로 권장하는 방법이다.

Key Words

(3) 바스법

바스법(Bass method)은 Dr. C. C. Bass에 의해 제안된 방법이다. 두줄모의 부드러운 칫솔을 이용하여 닦아 주는 방법으로 잇몸질환이 있는 환자(대상자)에게 주로 권장한다.

바스법: 치주병 환자를 위한 이닦기법의 일종. 칫솔모를 치아와 치은 사이의 치은열구 내에 넣고 짧은 진동을 주어, 치면세균막을 떨어내고 주위 치은에 마사지 자극을 해주는 이닦기법

(4) 혀솔질

치면뿐만 아니라 혀에도 세균이 존재하므로 칫솔질로 이를 제거해야 한다. 가장 손쉬운 방법은 혀의 뒤쪽에서 앞쪽으로 칫솔을 이용하여 수차례 훑어 주는 방법이다. 혀세정기(그림 7-10)를 사용하도록 권장하기도 한다.

(5) 칫솔관리

칫솔질이 끝난 후에 칫솔을 깨끗이 세척하여 세치제가 남아 있지 않게 하고 여분의 물기를 제거해 준다. 그 후에 칫솔을 보관통에 머리 부분을 위로 하여 꽂고 공기 중에서 마를 때까지 기다린다.

(6) 치실질

치실질은 치간 사이의 치면세균막을 제거하는 가장 효과적인 방법이다. 치실은 몇 가지 형태로 나오는데 왁스가 묻은 것과 왁스가 묻지 않은 것이 있다. 치실을 효과적으로 사용하는 방법은 다소 까다로우므로 환자에게 교육하기 전에 먼저 술자가 원만히 사용할 수 있도록 연습해보아야 한다(그림 7-11).

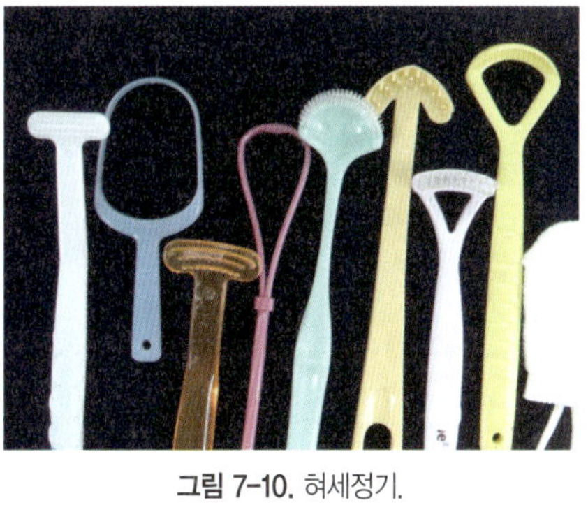

그림 7-10. 혀세정기.

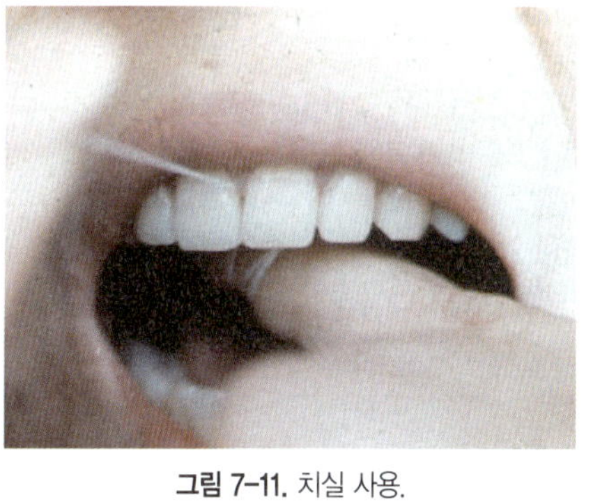

그림 7-11. 치실 사용.

Key Words

(7) 치간 구강관리용품

치아 사이 세정을 위한 보조용품은 주로 치주병으로 인해 치료가 필요한 넓은 치간을 지닌 환자(대상자)에게 사용된다. 이런 용품들은 치실에 부가적으로 사용될 수 있지만, 치실을 대체할 수는 없다(그림 7-12).

치간칫솔은 치아 사이 공극에 맞도록 디자인되어 있으며 치아에 압력을 가해서 닦게 된다. 이 작은 솔을 치아의 순면에서 집어넣어 짧게 협설로 움직인다. 이와 같은 과정을 설측에서도 반복한다(그림 7-13).

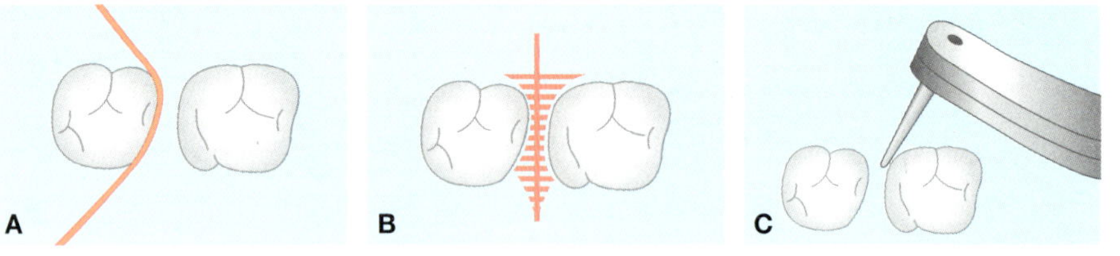

그림 7-12. 치간 사이 청결용 구강관리용품. **A,** 치실. **B,** 치간칫솔. **C,** 손잡이에 낀 나무치간 자극기.

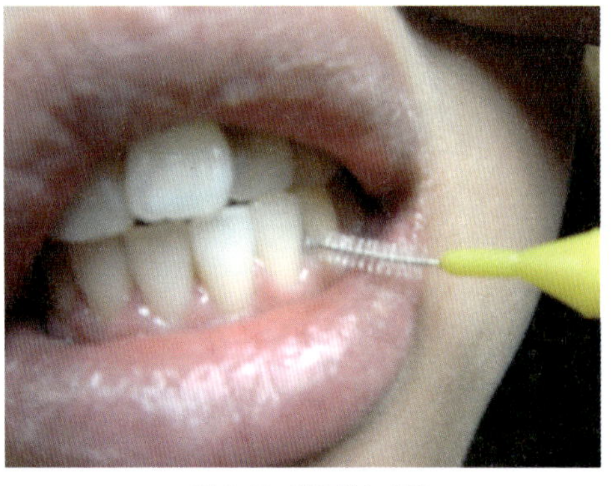

그림 7-13. 치간칫솔 사용.

(8) 물사출기(그림 7-14)

고압물사출 지속방식: 고압으로 물이 계속 나오도록 고안된 방식

간헐적 물사출방식: 고압의 물이 일정 주기로 나오도록 고안된 방식

물사출기(oral irrigation devices)는 물이나 치료용 약물을 치아나 조직에 고압물사출 지속방식이나 간헐적 물사출방식으로 뿜어 주는 장치로 치아와 치아 사이의 음식물잔사 또는 치면세균막을 고압의 물을 이용하여 제거하는 기구이다. 이 물사출기는 교정장치가 있는 환자나 치은연 또는 치은연상부에 적용하게 된다.

(9) 항균제가 배합된 구강양치액(그림 7-15)

치과의사는 치면세균막 제거 목적 이외에도 치주병 환자(대상자)에게 항균제가 배합된 구강양치액을 사용하도록 권장하기도 한다. 그러나 양치를 하면 구강질환을 일으키는 특정 세균에만 영향을 미치는 것이 아니라 구강에 존재하는 정상적인 균주에도 영향을 미칠 수 있다.

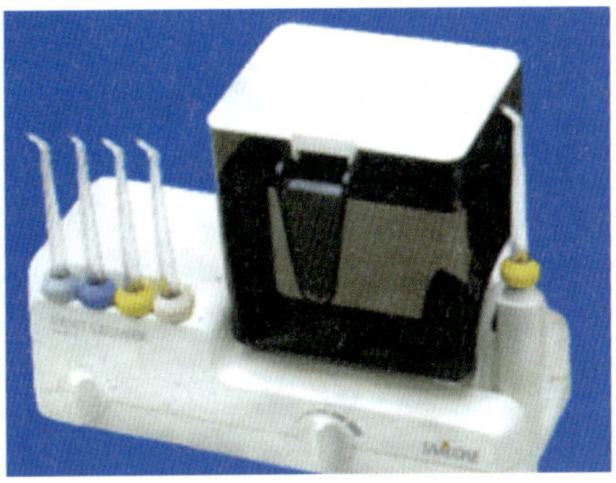

그림 7-14. 물사출기.

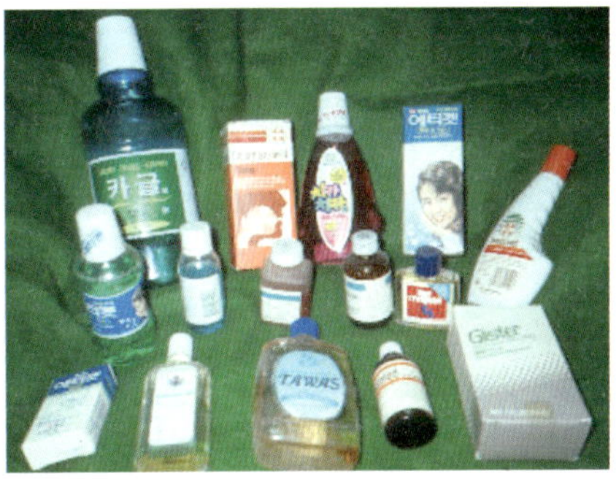

그림 7-15. 구강양치액.

Key Words

주로 사용되는 0.12%의 클로로헥시딘이 든 양치액은 치면세균막 형성 억제 효과뿐만 아니라 초기 치은염 완화의 효과도 있다. 그러나 이런 양치액을 사용하면 치아, 혀, 레진 수복물 등에 착색을 일으킬 수 있고, 특정 음식의 맛에 영향을 미칠 수도 있다.

식후에 하루 2번 정도만 사용하도록 권장하고 있다. 동시에 칫솔질과 양치를 병행하도록 하며, 양치액을 삼키지 않도록 주의를 주어야 한다.

특정 치료를 하기 전에 환자(대상자)에게 항균제가 든 양치액으로 양치를 하도록 할 수 있다. 고속회전 핸드피스나 초음파 스케일러 사용에 따라 발생되는 에어로졸에 함유된 세균의 수를 줄일 수 있기 때문이다.

초음파 스케일러: 초음파를 이용하여 치석을 제거하는 기구

5 영양관리

좋은 영양은 인체가 적절히 사용할 수 있는 영양소를 적정 수준으로 공급해 줄 수 있느냐에 달려 있다. 인체가 요구하는 에너지, 성장, 유지, 건강 유지 등이 가능해지기 위해 공급해 주는 물질을 영양소라 한다. 모든 영양소는 균형 잡힌 식사를 통해 얻을 수 있다. 여섯 가지 주요 영양소는 탄수화물, 단백질, 지방, 물, 비타민 및 무기질이다.

탄수화물은 중요한 에너지원이다. 1g당 4칼로리를 낼 수 있다. 복합탄수화물은 곡류, 야채, 과일 등에서 얻을 수 있으며, 중요한 에너지원으로 쓰인다. 복합탄수화물이 많은 음식은 또한 비타민, 무기질, 섬유질을 가지고 있다. 섬유질은 영양소로 분류되지는 않지만 필수적이라 할 수 있다.

정제된 탄수화물은 설탕, 시럽, 젤리, 빵, 크래커, 쿠키, 사탕, 케이크, 음료수 등의 재료가 된다. 복합탄수화물과 반대로 정제 탄수화물은 지방에서 주로 공급하는 것과 같은 단순 칼로리(empty calories)만을 공급한다(단순 칼로리는 다른 영양소나 섬유소 없이 에너지만 공급하는 칼로리를 말한다).

칼로리: 신체의 에너지 요구도와 사용에 따라 측정되는 기본단위

탄수화물: 탄소 수소, 산소로 된 영양소. 주로 곡류, 설탕

섬유소: 채소, 과일 등의 미세 성분으로, 실처럼 얽혀 있는 영양소 성분

Key Words

정제: 미세한 분말로 빻은 상태

우식성: 우식을 일으키는 성질

당성분: 탄소의 결합 상태에 따라 단당류(포도당), 소당류(설탕), 다당류(녹말)로 나뉜다.

국제치아건강식품위원회: 스위스에 본부를 둔 각국의 간식(껌, 초콜릿) 등에 설탕 대신 자일리톨 등 대체당을 쓰도록 권장하는 단체. 우리나라는 대한구강보건협회에서 이 업무를 맡고 있다.

정제 탄수화물인 당분은 다양한 형태를 지니고 있는데 자당, 과당, 과즙 농축액, 글루코스, 덱스트로스, 고과당, 콘시럽 등이 있다. 저지방 혹은 지방 감량 음식에서는 종종 지방 대신 설탕을 넣기도 하는데, 이 결과 지방 함유량은 적더라도 칼로리는 똑같거나 심지어는 더 높은 음식이 만들어지기도 한다.

1) 우식성 음식

음식을 씹으면 타액 내의 전분분해효소가 작용함으로써 복합탄수화물이 분해과정을 거쳐서 단당류와 에너지원으로 변환된다(타액의 전분분해효소는 소화효소로 복합탄수화물을 분해하여 신체가 원하는 에너지원으로 사용할 수 있게 한다).

치면세균막 내의 우식유발세균은 이런 당분을 영양분으로 사용한다. 설탕처럼 정제된 탄수화물은 사용이 쉬우며, 이런 세균들은 또한 구강 내에서 복합탄수화물을 분해해서 이용할 수도 있다.

설탕이나 다른 탄수화물이 함유된 음식이 치면세균막 내 세균에 의해서 대사될 수 있는 경우에 우식성 식품이라 한다. 정제된 탄수화물인 캔디와 기타 감미료는 사용이 쉽기 때문에 우식성이라 할 수 있다. 탄산음료는 구강 내에서 쉽게 제거가 되지만 점착성이 있는 음식 정도의 우식성을 지니고 있다.

크래커와 같이 달지 않은 과자도 우식성이 있다고 할 수 있다. 치아에 잘 달라붙은 채로 상당히 오랫동안 남아서 치면세균막 내의 세균이 설탕을 분해할 수 있을 정도의 충분한 시간을 제공해 줄 수 있기 때문이다. 복합탄수화물인 과일과 야채는 우식성이 떨어진다. 왜냐하면 단당류로 전환되기 전에 구강 내에서 쉽게 제거되고 섬유질이 많아서 구강 내를 청결히 하는 데 도움을 주기 때문이다.

우식성을 결정하는 다른 요인은 타액분비를 촉진할 수 있느냐 하는 점이다. 타액분비는 구강 내의 음식물 세정 속도를 높이고 식이성 불소의 공급원으로 치아를 단단하게 만들고 재결정화를 도와주는 역할을 한다.

2) 청정 음식

야채나 과일은 치면을 깨끗이 씻어 주는 역할을 하므로 식후에 섭취가 권장된다.

3) 대체당

설탕 대신 자일리톨이 함유된 대체감미료를 사용하면 치아우식을 예방할 수 있다. 국제치아건강식품위원회(Tooth Friendly Sweet International)에서는 이러한 식품에 대해서 튼튼이 마크(그림 7-16)를 겉포장에 표시하여 치아에 안전함을 알리고 있다.

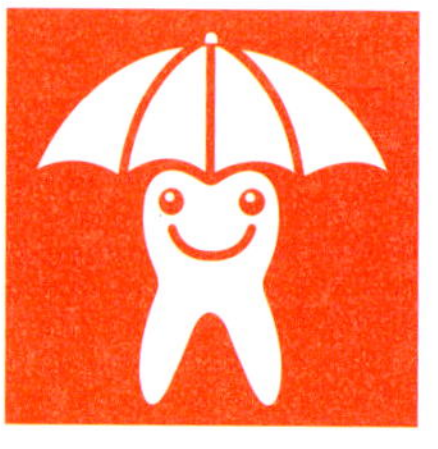

그림 7-16. 튼튼이 마크.

6 치면세마(스케일링)

Key Words

치면세마는 치주병을 예방할 수 있는 매우 중요한 예방시술이다. 치면세마는 치석제거 과정과 치면연마 과정으로 나눈다.

1) 치석제거

치석제거는 치아면에 부착된 치은연상, 치은연하의 치석을 떼어내는 과정이다. 방법에 따라서 수동식 기구(hand instrument)를 사용하여 각 치아마다 하나하나 떼어내는 방법과, 초음파 치석제거기(ultra sonic scaler)를 사용하여 각 치아에 부착된 치석을 떼어내는 방법이 있다(그림 7-17, 7-18).

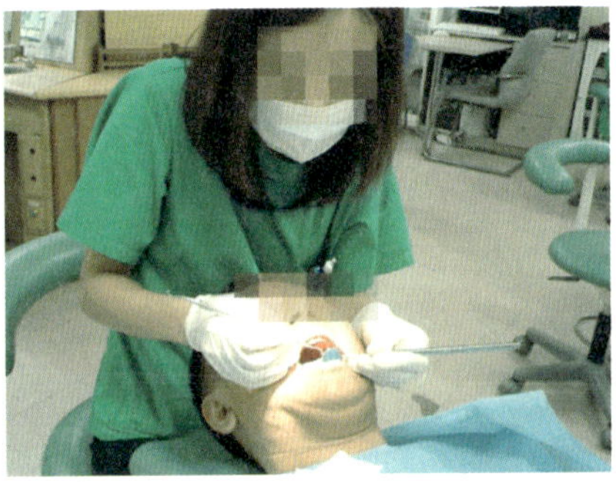

그림 7-17. 손 기구 사용 치석제거.

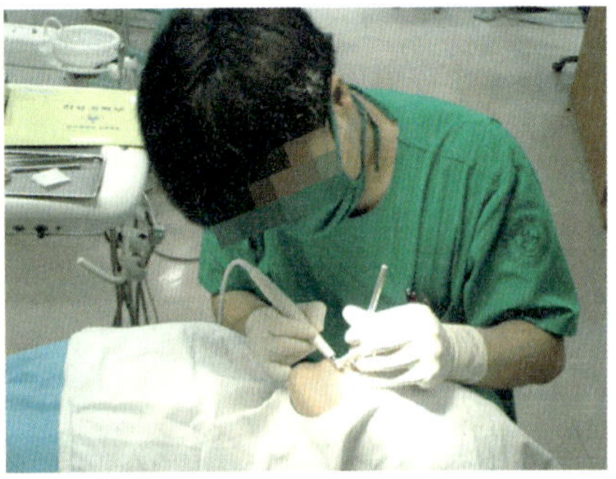

그림 7-18. 초음파 치석제거기 사용.

손 기구: 손으로 잡고 시술하는 기구

2) 치면연마

폴리싱(polishing)이라고도 하며 치석제거 후 거칠어진 치아면을 치면연마용 앵글에 러버컵을 부착하고 연마제인 퍼미스(permice)를 묻혀 엔진을 회전시켜 가면서 치아 표면을 매끈하고 활택하게 닦아 주는 과정이다(그림 7-19). 치석이 잘 안 생기는 소아나 교정치료 및 계속관리 환자에게는 매 내원 시마다 치면연마과정만으로도 치주병을 예방할 수 있다.

폴리싱: 연마

러버컵: 고무로 만든 조그만 컵 모양의 기구로 치면을 닦을 때 사용함

퍼미스: 연마제

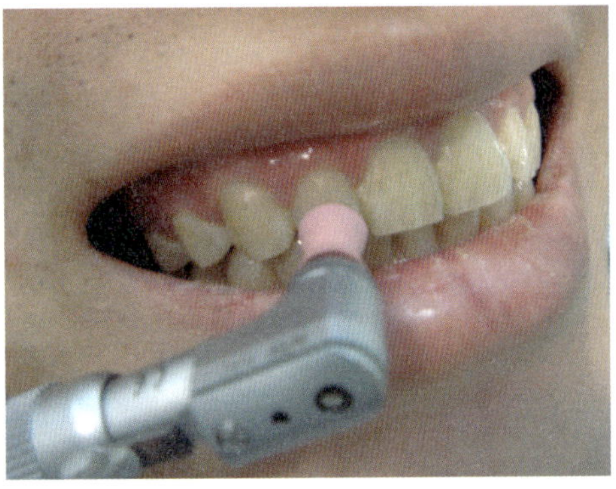

그림 7-19. 치면연마.

Key Words

생각해보기

만 7세인 승기는 구강검사 결과 #51, #52, #54, #55, #61, #62, #64, #74, #84, #85 치아에 치아우식증이 발견되었다. 승기의 우식 발생 위험이 매우 높다고 판단하였다. 승기에게 필요한 효과적인 치아우식증 예방방법은 무엇일까?

확인 학습

Key Words

1. 치면세균막의 특성을 이야기해보자.

2. 불소의 작용과 사용법을 이야기해보자.

3. 올바른 칫솔질에 대해 알아보자.

4. 항균제가 배합된 구강양치액으로 많이 사용되는 것은 무엇인가?

5. 우식성 음식에는 어떤 것들이 있는지 알아보자.

6. 치주병을 예방하려면 어떤 방법이 있는지 알아보자.

제 8 장
소아치과 진료보조

학습목표

- 아동의 발달과정을 설명할 수 있다.
- 아동의 행동조절 방법을 설명할 수 있다.
- 소아 환자(대상자)의 진단과 치료계획 과정을 설명할 수 있다.
- 소아치과에서 자주하는 치료술식을 열거할 수 있다.
- 유치 치료와 영구치 치료의 차이에 대해 설명할 수 있다.

소아치과는 영유아기부터 청소년기까지의 시기에 정상적인 발육과 영구치열에 의한 건강한 구강기능 완성을 목적으로 한다. 유치열기와 혼합치열기의 구강병의 예방과 치료, 행동관리를 수행한다. 소아 환자(대상자)의 진료는 성인 환자(대상자)의 진료와 다른 특징들이 있다.

1 아동의 발달과정

Key Words

1) 출생~2세(영아)

유치열이 완성되는 시기이다. 이 시기의 아이들은 너무 어리기 때문에 치료에 대한 협조를 기대하는 것은 어렵다. 그러므로 부모에 대한 교육과 식이조절이 중요하다.

국가건강검진에서 영아 구강검진의 대상이 되는 연령이기도 하지만 이 시기의 영아는 일반적으로 치과치료하는 일은 거의 없다. 그러나 필요한 치과진료 시에는 영아의 행동특성을 잘 이해하는 것이 중요하다.

국가건강검진: 일반검진, 생애전환기 건강검진, 영유아 건강검진, 학생 건강검진이 있으며, 각각 별도의 구강검진을 실시

2) 3~5세(유아)

유아들은 간단한 지시에 따를 수 있고, 진료과정에도 적극적으로 참여할 수 있다. 불소젤의 어떤 냄새를 사용할 것인지 고르게 하는 등 그들의 자율권에 따르는 방법도 좋다.

이 시기 역시 국가건강검진 시 유아 검진 대상의 연령이고 유치열기의 치과진료 시에는 유아의 행동 특성을 잘 이해하면서 수행하여야 한다.

유치열: 젖니만의 배열

3) 6~11세(아동)

사회성이 발달하는 시기로, 사람들과 함께 잘 지내는 것을 배우고, 사회의 규칙을 익히고 받아들이는 시기이다. 혼합치열기의 시기로 소아치과진료의 주요 연령 대상이다.

4) 12~18세(청소년)

근래에는 소아치과의 개념이 확대 변화되어 소아부터 청소년까지 치과진료를 수행하는 것으로 인정되고 있다. 청소년기는 주로 영구치열기이며 향후 일생 동안 성인의 구강건강을 올바르게 관리하는 기초가 되는 시기이다.

영구치열: 간니만의 배열

2 행동조절

구강검사는 소아 환자(소아 대상자)나 치과진료팀 모두에게 중요하다. 치과방문이 처음인 경우 특별한 관심과 배려가 필요하다. 구강검사 과정 중에 아동과 형성된 유대관계는 치과에 대한 태도 형성에 영향을 미친다.

Key Words

Box 8-1. 아동의 행동관리를 위한 지침

- 아이들에게 솔직하게 대한다. 아이에게 무엇을 말하든지 아이 입장에서 진실이라고 받아들일 수 있도록 한다.
- 아이의 입장에서 생각한다. 아이들에게 불필요하게 불안감을 야기할 수 있는 단어는 사용하지 않도록 한다. 또한 아이들이 알아들을 수 있는 말을 사용한다.
  예) 국소마취 주사 시 아픔을 말해 줄 때: 모기가 깨문다(X), 모기가 꼬집는다(O)
- '말하고, 보여 주고, 행동하기 방법'을 사용한다. 아이에게 앞으로 치과진료를 어떻게 할 것인지 말해 주고 보여 주고, 앞으로 어떻게 일이 진행될지 알도록 한다.
- 효과적인 학습원칙을 사용한다. 적절한 행동에는 칭찬을 해준다.

3 진단과 치료계획

의과병력: 전신질환에 대한 사전 정보

아동의 의과병력과 구강건강에 대한 정보를 수집한다. 아동은 보호자와 함께 내원하게 되는데, 검사와 진단과정에서 친밀한 관계가 되도록 노력한다.

- 과거 입원병력과 전신마취에 의한 수술병력
- 아동이 가장 최근에 병원에 가서 치료받은 날짜
- 과거 및 현재 약 복용 여부
- 약에 대한 부작용
- 과민반응
- 아동의 구강건강에 대한 주된 관심사
- 손가락이나 가짜 젖꼭지를 무는 습관 유무
- 불소 사용 여부와 칫솔질 습관
- 가족들에게 유전적으로 나타나는 구강 특징

1) 구강검사

구내: 구강 안

구외: 구강 밖

임상검사: 치과진료실에서 구강검사 또는 병력청취로 정보를 알게 되는 검사

치과의사는 치아 상태를 기록할 뿐만 아니라 구내 방사선 촬영과 구외 검사, 구내 연조직 검사 및 임상검사 결과를 얻게 된다.

2) 치아검사와 기록하기

치경, 탐침, 거즈를 이용한다. 아주 어린아이들은 손가락으로 대신하기도 한다.

4 진료과정

Key Words

보존: 치아를 뽑지 않고 유지하고자 하는 노력

소와: 치아 표면에 생긴 매우 작은 자연적 구멍

열구: 치아 표면에 생긴 작은 틈 또는 홈

1) 치아보존 술식

유치를 수복하는 기본적인 방법은 영구치를 수복하는 것과 동일하다.

2) 치면열구전색

소와와 열구는 유치나 영구치에서 제대로 청결한 상태를 유지하기 곤란하여 우식이 잘 생기는 부위이다. 소와열구전색의 목적은 음식잔사와 구강내 세균의 침입을 막는 물리적인 보호벽을 형성하는 예방술식이다(그림 8-1).

3) 스테인리스스틸 치관

스테인리스스틸 치관은 유치에 광범위한 우식이 있어 치수치료 후 스테인리스 재질로 만들어진 기성관을 씌우는 방법이다.

- 스테인리스스틸 치관은 내원하여 한번에 장착할 수 있다(그림 8-2).
- 유치가 영구치로 교환될 때까지 충분히 견딜 수 있을 정도로 견고하다.

교환: 유치가 빠지고 그 자리에 영구치가 나옴

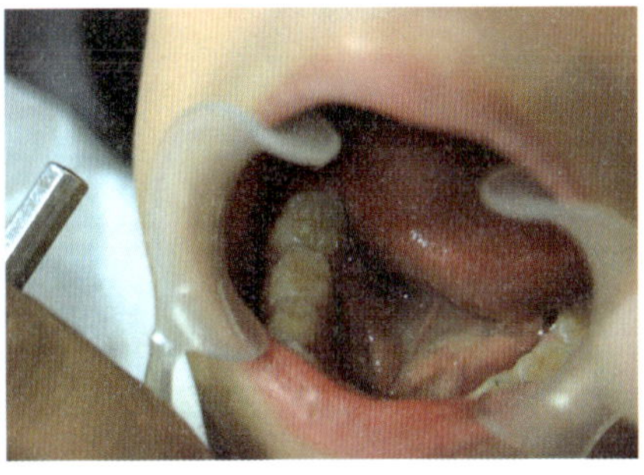

그림 8-1. 치면열구전색 사진.

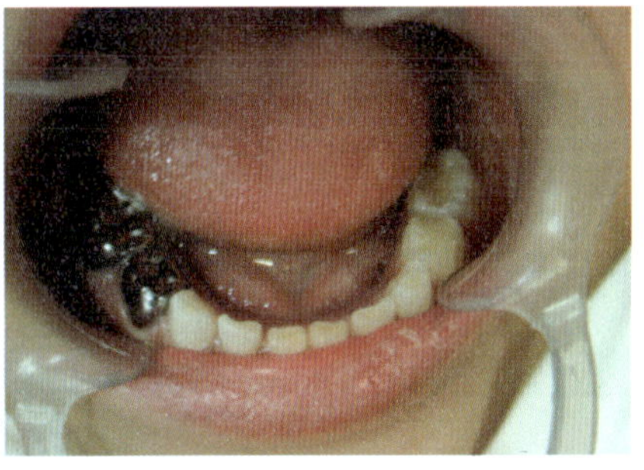

그림 8-2. 스테인리스스틸 치관.

4) 치수치료

치수치료는 주로 치아우식증이 진행되어 치수를 침범하거나, 외상에 의해 손상을 받은 경우 하게 된다.

치수복조와 치수절단 발수법으로 나눠진다.

치수치료: 신경치료라고도 하며 치아 내의 신경을 덮거나 제거하는 치료

치수복조: 노출된 치수를 보호할 목적에서 약제로 그 부위를 덮어 주는 술식

치수절단: 치수강내 치수만 잘라내는 술식

발수법: 치수강과 근관 내에서 치수조직을 완전히 제거해내는 술식

Key Words

스푼 익스카베이터: 매우 작은 숟가락 모양으로 생긴 기구, 충치를 긁어낼 때 사용한다.

플라이어: 집게

잉여: 남은, 흘러나온

임상과정 8-1. 스테인리스스틸 치관 장착

준비물(그림 8-3)

- 기본 준비물
- 국소마취용 기구 세트
- 저속 및 고속핸드피스
- 고속흡입기
- 마찰 고정형 버(bur)(치과의사는 다이아몬드나 탄소강 버 중 선택한다)
- 스푼 익스카베이터
- 스테인리스스틸 치관
- 치관절단용 가위
- 맨드릴
- 연마용 디스크
- 면봉
- 합착 준비물
- 치실
- 교합지와 집게(핀셋)

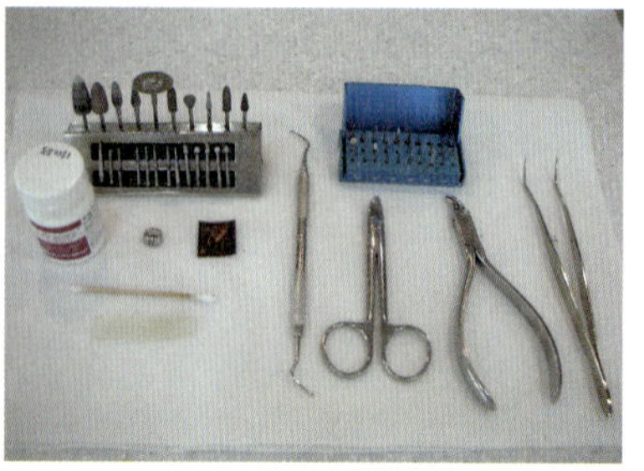

그림 8-3. 스테인리스스틸 치관 장착을 위한 기구 준비

치아준비

1. 국소마취 후에 러버댐을 장착한다.
2. 치과의사는 아동의 치아를 삭제한다.
3. 모든 우식 부위를 제거한다.

스테인리스스틸 치관 선택하기

1. 삭제된 치아에 맞는 치관을 선택하여 시적해본다.
2. 치아에 잘 접합되는 크기의 스테인리스스틸 치관을 선택한다.

스테인리스스틸 치관의 외형을 자르고 다듬기

1. 치과의사는 치관절단용 가위를 가지고 주변 치아와 높이를 맞추어서 치관의 높이를 조절 및 연마한다.
2. 교합을 검사하고 필요하면 조정하도록 한다.
3. 치과의사는 치관 형성용 플라이어를 이용하여 치관의 치은연 부위를 구부려서 치경부를 적절히 형성하도록 한다.

치관 합착하기

1. 치아를 완전히 건조시킨다.
2. 혼합한 시멘트를 치관에 발라서 적합한다.
3. 잉여 시멘트를 제거할 수 있도록 한다.

5) 외상(그림 8-4)

어린아이의 치아 손상은 증상이 심하고 변색과 치아상실과 같은 후유증을 남기게 된다.

주로 한 살과 두 살 반 사이 생기며 그 원인으로는 자동차 사고, 자전거 사고, 운동 중 다치는 것과 어린이 학대 등이 있다.

종류로는 전치 파절, 외상성 함입, 정출, 탈구된 치아 등이다.

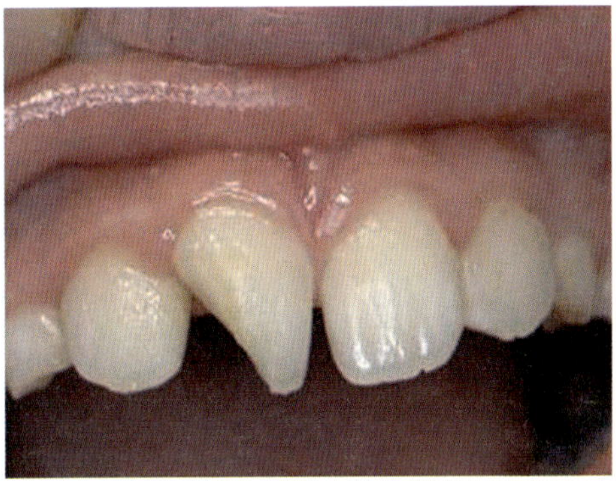

그림 8-4. 치아파절.

Key Words

치아상실: 치아를 뽑음

파절: 치아가 부러짐

함입: 속으로 밀려들어간 상태

탈구: 턱뼈로부터 일부 빠져 나와 이탈된 상태

정출: 치아가 정상적인 교합 평면에서 솟아 나온 상태

생각해보기

치과치료에 대한 불안이나 공포를 가지고 있는 사람들이 많다. 관련 연구에 따르면 어린 시절의 치과방문과 통증 경험이 성인의 치과불안 수준에 많은 영향을 미친다고 한다. 치과진료에 대한 협조도가 낮은 아동을 치료해야 하는 경우에 어떤 방법으로 접근할 수 있는지 토론해보자.

Key Words

확인 학습

1. 아동의 행동관리를 위한 지침을 말해보자.

2. 방사선 검사를 위한 단계를 이야기해보자.

3. 아동의 치아가 완전 탈구된 경우 응급처치 방법은 무엇인지 말해보자.

4. 아동의 치아가 파절되었을 때 응급처치 방법은 무엇인지 말해보자.

제 9 장

치과보존 진료보조

학습목표

- 와동 분류 기준을 나열하고 설명할 수 있다.
- 토플마이어 유지장치와 격벽밴드, 치간쐐기의 사용법을 설명할 수 있다.
- 복합레진 수복에 사용되는 격벽의 종류를 열거할 수 있다.
- 아말감과 복합레진 수복과정에서 간호조무사의 역할을 열거할 수 있다.
- 근관치료에 쓰이는 기구를 열거하고 사용목적을 설명할 수 있다.
- 근관치료 과정을 설명할 수 있다.

치과보존학은 자연치아의 치질을 최대한 보존하고 수복하는 방법을 연구하는 학문으로 크게 보존수복학과 근관치료학으로 나눌 수 있다. 보존수복 진료는 치아 경조직에 생긴 질환을 치료하며, 근관치료는 치수와 치근단 주위조직까지 침범한 질환을 치료한다. 근관치료는 치아를 뽑지 않고 살릴 수 있는 효과적인 수단이다.

1 와동 분류

1) 와동 분류(그림 9-1)

치아우식의 위치와 수복할 범위를 치아면의 기준으로 제시하고 있다.

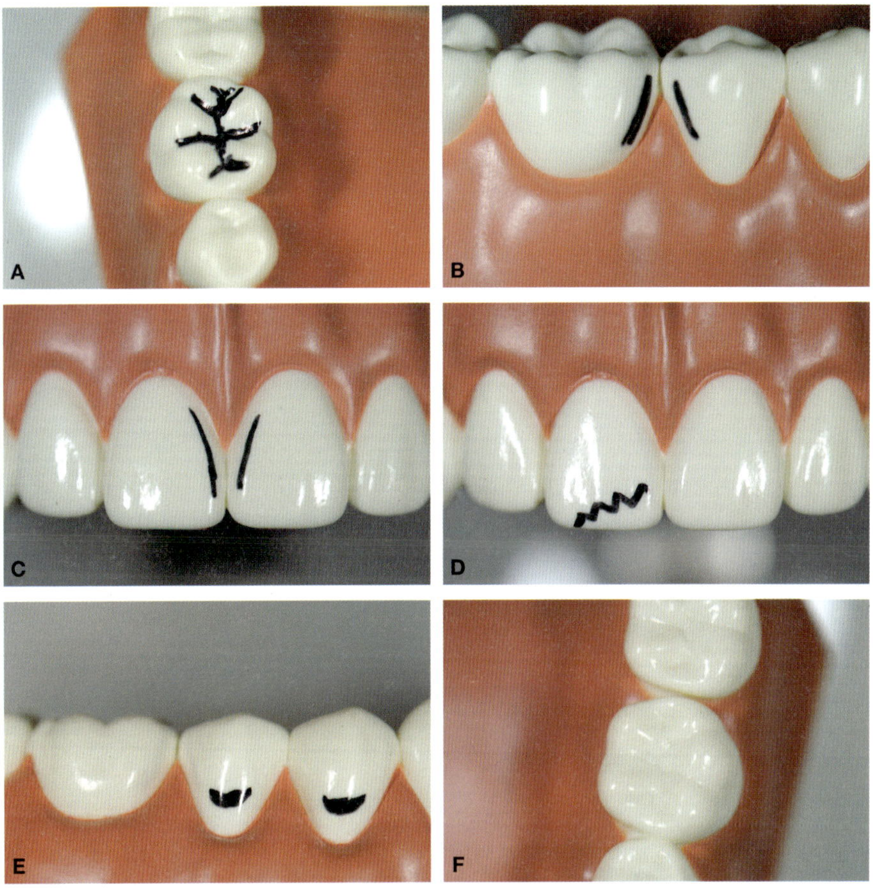

그림 9-1. 와동의 분류. **A,** 1급 와동-소와 열구 와동. **B,** 2급 와동-구치부의 치간부 와동. **C,** 3급 와동-전치부의 치간부 와동. **D,** 4급 와동-절단면을 포함한 전치부의 치간부 와동. **E,** 5급 와동-순 · 협면 치경부 1/3의 와동. **F,** 6급 와동-전치부의 절단연 혹은 구치부의 교두.

2 인접면 수복을 위한 격벽

격벽과 치간쐐기는 인접면을 포함하는 와동의 수복 시 적절한 해부학적 외형을 부여하기 위해서 필요하다(그림 9-2). 이때 격벽 유지장치는 수복될 위치에 격벽을 잘 붙잡고 있기 위해서 필요하다(그림 9-3).

토플마이어 유지장치와 격벽밴드는 구치부 아말감 수복에 주로 사용되며, 투명 플라스틱 격벽은 전치부 복합레진 수복에 주로 쓰인다.

Key Words

와동: 치아의 결손 부위를 제거하고 수복하기 위한 모양을 만든 공간

절단면: 앞니의 위아래 치아가 닿는 가장자리 치면

격벽: 치아와 치아 사이를 격리하기 위해 임시로 만드는 벽

치간쐐기: 치아 사이에 치료를 위해 박아 넣는 삼각뿔 형태의 조그만 쐐기

인접면: 옆 치아와 접촉하는 근심면, 원심면

Key Words

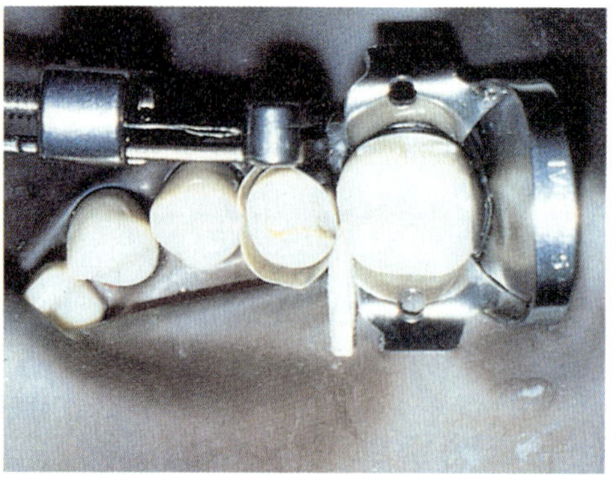

그림 9-2. 정확하게 장착한 격벽과 치간쐐기.

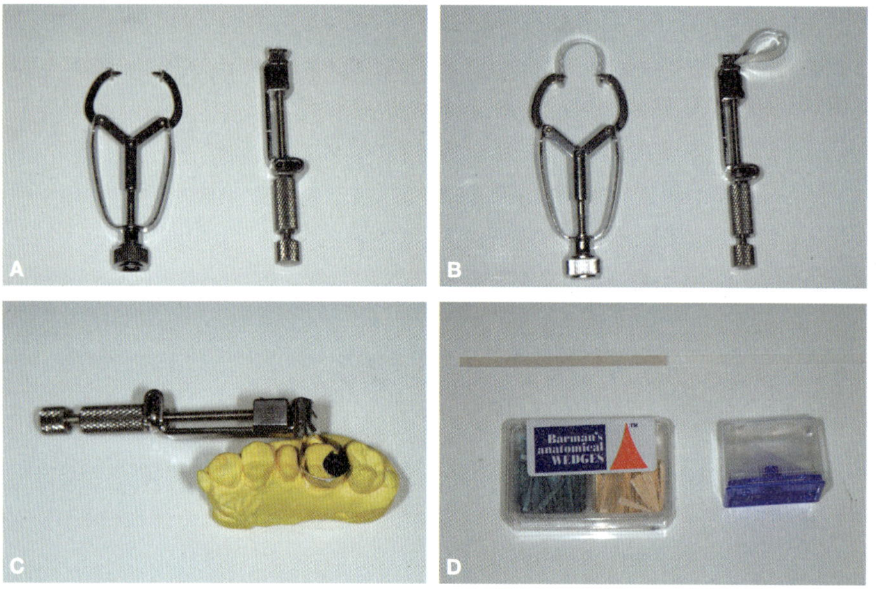

그림 9-3. 인접면 수복을 위한 격벽. A, 토플마이어 유지장치. B, 격벽밴드 장착 후. C, 2급 와동 격벽. D, 3, 4급 와동 격벽.

2급 와동: 교합면과 인접면을 포함하는 와동

1) 토플마이어 유지장치, 격벽밴드, 치간쐐기

토플마이어 유지장치와 격벽은 2급 와동 수복에 중요하게 사용되는데, 간호조무사는 필요한 부위에 적절하게 사용할 수 있도록 이를 조립해 두어야 한다.

(1) 토플마이어 유지장치(tofflemier retainer)

토플마이어 유지장치는 격벽을 제 위치에 있도록 잡아 주는 기구이다(그림 9-4).

(2) 토플마이어 격벽밴드(matrix band)

토플마이어 격벽밴드는 유연한 스테인리스 밴드 형태로 되어 있으며, 크기와 형태에 따라 소구치용, 대구치용, 일반형(소구치나 대구치에 전부 사용 가능)이 있다.

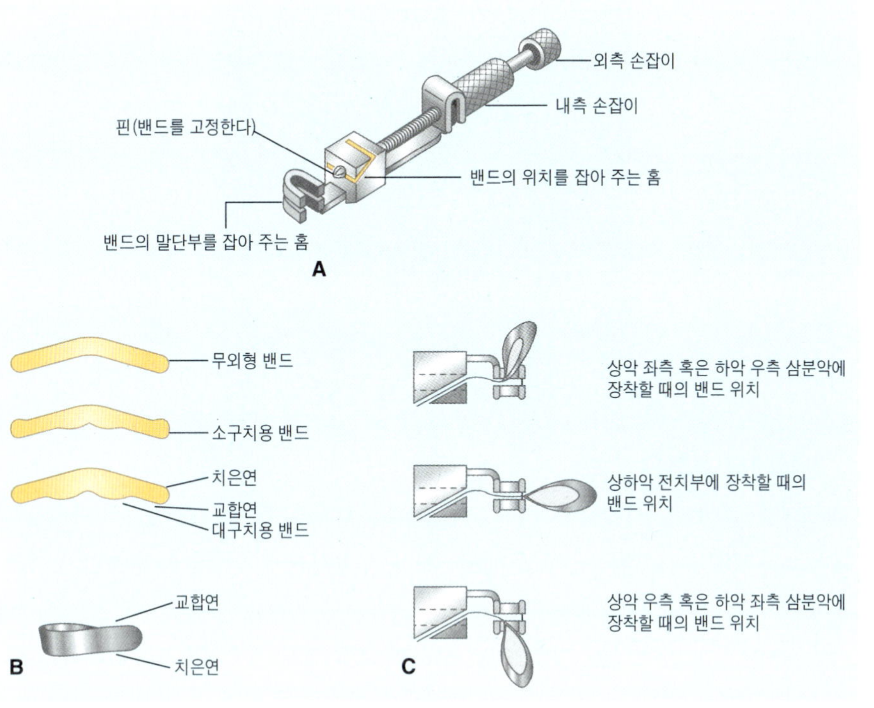

그림 9-4. 토플마이어 유지장치의 구조.

조형대의 끝부분을 맞잡게 되면 약간 변형된 V자 모양이 된다.

1. 밴드의 큰 쪽 고리인 교합연(occlusal edge)은 교합면을 향하도록 위치시킨다.
2. 작은 쪽 고리인 치은연(gingival edge)은 치은을 향해 위치시키도록 한다.
3. 밴드 외형 잡기. 밴드를 사용하기 위해서는 인접치아와 접촉을 형성할 수 있도록 밴드의 가운데 부분에 접촉점 모양을 형성해 주어야 한다.
4. 밴드의 외형을 다듬기 위해서는 밴드를 종이철 위에 놓고서 밴드 끝부분이 휘어지도록 버니셔로 문질러서 모양을 형성하도록 한다.

Key Words

교합연: 교합면 방향의 장치물의 모서리(edge)

접촉점: 인접한 양 치아의 치간 사이의 접촉되는 한 점

버니셔: 문질러서 모양을 내게 하는 치과용 손 기구

(3) 치간쐐기(wedge)

2급 와동에서 격벽밴드는 인공벽 역할을 하지만, 격벽밴드만으로 해부학적인 형태를 제공할 수 있는 것은 아니다.

나무나 플라스틱으로 만든 삼각형 모양의 쐐기를 치아 사이 공간에 집어넣는다(그림 9-5). 쐐기를 이용하면 밴드를 수복물의 외형에 맞게 유지할 수 있다.

치간쐐기를 삽입하고 제거할 때는 지혈겸자(hemostat), 핀셋, 하우 플라이어 등을 이용할 수 있다. 구치 수복 시에는 유지장치를 순측에 위치시키고 치간쐐기는 설측으로 넣도록 한다.

치간쐐기나 밴드를 잘못 끼우면 과잉 충전이 되거나 수복물 사이에 틈이 생길 수 있다.

지혈겸자: 혈관을 잡아서 지혈 효과를 낼 수 있도록 고안된 작은 집게

Key Words

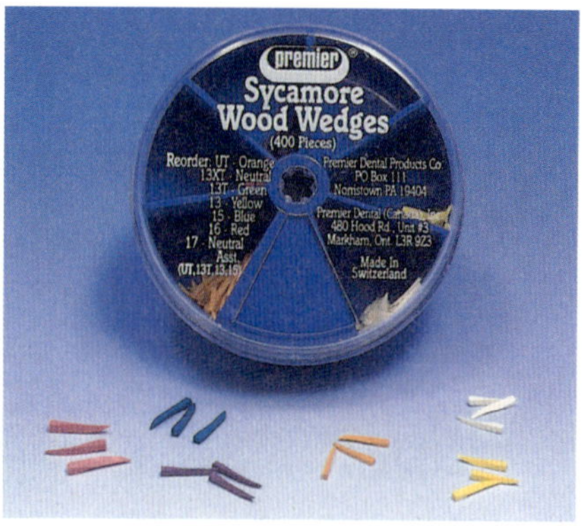

그림 9-5. 다양한 치간쐐기들.

2) 복합레진 수복용 격벽

복합레진 수복이나 글래스 아이오노머 수복을 할 때는 투명한 플라스틱 격벽을 쓴다. 금속 격벽은 수복물에 흠집을 남길 수 있고, 수복물의 광중합을 방해할 수 있기에 레진충전 시에는 사용하지 않는다.

이 플라스틱 격벽은 3급 와동, 4급 와동과 같이 전치부의 상실된 와동벽을 형성하는 데 쓰인다. 격벽을 삽입하기 전에 미리 형태를 부여해 주어야 한다.

치아 수복재료를 충전하기 전에 치아 사이에 넣도록 하는데, 격벽을 장착하고 수복재료를 충전한 후 격벽을 치아에 꽉 조여서 자연적인 치아 외형을 형성한다.

임상과정 9-1. 토플마이어 유지장치와 격벽밴드 및 치간쐐기의 장착과 제거

준비물

- 기본 준비물
- 토플마이어 유지장치
- 격벽밴드
- 볼 버니셔
- 종이판
- 핀셋 혹은 하우 플라이어
- 치간쐐기

격벽밴드와 토플마이어 유지장치 조립하기

1. 치료할 치아에 맞게 적당한 밴드를 고른다.
   이유: 밴드는 치아의 크기와 와동의 깊이에 따라 선택한다.
2. 종이판에 밴드의 중앙 부위를 놓고 볼 버니셔로 문지른다.
   이유: 밴드에 치아의 접촉점과 유사한 형태를 부여한다.
3. 유지장치의 사선 홈이 보이게 잡고서, 방추의 끝 부분이 바이스의 사선 홈에서 빠져나와 보일 때까지 외측 손잡이를 돌린다.

바이스: 토플마이어 유지장치의 한 부품, 밴드를 끼워 조정할 수 있도록 고안되어 있다.

4. 내측 손잡이를 돌려서 바이스가 유도 홈의 옆에 오도록 한다.
   이유: 이제 유지장치에 격벽밴드를 끼울 준비가 완료되었다.
5. 밴드의 끝 부분을 마주 잡아 고리 모양을 만든다. 밴드의 교합연과 치은연을 확인한다. 교합면 쪽이 더 큰 원이고, 치은 쪽이 더 작은 원이다.
6. 사선 홈이 본인 쪽을 향하게 하여 마주 잡은 밴드를 사선 홈으로 교합연이 먼저 삽입되게 밀어 넣는다.
7. 유도 홈에서 밴드의 방향을 잡는다.
   이유: 밴드의 위치는 치료하려는 치아의 악궁내 위치와 좌우 방향에 따라 유도 홈에서의 방향이 달라진다.
8. 외측 손잡이를 시계방향으로 돌려서 밴드를 바이스 안에 단단히 고정시킨다.
9. 필요한 경우에는 치경의 손잡이 말단을 밴드의 고리 안에 넣어서 둥글게 만든다.
   이유: 가끔 유지장치 안에 집어넣을 때 밴드가 납작해진다.
10. 내측 손잡이를 돌려서 밴드 고리의 크기(직경)를 조절한다.

밴드 끼우기

1. 유지장치가 치아의 협측과 가지런히 놓이도록 하여 교합면 위에 고리를 올려놓고 삭제된 치아 위로 고리를 씌운다.
2. 손가락을 밴드의 교합면에 올려서 밴드가 제 위치에 안정되도록 끼워 놓고 천천히 내측 손잡이를 조여서 치아에 밴드가 딱 맞게 해준다.
3. 필요하면 치아 부위에 딱 맞게 들어가도록 조정을 한다.
4. 탐침으로 밴드가 잘 맞는지 확인한다. 형성된 와동의 치은연 하방으로 1.0~1.5mm 이상 내려가지 않도록 한다.
5. 볼 버니셔를 이용하여 접촉점 부위가 약간 오목하게 들어가게 외형을 잡아준다(그림 9-6).

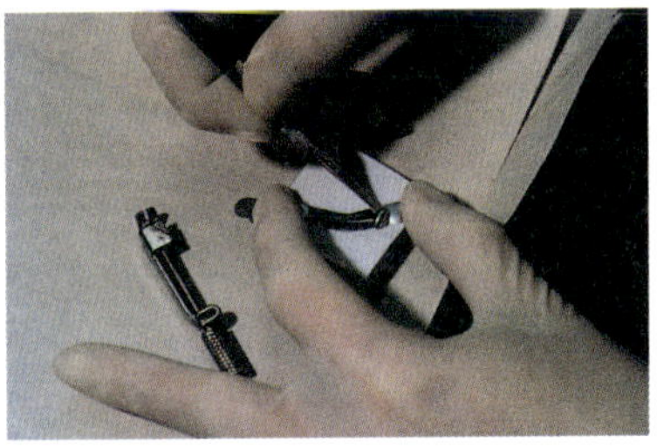

그림 9-6. 치간 사이 접촉점을 형성하기 위해서 바니쉬를 이용하고 있다.

치간쐐기 삽입하기

1. 적절한 크기의 쐐기를 고른다.
   이유: 치간공극의 크기에 따라 밴드가 와동에 밀접한 폐쇄가 이루어지는 치간쐐기의 크기가 결정된다.
2. 플라이어와 직각이 되게 쐐기를 집는다. 이때 삼각형의 편평한 면이 치은을 향하게 된다.
3. 핀셋으로 쐐기를 집어서 밴드 옆의 설측 치간 사이로 집어넣는다.
   이유: 쐐기는 대부분 설측 치간공극이 더 넓기 때문에 설측에 넣는다.
   주의: 근심과 원심면에 걸쳐서 수복할 경우는 양쪽 인접면에 모두 쐐기를 삽입한다.
4. 삭제 부위의 치은연이 밀봉된 정도를 인접면 접촉에서 확인한다.

Key Words

교합면: 치아의 씹는 면

볼 버니셔: 끝이 조그만 구슬이나 공 모양으로 만들어진 연마용 손 기구

치간공극: 치아 사이의 벌어진 공간

Key Words

기저부: 밑바탕 부위

아말감 캡슐: 은과 수은이 적절한 비율로 섞여 있는 조그만 알약 모양의 재료

아말감 캐리어: 아말감 운반용 기구

응축기: 다지는 기구

토플마이어 유지장치와 격벽밴드 및 치간쐐기의 제거

1. 손가락을 밴드의 교합연에 올려놓고, 유지장치의 외측 손잡이를 천천히 돌려서 밴드를 느슨하게 한다.
2. 유지장치는 조심스럽게 교합면을 향하여 빼낸다.
3. 격벽밴드를 핀셋이나 하우 플라이어로 잡고 위아래로 움직이면서 들어 올린다.
4. 사용한 밴드는 날카로운 제품의 폐기용기에 담아 버린다.
5. 쐐기의 기저부를 잡고, 설측공극으로부터 치간쐐기를 제거한다.
6. 이제 수복물의 최종 조각을 시작한다.

임상과정 9-2. 2급 와동의 아말감 수복

준비물

- 기본 준비물
- 국소마취 기구 세트
- 러버댐 방습 기구 세트
- 고속흡입기 팁
- 고속 및 저속 핸드피스
- 절삭용 버(치과의사가 선택)
- 손 기구(치과의사가 선택)
- 면구, 면봉, 2×2 거즈
- 기저재와 이장재 세트(선택사항)
- 와동 바니쉬(선택사항)
- 격벽세트
- 아말감 캡슐
- 아말감 캐리어, 응축기, 버니셔
- 아말감 조각도
- 교합지와 교합지 집게
- 치실

치아 준비

1. 간호조무사는 치과의사에게 치경과 탐침을 전달한다.
   이유: 치과의사가 삭제할 치아를 살펴보기 위한 것이다.
2. 국소마취를 한다.
3. 러버댐을 장착한다.

와동 형성

1. 간호조무사는 치경과 버를 끼운 고속핸드피스를 치과의사에게 전달한다.

Key Words

와동형성: 치아에 구멍을 파고 외형을 만듦.

시야 확보: 잘 보이도록 함.

2. 와동형성 과정 중에 간호조무사는 고속흡입기와 공기-물사출기를 사용하며, 조명 등을 맞추고 환자(대상자)의 뺨과 혀를 견인하여 치과의사의 시술 부위에 대한 시야를 확보해 주어야 한다(그림 9-7).
   이유: 효율적으로 고속흡입기를 사용하면 환자(대상자)가 보다 편안하게 느끼게 되고 시술 부위도 잘 볼 수 있게 된다.

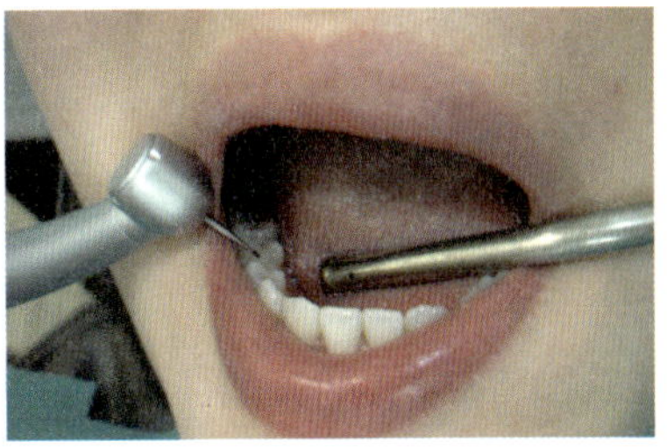

그림 9-7. 치아삭제 시 흡입기 대는 위치.

3. 탐침, 엑스카베이터, 수동형 기구 등을 전달하여 와동형성이 원활히 되도록 한다.

기저재와 와동이장재 깔기

1. 검사 후에 형성된 와동을 세정하고 건조한 후 간호조무사는 필요한 기저재와 이장재를 혼합하여 전달한다.

격벽밴드와 치간쐐기 장착하기

1. 미리 조립해 둔 토플마이어 유지장치와 격벽밴드를 전달한다.
2. 치간쐐기는 핀셋이나 110번 플라이어를 이용하여 전달하도록 한다.

아말감 혼합

1. 간호조무사는 아말감 연화기에 아말감 캡슐을 넣고 뚜껑을 닫은 후 제조자가 지시한 대로 시간을 맞추어 둔다.
2. 치과의사의 신호에 따라 간호조무사는 아말감 연화기를 작동시킨다.
3. 아말감 연화기가 멈추면 뚜껑을 열고 캡슐을 꺼낸다. 간호조무사는 캡슐을 열고 핀셋으로 공이를 제거한 후 아말감 접시에 직접 떨어뜨린다.
4. 사용한 캡슐은 가능한 한 빨리 재조립하여 버린다.
   이유: 수은증기가 공기 중으로 빠져나가는 것을 방지하기 위함이다.

와동에 아말감 넣기와 응축하기

1. 아말감 캐리어의 작은 쪽에 아말감을 담아서 치과의사에게 전달한다.
2. 치과의사에게 아말감 응축기(condenser)와 캐리어를 번갈아 주고 받아가며 충전하는데, 맨 처음에는 소량의 아말감을 와동에 넣고, 응축기의 작은 작업단으로 응축한다.
3. 아말감 넣기와 응축하기를 반복하여 형성한 와동보다 약간 높게 아말감을 응축한다.
4. 약간 높게 응축되었으면 버니셔로 교환하여 전달해 준다. 치과의사는 이 버니셔로 아말감 표면과 변연을 매끄럽게 해준다.
   이유: 수복물의 강도를 증가시키기 위해선 버니셔로 문질러 잉여 수은이 표면으로 올라오게 해주어야 한다.

응축기: 다지는 기구

작업단: 기구의 끝부분

초기 조각

1. 탐침이나 디스코이드/클레오이드 조각도로, 치과의사는 교합면 상이나 격벽밴드

디스코이드/클레오이드 조각도: 아말감을 치아 외형에 맞게 조각하기 위한 조각도

Key Words

주변 치아의 변연융선에 있는 잉여 아말감을 제거한다.
이유: 밴드를 제거하는 도중에 수복물이 깨지는 것을 방지하게 위한 것이다.

2. 토플마이어 유지장치와 격벽밴드 및 치간쐐기를 제거한다.

최종 조각

1. 간호조무사는 조각을 끝마칠 때까지 치과의사가 선택한 아말감 조각도를 계속 바꾸어 준다.
2. 조각하는 과정에 간호조무사는 고속흡입기의 팁을 아말감에 바짝 갖다 댄다.
   이유: 가능한 한 빨리 모든 아말감 조각을 제거한다. 특히 러버댐 방습을 하지 않은 경우에 더 중요하다.

러버댐 방습: 습기가 치아에 묻지 않도록 얇은 고무판으로 시술 치아 이외 조직을 덮는 것

교합조정

1. 러버댐을 제거한다.
2. 교합면 상에 교합지를 올려놓고 아주 가볍게 치아를 맞물라고 지시한다.
   주의: 교합이 높은 부분은 새로 충전한 수복물 상에 진한 파란 점으로 표시된다. 만일 환자(대상자)가 너무 세게 씹으면 수복물이 파절될 수 있다.
3. 교합이 높은 부분은 아말감 조각도로 제거한다. 적절한 교합을 이룰 때까지 이 과정을 반복한다.
4. 핀셋으로 젖은 면구(cotton ball)를 집어서 아말감 표면을 가볍게 문지른다.
   이유: 이러한 과정을 통하여, 아말감 수복물 표면에 남아 있는 거친 부위를 제거한다.

면구: 작은 솜뭉치

치료 후 주의사항 전달

1. 몇 시간 동안은 새로 수복한 쪽으로 씹지 말라고 한다.
   이유: 아말감이 최대 강도에 도달할 때까지 몇 시간이 소요되는데, 그 전에 그 쪽으로 씹게 되면 아말감이 파절될 수 있다.

임상과정 9-3. 3급 와동의 복합레진 수복

준비물(그림 9-8)

- 기본 준비물
- 국소마취 세트
- 러버댐 세트
- 콤포짓 색조 가이드
- 고속흡입기 팁
- 수동형 기구
- 고속 및 저속 핸드피스

- 와동형성을 위한 버(bur)
- 이장재 세트
- 콤포짓 재료
- 산부식제(acid etchant) 젤과 도포 기구
- 상아질과 법랑질용 프라이머와 접착제
- 콤포짓 적용 기구
- 플라스틱 격벽 세트
- 보호판이 장착된 광중합기
- 마무리용 버와 다이아몬드
- 연마 스트립
- 교합지
- 연마 키트(디스크와 맨드릴)
- 연마 연고(polishing paste)
- 치실

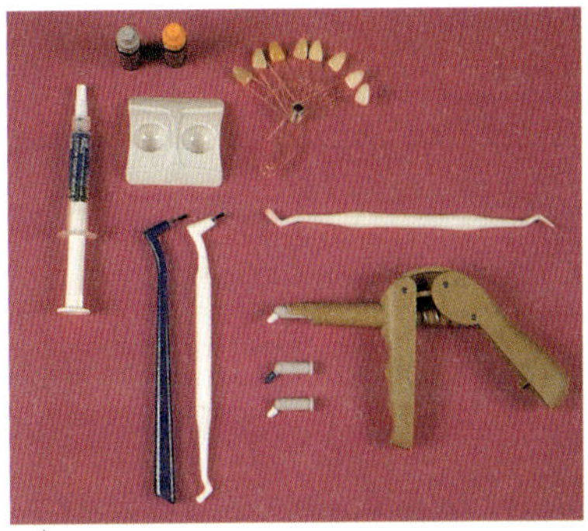

그림 9-8. 콤포짓 수복용 준비물.

Key Words

산부식제: 산으로 치아 표면을 부식시켜 까칠한 표면을 만든다.

연마 연고: 미세한 퍼미스

치아준비

1. 간호조무사는 치과의사에게 치경과 탐침을 전달한다.
   이유: 치과의사는 삭제할 치아를 검사한다.
2. 국소마취를 한다.
3. 콤포짓의 색을 고른다.
4. 러버댐을 장착한다.

와동형성

1. 치과의사는 고속핸드피스와 수동식 기구 등을 이용하여 우식을 제거한다. 시술과정 중에 간호조무사는 고속흡입기를 사용하여 시술 부위를 깨끗이 해주어야 하며, 시술자에게 기구를 전달해야 한다.
2. 와동을 세척하고 잘 건조시킨다. 필요한 경우는 와동 이장재를 도포한다.

산부식제 및 접착제의 도포와 콤포짓 충전

1. 제조자의 지시에 따라 와동을 부식시키고, 세척한 후 건조시킨다.
2. 격벽 스트립을 삽입한다. 필요하면 플라스틱 치간쐐기를 삽입한다.
3. 제조자의 지시에 따라 프라이머와 접착용 레진을 도포하고 광선을 조사한다.
4. 종이에 던 콤포짓과 충전에 필요한 기구를 전달한다.
5. 치간 인접면의 외형을 형성해 주기 위하여 격벽을 당겨 치아 주위로 단단히 잡고 있는다. 순면과 설면에서 콤포짓을 중합시킨다.

충전물 다듬기

1. 격벽 스트립과 치간쐐기를 제거한다.

Key Words

스트립: 띠처럼 생긴 셀로판지/비닐끈

2. 마무리용 버나 다이아몬드를 고속핸드피스에 끼워서 수복물의 외형을 다듬는다(그림 9-9).
3. 치간 사이는 필요에 따라 연마 스트립으로 매끈하게 한다(그림 9-10).
4. 러버댐을 제거하고 교합지로 교합검사 한 후 필요하면 교합조정을 한다.
5. 연마용 디스크와 포인트 및 연마 컵을 저속핸드피스에 끼워서 수복물을 연마한다(그림 9-11).

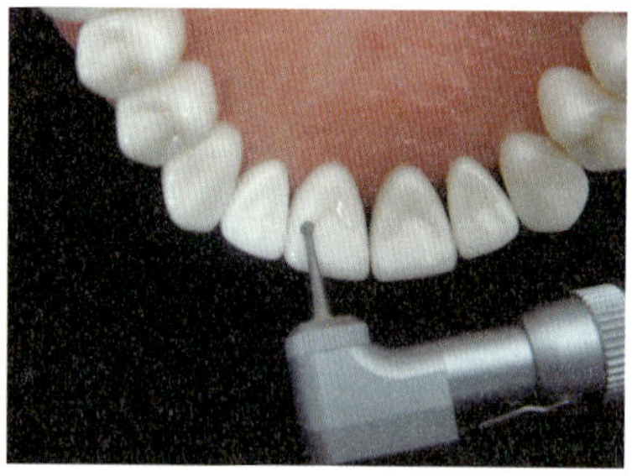

그림 9-9. 외형을 다듬기 위해서 마무리용 버를 이용한다.

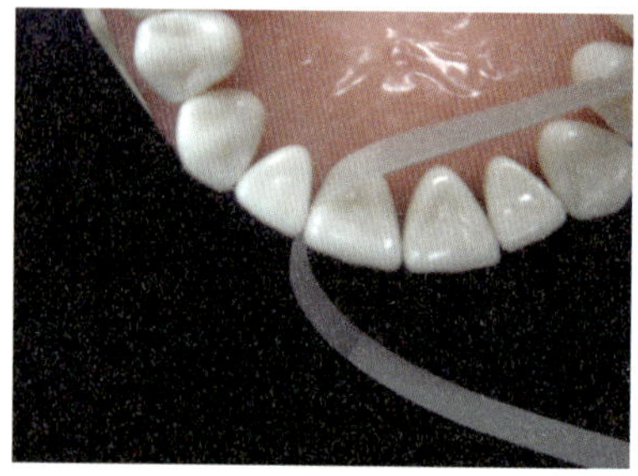

그림 9-10. 치간 사이를 연마할 때는 연마용 스트립을 이용한다.

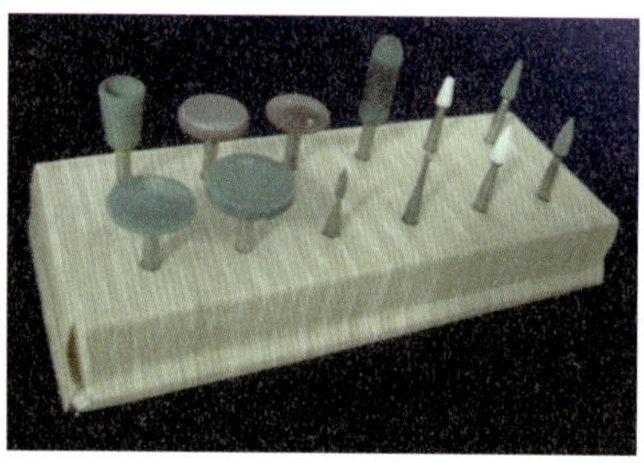

그림 9-11. 콤포짓 연마용 키트.

임시충전: 우식(충치) 부위를 제거하고 약제를 임시로 채워 넣는 것

임상과정 9-4. 임시충전

준비물

- 기본 준비물
- 토플마이어 격벽 유지장치(2급 와동용)
- 격벽밴드(3급 와동용)
- 치간쐐기(2, 3, 4급 와동용)
- 임시충전재 세트(재료와 혼합판 및 스파튤라)
- 플라스틱 기구
- 응축기
- 디스코이드/클레오이드 조각도
- 홀렌백 조각도
- 면구
- 교합지

시술과정

1. 시술 부위를 세척하고 건조시킨 후에 면봉이나 러버댐으로 분리 방습한다.
2. 치아를 검사하고 준비한다.

주의: 와동의 외형을 정확하게 기억하고 있어야 한다.
이유: 조각을 시작할 때, 치아구조를 어떻게 복원할지 알고 있어야 한다.

3. 와동에 적절한 격벽이나 치간쐐기를 장착한다.
4. 적절한 점도의 임시충전재를 혼합한다.
5. 플라스틱 기구를 이용하여 재료를 삭제된 곳에 한 층씩 충전한다.
   주의: 만일 치간박스가 형성되어 있으면 그 부분부터 하도록 한다.
   이유: 이 부위는 시야 확보가 어려우므로 적절한 외형을 가진 밴드와 치아 사이에 재료가 채워져야 한다.
6. 맨 처음에는 소량씩 충전하며 겹겹이 쌓는 방식으로 충전한다.
7. 약간 과잉 충전이 될 때까지 계속 충전한다.
   목적: 조각할 때는 과잉된 충전재를 밀어내는 방식으로 하게 된다.

조각 단계

1. 재료가 아직 완전히 굳지 않은 상태에서 탐침을 이용하여 격벽 주변, 변연치은, 인접면에 묻은 잉여 재료를 제거한다.
2. 교합면에 있는 과잉 충전된 재료는 디스코이드/클레오이드 조각도로 제거한다.
3. 치간쐐기를 제거하고 격벽밴드와 유지장치도 제거한다.
   이유: 치간 사이를 조각하기 쉽게 개방해 준다.
4. 교합면이 해부학적 형태에 맞도록 조각하고 마무리한다.
   주의: 반대편 같은 치아의 교합면 형태와 유사하도록 조정한다.
5. 홀렌백 조각도를 이용하여 치간 사이에 있는 잉여 재료를 제거한다. 과잉 충전은 없는지 충전물에 자국 같은 것이 없는지 확인한다.
6. 조각이 완전히 끝난 뒤에는 치간쐐기를 제거하고 환자(대상자)의 교합을 검사해본다.
7. 최종 조각이 마무리된 뒤에는 젖은 면구를 이용하여 충전물을 닦아낸다.
8. 환자(대상자)에게 이 수복물은 임시 수복물이므로 끈적끈적한 음식은 반대편 치아로 씹으라고 주의를 준다.

Key Words

치간박스: 치아와 치아 사이에 우식(충치)이 있을 때, 박스 모양으로 와동(구멍)을 만든 것

인접면: 치아와 치아 사이의 치면

복합레진: 합성수지 성분이 혼합되어 있는 레진

3 복합레진 수복

복합레진(composit resin) 수복(그림 9-12)은 외관상 중요한 3, 4, 5급 와동 수복에 주로 쓰이고, 교합압이 많이 작용하는 구치부에서는 잘 사용하지 않는다.

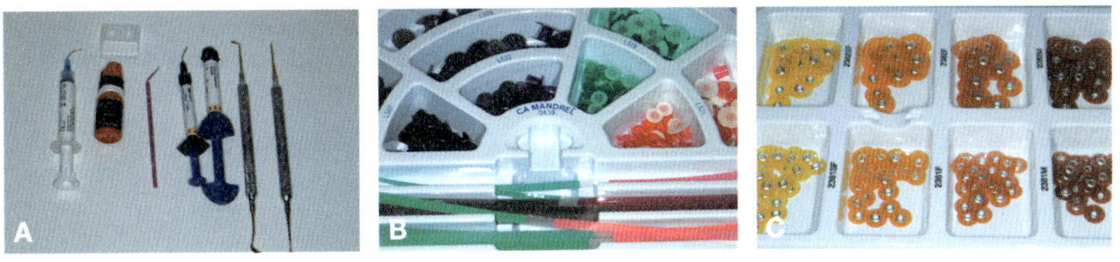

그림 9-12. 복합레진 수복. **A,** 레진 준비. **B,** 레진 polishing kit(전치부). **C,** 레진 polishing kit(전치부).

Key Words

비색표: 색을 비교하기 위한 색견본

1) 색조 선택

제조사가 제공하는 비색표를 이용하여 환자(대상자)의 자연치아 색조와 비슷한 색을 선택하게 된다(그림 9-13, 9-14).

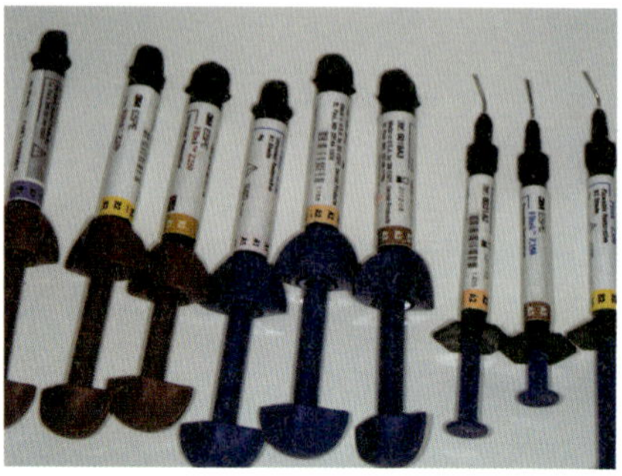

그림 9-13. 레진 종류.

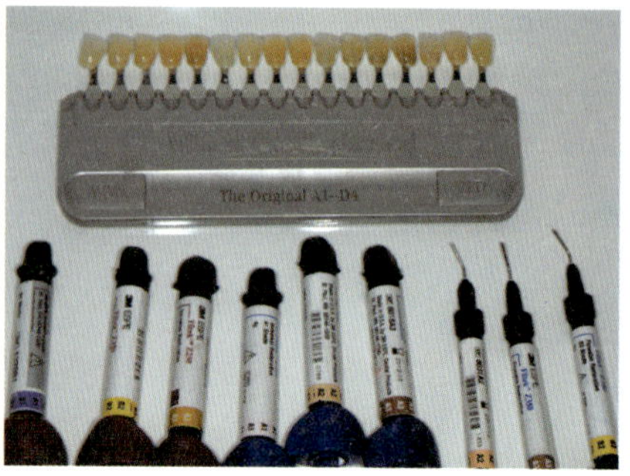

그림 9-14. 색상별 레진.

2) 전치부 수복

아말감 수복과정과 매우 유사하나, 충전과 연마과정이 다르다.

3) 구치부 복합레진 수복

- 와동형성 시에는 접착제에 의한 재료의 유지가 용이한 형태로 형성한다.
- 격벽밴드를 장착하기 전에 바니쉬나 왁스 등을 바른다.
- 수복재료를 충전할 때는 층계 쌓듯이 한 겹을 충전한 후 다음 층을 충전한다.

인레이: 우식(충치) 부위에 와동(구멍)을 파고 해당 부위를 금속/레진/도재 등으로 와동 속에 끼워 넣은 것

온레이: 치아의 교합면(씹는 면)에 비교적 넓은 부위가 손상되었을 때, 교합면을 넓게 덮어 주면서 와동 속에 끼워 넣는 것

피개: 덮는 것

4 인레이와 온레이

인레이와 온레이는 치아 내부의 삭제 부위에 편안하게 적합되도록 고안된 주조 수복물이다. 2급 와동과 같은 경우에 인레이는 교합면과 인접면을 덮는다. 온레이는 대개 인접면과 교합면의 대부분 또는 전부를 피개한다(그림 9-15).

금은 이러한 주조 수복물에 사용되는 재료 중 가장 강하지만, 치아색과 조화되지

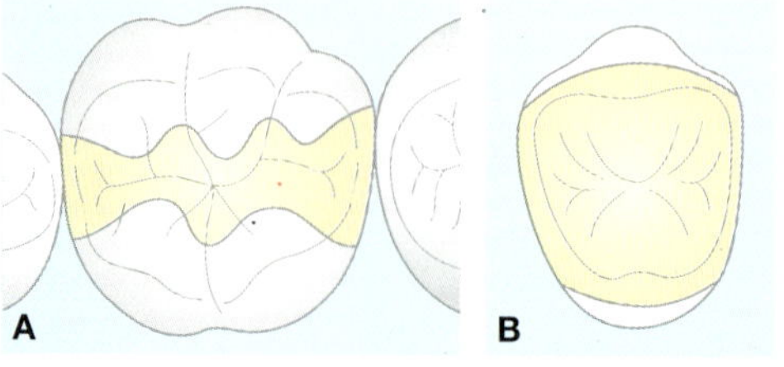

그림 9-15. 인레이와 온레이를 교합면에서 본 형태. **A,** 하악 제1대구치에 합착한 2급 교합근원심(MOD) 금 인레이. **B,** 제2소구치의 교합면을 덮고 있는 금 온레이.

못한다. 미용성이 일차적으로 고려될 때는 치아색과 잘 맞는 도재나 콤포짓 레진으로 인레이와 온레이를 제작한다. 인레이와 온레이 수복은 치과보존진료 영역에 속한다.

Key Words

5 치아미백술

1) 생활치의 미백술

생활치: 치수내 신경조직 등이 살아 있는 상태의 치아

미백: 치아색을 희게 하는 것

삶의 질: 보다 나은 삶이나 생활을 위한 것

테트라사이클린: 항생제의 일종, 테라마이신

생활치의 미백(whitening)은 색이 어두운 치아나 변색된 치아를 좀 더 밝아 보이게 하기 위한 예방적 치료방법이다. 삶의 질(quality of life, QOL) 향상을 위하여 행하는 치과진료이다.

주요 적응증은 다음과 같다.

- 음식, 담배, 커피, 차에 의한 치아의 변색
- 고령자의 치아
- 착색
- 치아색과 조화되지 않는 복합레진
- 경도의 테트라사이클린 착색
- 경도 반점치

미백은 대부분 환자(대상자)의 요구와 기대에 따라 달리하게 되는데(그림 9-16), 환자(대상자)에게 반드시 시술 결과가 보장되지는 않는다는 사실과 미백의 효과가 영구적인 것이 아니라는 사실을 알려야 한다.

생활치 미백은 과산화수소, 카바마이드, 경화제 등의 작용 성분이 들어 있는 제품을 이용하여 치아를 히얗게 만드는 방법이다. 환자(대상자)의 치열에 맞도록 만든 트레이에다 젤 성분의 미백제를 넣고서 일정 시간(미백제의 종류에 따라 다르다) 동안 환자(대상자)가 물고 있게 한다(그림 9-17).

개인용 트레이는 치과의사의 지시에 따라 간호조무사가 만들 수 있는데(그림 9-18), 환자(대상자)가 불편감 없이 낄 수 있어야 한다(그림 9-19). 이때 환자(대상자)의 연조직에 닿아 자극을 주는 일이 없도록 해야 하며, 환자(대상자)가 과잉의 재료를 삼키지 않도록 해야 한다.

잠자는 동안에 미백제를 사용하는 경우에는 2~6주 가량 사용해야 적절한 효과를 얻을 수 있다. 이 기간 동안에 치과의사는 주기적으로 검사하여 미백의 진행 정도나 연조직에 자극은 없는지 등을 관찰해야 한다.

Key Words

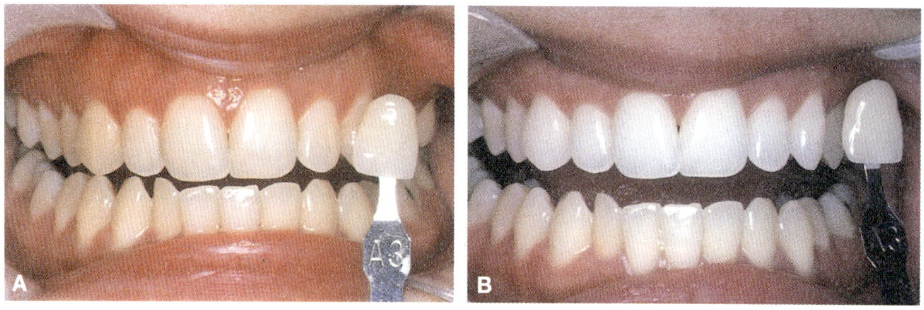

그림 9-16. 나이트가드 생활치아미백. A, 하기 전 모습. B, 하고 난 후 모습.

나이트가드: 밤에 끼고 자도록 고안된 것

생활치아미백(홈미백): 가정에서 환자가 스스로 행하는 미백술

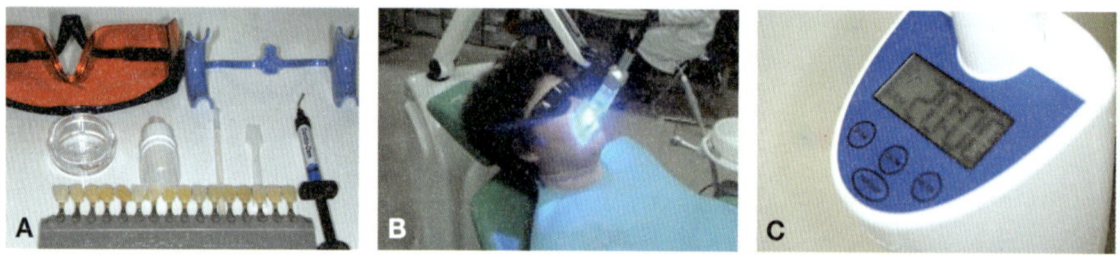

그림 9-17. 치아미백(오피스미백). A, 오피스미백 준비. B, 오피스미백 장면. C, 오피스미백 기계.

오피스미백: 치과에서 전문가가 실시하는 미백법

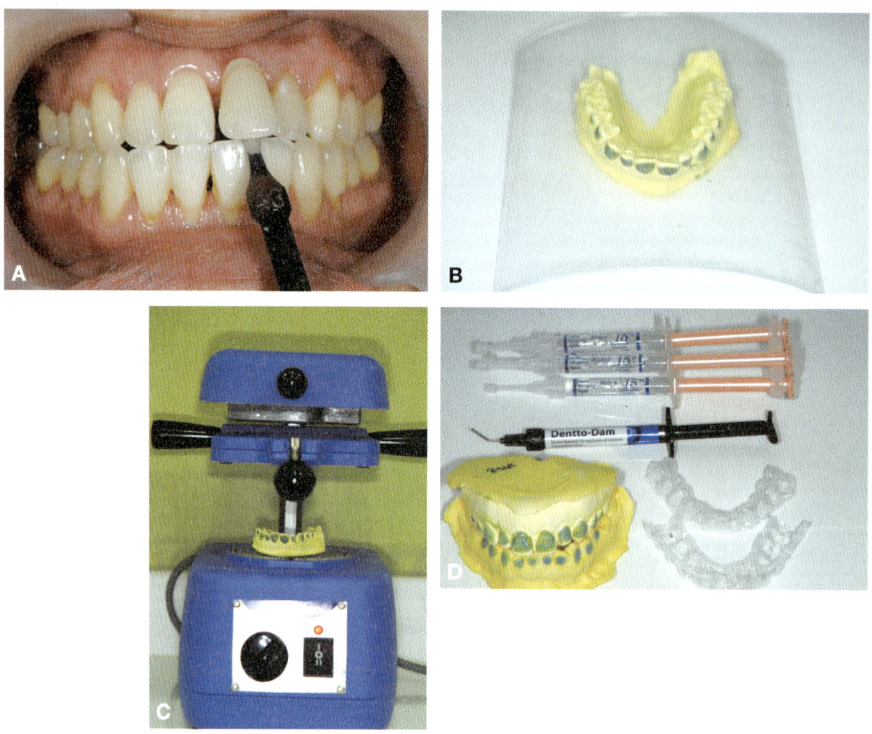

그림 9-18. 치아미백(홈미백). A, Shade guide. B, 미백시트지. C, 옴니백 기계. D, 홈미백.

Shade guide: 표준 치아 색조

옴니백: 미백용 트레이를 제작하기 위한 기구

Key Words

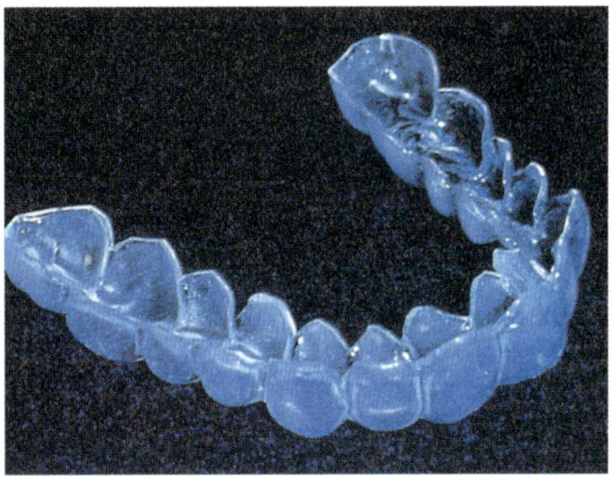

그림 9-19. 생활치아미백에 사용하기 위해 제작된 개인용 트레이.

2) 생활치 미백 시 간호조무사의 역할

- 환자(대상자)의 전신병력과 과거력을 기록한다.
- 적절한 색조를 선택한다.
- 구내 사진을 촬영한다.
- 개인용 트레이 제작을 위한 인상을 채득하고, 모형재를 붓는다.
- 개인용 트레이를 제작한다.
- 재료 사용법에 대해 환자(대상자)에게 알려 준다.
- 환자(대상자)가 1~2주 간격으로 내원할 수 있도록 한다.

3) 실활치 미백

실활치의 미백은 치아의 병적 상태, 외상, 근관치료로 인해 치수가 변성되었거나 색조가 변했을 때 실시하는 치료 목적 변색조절법이다.

실활치: 치수내 신경조직 등이 죽은 상태의 치아

6 근관치료를 위한 진료보조

근관치료는 치수와 치근단 주위조직질환의 치료를 목적으로 한다. 근관치료가 필요한 치아의 진단은 주관적 및 객관적 검사 결과를 바탕으로 이루어진다(그림 9-20).

- **주관적 진단**
  - 주소(chief complain)
  - 동통의 특징과 지속 시간
  - 통증 자극
  - 저작압에 대한 민감도
- **객관적 진단**
  - 방사선사진을 통한 진단
  - 우식 범위
  - 치주 상태
  - 광범위한 수복물의 존재 여부
  - 치아동요
  - 부종이나 변색
  - 치수노출

주소: 환자가 가장 불편해하며 치과에 내원한 이유

저작압: 씹는 압력

치아동요: 치아가 흔들림

Key Words

신경치료: 치수치료, 근관치료

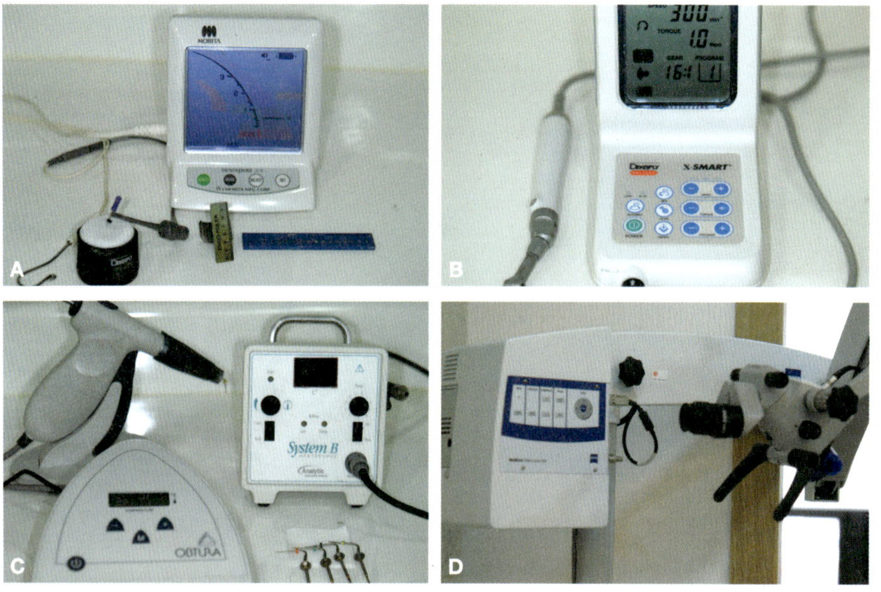

그림 9-20. 신경치료(기구). A, 근관 길이 측정. B, 근관 확대 엔진. C, 근관 충전. D, 미세현미경.

1) 방사선사진을 통한 진단

방사선사진은 근관치료에 있어 필수적인 진단 자료이다. 적절한 정보를 얻기 위해서는 양질의 방사선사진이 필요하다(그림 9-21).

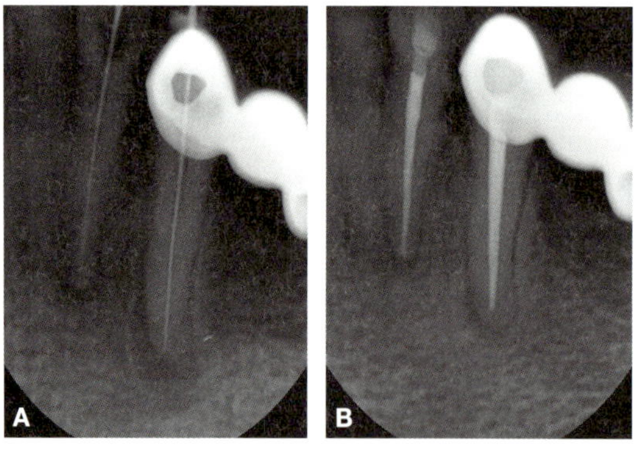

그림 9-21. 신경치료(방사선사진). A, 근관 길이 측정 방사선사진. B, 근관 충전 후 방사선사진.

2) 치수생활력 진단을 위한 검사

근관치료가 필요한지 혹은 치수가 생활력이 있어 재생 가능한지를 판정하기 위한 치수생활력 검사에는 여러 가지 방법이 사용된다. 근관치료 대상 치아를 검사할 때는 비교를 위한 대조치아를 선정하는데, 반대측 악궁에 있는 건강한 치아(대개 같은 종류의 치아)가 선정된다. 예를 들어, 상악 우측 제1소구치가 의심스럽다면 대조 치아로 상악 좌측 제1소구치를 선정한다. 대조치아를 통하여 자극에 어떤 반응을 보이는지 알 수 있다.

3) 타진 및 촉진 검사

염증이 치근단부까지 확산되었는지 알아보기 위하여 타진과 촉진을 한다. 반응이 나타나면 치주인대에 염증이 있으며 근관치료가 필요하다고 생각할 수 있다.

- 치경 손잡이를 치아 장축에 평행하게 한 상태에서 말단부로 치아의 절단면과 교합면을 두드려 타진한다.
- 근첨을 덮고 있는 점막을 꾹 눌러 촉진한다. 촉진 시에는 검지 말단부를 이용한다.

4) 열 민감도 검사

고온과 저온을 이용한 검사는 치수의 상태를 평가하는 또 하나의 방법이다. 열자극은 금속 충전물이나 치은조직에 가하지 않아야 한다. 이렇게 할 경우 비정상적인 반응을 야기할 뿐만 아니라 조직에 손상을 야기할 수 있다.

5) 전기치수 검사

전기치수 검사는 치아가 실활치인지 생활치인지 판단할 때 사용하는 진단방법이다.

7 치수치료

1) 간접치수복조

간접치수복조는 치수가 아직 노출되지는 않았지만 치수 근처의 우식치질을 제거하면 노출이 예상되는 경우에 적용한다.

스푼 익스카베이터나 저속핸드피스로 치관부의 우식치질을 제거한 부위에 수산화칼슘을 도포한 후 치아는 산화아연 유지놀 임시수복재로 수복한다. 이 치료를 하는 목적은 대부분의 우식치질을 제거함으로써 치수의 치유를 촉진하고 수산화칼슘의 작용으로 재생상아질의 생성을 자극하고자 함이다.

2) 직접치수복조

직접치수복조는 치수가 약간 노출되었을 때 적용한다. 직접치수복조를 하는 경우에 치수는 생활력을 가지고 있다. 그러나 이 치수는 감염이 되어 추가적인 치료가 필요하거나 괴사되어 근관치료가 요구될 수도 있다. 직접치수복조를 할 때는 나중에 문제가 발생할 수도 있으며 주기적인 검진이 필요하다는 사실을 환자(대상자)에게 알릴 필요가 있다. 수산화칼슘은 노출된 치수조직에 직접 도포한다. 어떤 경우에는 최종 수복물 하방에 부가적인 보호용 기저재를 이장할 수도 있다.

Key Words

타진: 두드려봄

촉진: 만져봄

치근단부: 치아뿌리 끝

전기치수 검사: 미약한 전류를 치아에 흘려 주어 그 자극에 반응하는 것으로 치수가 살아 있는 생활치인지, 죽어 있는 실활치인지를 구분하는 방법

우식치질: 충치가 있는 치아 부위

재생상아질: 치아의 상아질 부위가 극히 일부 재생된 것

치수복조: 치수내 신경의 극히 일부에 노출이 있거나, 매우 가까운 부위에 노출이 우려될 때, 그 부위를 약재로 덮어 주는 초기 치수치료의 일종

괴사: 치수조직의 변성으로 생활력을 잃고 부패되어 가는 상태

이장: 밑에 깔거나 얇게 덮어 주는 초기 치수치료의 일종

Key Words

치수절단술: 치수강내 치수만 잘라내는 술식

치수절제술: 치수강 내 뿐만 아니라 치근관 내의 모든 치수를 뽑아내서 제거하는 술식

3) 치수절단술

치수절단술은 치수를 부분적으로 제거하는 방법으로 치아는 생활력이 유지된다. 이 방법은 일반적으로 생활력이 있는 유치에 적용한다.

4) 치수절제술

근관치료라고도 하는 치수절제술은 치수를 완전히 제거하는 방법을 말한다.

8 환자(대상자)에게 설명하기

환자(대상자)에게 충분한 정보를 제공하고 근관치료에 대한 동의를 얻어야 한다. 많은 사람들이 근관치료에 대하여 매우 두려워하는데, 환자(대상자)에게 진료에 대하여 잘 설명함으로써 이러한 두려움을 감소시킬 수 있다. 표 9-1에는 환자(대상자)에게 설명할 때 참고하여야 할 사항을 제시하였다.

표 9-1. 환자(대상자)에게 치료에 대한 설명을 할 때 주의하여야 할 사항

다음과 같은 말은 하지 않는다	이유
모든 근관치료는 성공한다.	그런 약속을 하기에는 고려하여야 할 변수가 너무 많다.
근관치료를 받는 동안 불편하지 않다.	아주 약한 통증에도 환자(대상자)가 당황할 수 있다.
한번 근관치료를 받고 나면 치아가 영구적으로 유지된다.	치유 여부를 확인하기 위하여 환자(대상자)에게 6개월 후 재내원이 필요하다고 알려 준다.
근관치료로 인한 심한 동통과 부종이 야기될 수 있음을 알려 준다.	환자(대상자)에게 불필요한 공포를 주입하지 않도록 한다; 합리적으로 예상되는 일만 알려 준다.

근관: 치아의 뿌리 속에 있는 작은 미세관. 혈관과 신경이 있다.

근관침: 치근관 속을 관통할 수 있는 가는 금속 침, 매끈한 스므스 브로치(smooth broach)와 가시형의 바버드 브로치(barberd broach)의 두 종류가 있다.

9 근관치료에 쓰이는 기구(그림 9-22~9-23)

1) 바버드 브로치(barberd broach)

작은 낚시바늘 같은 가시가 자루에 쭉 붙어 있는 근관침은 치수를 제거하는 데 사용한다. 멸균과정을 반복하면 파절될 수 있으므로 한 번 쓰고 버린다.

2) 근관파일

근관파일은 나사못 모양의 날카로운 절단연이 있고 끝으로 갈수록 가늘어지는 기구이다. 이 파일은 짧게 상하로 움직이거나 돌리는 동작으로 근관 내에서 움직인다.

Key Words

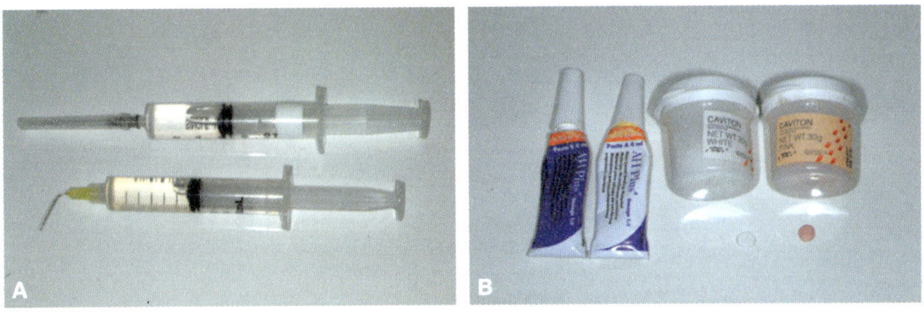

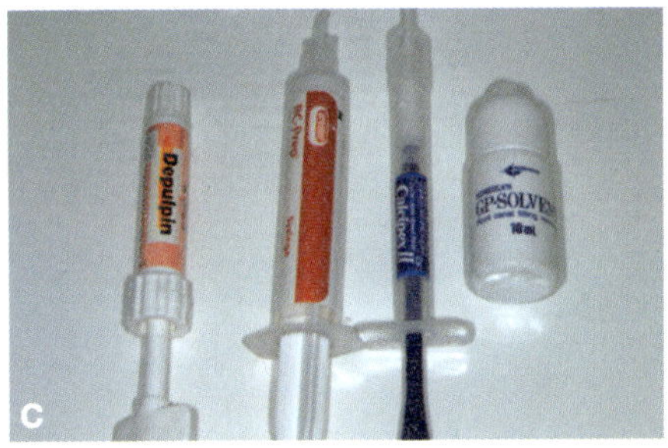

그림 9-22. 근관치료약제. A, NaOCl과 생리식염수(saline). B, C, 근관치료약제.

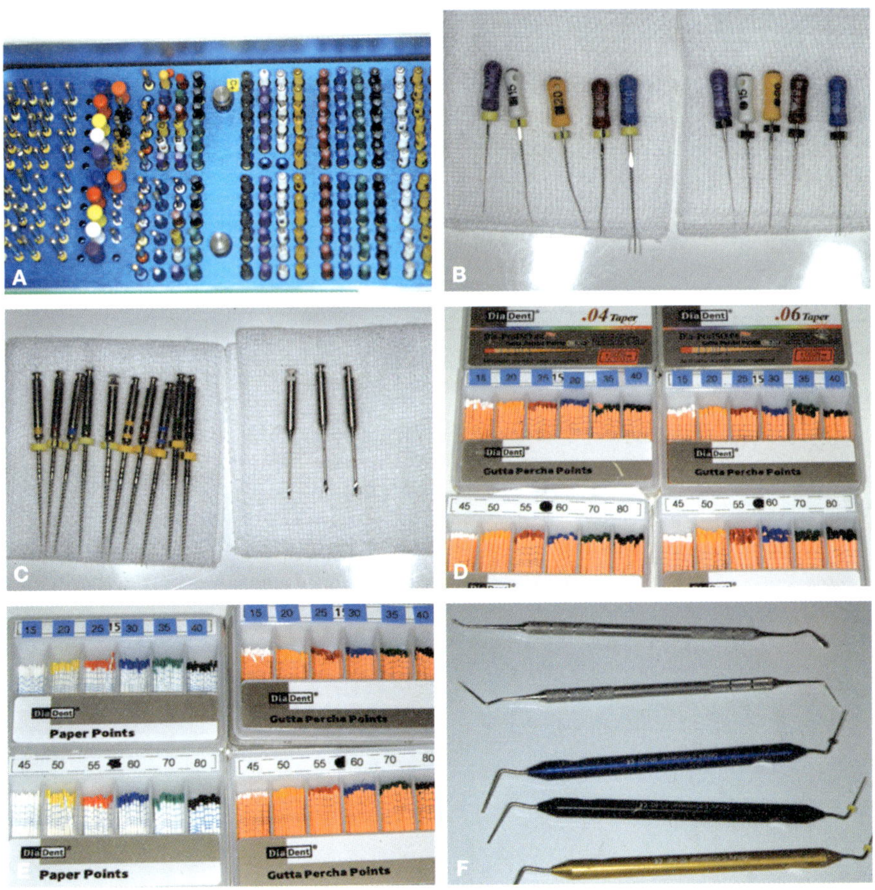

그림 9-23. 근관치료재료. A, 파일. B, K(ㅁ) & H(ㅇ) 파일. C, 엔진 사용 파일. D, E, 근관 충전용 재료. F, 근관 충전용 손 기구.

Key Words

게이지: 주사바늘의 굵기를 나타내는 단위

근관충전: 치아뿌리 속의 근관을 제거하고 소독한 후 그 속을 치과용 재료(거타퍼쳐 포인트)로서 채워넣는 것

3) 러버 스탑

러버 스탑은 고무나 플라스틱으로 만든 작은 원판으로 근관파일이 들어간 길이를 정하는 데 쓰이며, 근관을 성형하는 동안 기구가 치근단을 뚫지 않도록 한다.

4) 근관치료용 탐침

근관치료용 탐침은 이중 말단부를 가진 긴 직선형의 기구이다. 작업 말단부는 손잡이와 각을 이루어 꺾여 있다.

5) 세척용액

차아염소산나트륨은 가정에서 사용하는 표백제로 잘 알려져 있는데, 물과 1:1로 희석하여 세척용액으로 사용한다.

27게이지 바늘의 5~6mL 일회용 플라스틱 시린지를 근관세척에 주로 사용한다.

차아염소산나트륨 세척용액은 항균능이 탁월하고 괴사 조직을 녹이므로 근관치료과정에 잔사를 씻어내는 데 사용한다. 표백용액이 닿을 경우 피부에 자극을 줄 수 있기에 간호조무사는 물 흡입을 주의 깊게 한다.

6) 종이 포인트(paper point)

소독한 흡습 종이를 길고 좁은 포인트 형태로 말아서 만든다. 종이 포인트를 집게로 집어 세척용액을 흡수할 수 있도록 근관 내에 집어넣고 근관을 건조시킨다.

7) 이중 말단형 글릭 1번

이 기구의 주걱 모양 말단부는 임시수복재의 충전에 적합하고, 반대쪽의 막대 모양 충전기는 여분의 근관충전제인 거타퍼쳐를 제거하는 데 적합하다.

8) 근관확대기와 충전기

근관충전을 하는 데 사용한다. 충전기는 말단부가 평평하지만 근관확대충전기는 끝이 뾰족하다.

9) 거타퍼쳐 포인트

치료가 끝난 후에 근관을 충전하는 데 가장 일반적으로 사용되는 가늘고 긴 원추형 재료이다(그림 9-24).

10) 회전형 기구(그림 9-25)

- 게이츠글리든 버(bur). 자루가 매우 길고 럭비공 모양으로 되어 있다.
- 피조 파일. 게이츠글리든 버와 유사한 피조 파일은 타원형보다는 평행한 절삭연을 가지고 있다. 평행한 포스트의 삽입이 필요한 경우에 근관을 삭제하기 위

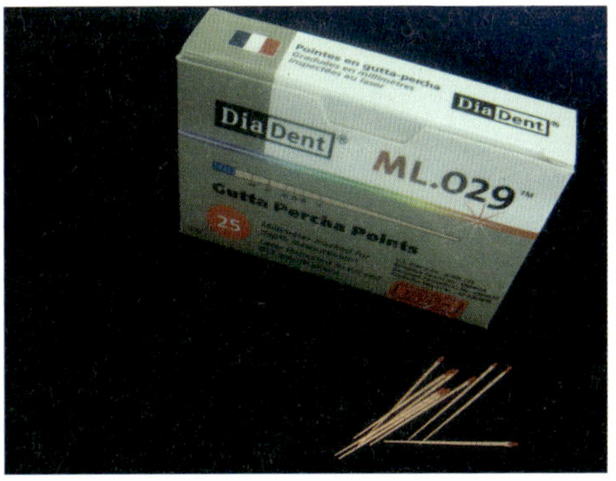

그림 9-24. 거타퍼쳐 포인트.

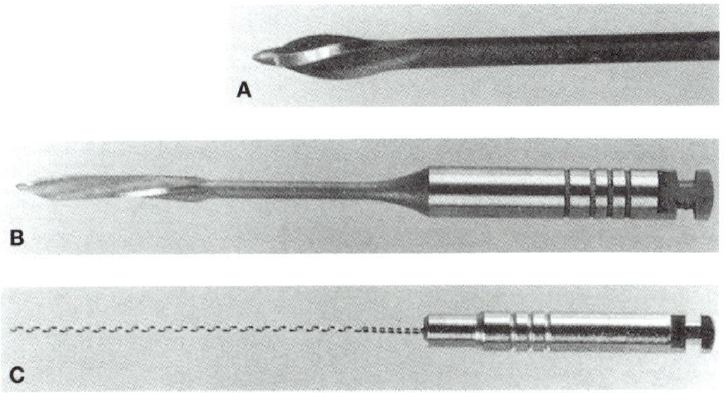

그림 9-25. 핸드피스에 장착하여 사용하는 근관치료용 파일. A, 게이츠글리든 드릴의 말단부. B, 피조 파일. C, 렌툴로 스파이럴 파일.

Key Words

하여 사용된다.

- 렌툴로 스파이럴(spiral)은 나사 모양으로 꼬아 놓은 철사이다. 근관벽에 실러나 시멘트 혹은 수산화칼슘을 바르기 위하여 사용한다.

스파이럴: 꼬불꼬불한 모습

10 근관치료 과정

1) 마취와 통증조절

근관치료를 할 때 상악 치아는 침윤마취를 하고, 하악 치아에 대해서는 전달마취를 한다. 치료받을 치아에 생활력이 있는 경우에는 국소마취제를 주입한다. 치아가 생활력이 없는 경우에는 국소마취가 필요 없을 수도 있다.

감염으로 염증이 있는 조직은 마취가 잘되지 않는다. 근관치료를 하는 경우에는 일반적으로 치수나 치근단조직에 염증이 있을 수 있으므로 적정한 정도의 마취를 얻기 어려울 수 있다.

침윤마취: 신경조직 근처에 마취액을 주입해 놓으면 서서히 흡입되도록 하는 국소마취법

전달마취: 신경조직에 직접 마취제를 주입하는 국소마취법

Key Words

2) 시술 부위의 격리와 소독

진료 안전과 시술 부위의 격리를 위해 러버댐을 사용한다. 러버댐을 장착하고 나서는 치아와 러버댐 클램프 및 기타 러버댐 주위를 소독한다.

3) 근관입구 확보를 위한 삭제

근관입구 확보를 위한 삭제과정에서 치과의사는 고속핸드피스와 둥근 버로 기구를 근관 내에 삽입할 수 있도록 치관부에 구멍을 만든다.

4) 잠정 근관장 측정

근단공: 치근단공, 치아뿌리 끝 부분에 혈관과 신경이 치아로부터 밖으로 나가는 구멍

근관을 확대하여 충전할 근관의 길이를 파악하여야 한다. 근단의 형태가 다양하므로 근단공의 정확한 위치를 확인할 수는 없기 때문에 길이는 잠정적으로 결정되며, 이를 잠정 근관장(estimated working length)이라 부른다.

잠정 근관장은 치아의 기준점을 정하여 측정한다(이 기준점은 대개 절단면 혹은 교합면의 정점이 된다). 치근단 방사선사진상에서 근관치료용 자를 이용하여 기준점에서 근첨까지의 거리를 측정한다. 치아의 길이가 방사선사진에서 왜곡되지 않고 정확하게 나타나도록 하는 과정이 가장 중요하다.

5) 근관의 세정과 성형

유기잔사: 단백질, 지질 등 유기물질로 된 찌꺼기

근관 세정과 성형의 목적은 근관에서 세균과 괴사 조직 및 유기잔사를 제거하고, 근관을 평탄하게 성형하여 충전재료를 근관벽에 완전히 적합시키는 것이다.

6) 근관의 충전

근관을 원하는 크기와 형태로 확대하여 세정하고 건조시킨 후에는 충전을 한다. 치아에 두 개 이상의 근관이 있으면 각 근관별로 거타퍼쳐 포인트를 이용하여 밀봉 충전한다.

임상과정 9-5. 근관치료

준비물

- 기본 준비물
- 국소마취 준비물(선택사항)
- 러버댐 세트
- 치과의사가 선택한 버(bur)와 고속핸드피스
- 걸쇠(latch)가 부착된 저속핸드피스
- 27게이지 주사바늘이 부착된 5~6mL 시린지
- 근관침과 헤드스트롬 및 K형 파일
- 러버 스탑
- 종이 포인트
- 거타퍼쳐 포인트

Key Words

- 근관치료용 실러 세트
- 근관치료용 스푼 익스카베이터
- 근관치료용 탐침
- 글릭 1번
- 밀리미터 눈금자
- 집게
- 차아염소산나트륨 용액
- 지혈제
- 대용량 구강흡입기 팁

시술 부위의 준비

1. 국소마취제 주입을 위한 준비를 한다(필요한 경우).
2. 러버댐의 장착을 보조한다(시술 치아만 노출되도록 한다)(그림 9-26).
3. 살균제를 러버댐 주위와 클램프 및 노출된 치아에 바른다.

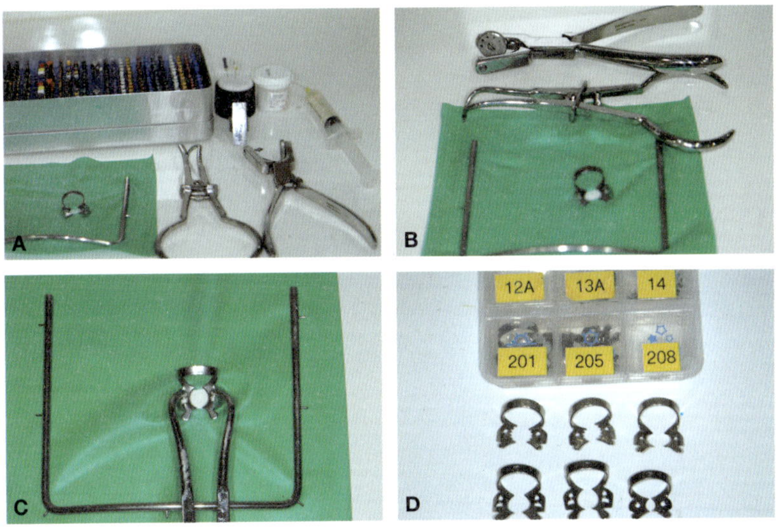

그림 9-26. 러버댐 장착 준비. **A,** 고무방습판(rubber dam) 재료 준비. **B,** 고무방습판. **C,** 고무방습판 장착. **D,** 크기별 고무방습판용 클램프(clamp).

치수 제거

1. 근관의 위치를 근관치료용 탐침으로 확인하면 가시형 근관침(barbed broach)으로 치수조직을 제거한다.
2. 간호조무사는 차아염소산나트륨 용액으로 근관을 세척하고 흡입기로 여분의 용액을 제거한다.
3. 치과의사는 작은 근관치료용 파일로 세척용액이 근관벽과 치수강에 잘 묻도록 한다.
   이유: 용액은 근관 내의 세균을 죽이고 잔사를 제거하는 소독제의 역할을 한다. 이 단계를 생화학적 세정이라고 한다.

근관의 성형

치과의사가 행하며 간호조무사는 리머와 파일을 준비해 준다.

Key Words

시적: 한 번 맞추어봄.

작업장: 작업(치료)하여 나타난 길이

부종: 붓는 현상

근관충전의 준비

1. 적당한 굵기의 거타퍼쳐 포인트를 선택하여 정해진 길이만큼 잘라낸다(시적 포인트라 한다).
2. 시적 포인트를 근관에 넣은 상태로 치근단 방사선사진을 찍는다(시적 포인트 방사선사진이라고 한다).
3. 치근첨단에서 1mm 이내에 시적 포인트의 끝이 보이지 않는 경우에는 포인트를 다시 위치시켜 사진을 한 장 더 찍는다.
4. 간호조무사는 소독된 유리 연판에 묽게 혼합한 근관치료용 실러를 준비해 둔다.
   이유: 완전한 근단공 폐쇄를 얻기 위하여 실러를 사용한다.

근관의 충전

1. 파일이나 렌툴로 스파이럴에 실러를 묻혀서 치과의사에게 전달한다.
2. 치과의사는 파일을 근관에 집어넣는다(작업장보다 1mm 짧게). 파일을 시계반대 방향으로 돌리면서 근관벽에 실러를 바른다.
3. 거타퍼쳐 포인트에 실러를 묻혀 치과의사에게 전달하면 치과의사는 시적 포인트 방사선사진에서 확정된 길이만큼 포인트를 집어넣는다.
4. 치과의사가 포인트에 측방압을 가하여 충전할 수 있도록 근관확대충전기를 전달한다.
5. 더 작은 거타퍼쳐 포인트를 전달한다.
6. 거타퍼쳐 포인트의 잉여 말단부를 제거하도록 가열한 글릭 1번을 전달한다.
7. 가열된 거타퍼쳐를 수직으로 응축시키도록 근관치료용 충전기를 치과의사에게 전달한다.
8. 이 과정은 근관이 완전히 충전될 때까지 계속된다. 그리고 나서 치과의사는 임시 시멘트로 시술 부위를 덮는다.
9. 술후 치근단 방사선사진을 찍어서 현상한다.
10. 치과의사는 교합을 검사하고 필요한 경우에는 조정한다.

술후 교육과 재검사

1. 문제가 될 수 있는 증상(부종 혹은 동통)이 보이면 즉시 치과를 방문하라고 알려 준다.
   이유: 술후에 문제가 생기는 경우는 드물지만 발생한 경우에는 즉각적인 치료가 필요하다.
2. 환자(대상자)는 치과의사와 최종 수복을 위한 진료약속을 잡는다.
3. 3~6개월 정도 후에 잡혀 있는 재검사 날짜에 다시 내원하도록 상기시킨다.
   이유: 이렇게 함으로써 치과의사는 근관치료의 성공 여부와 병발증 발생 여부를 확인할 수 있다.

Key Words

생각해보기

미호 어머니는 어제 치과에 다녀오셨다. 하악 우측 제2대구치의 교합면에 상아질까지 침범한 우식이 있다는 검사 결과와 세 가지 정도의 치료방법 가운데 한 가지를 선택할 수 있다는 설명을 들었다. 어떤 수복치료가 가능하고, 각각의 장단점은 무엇인지 토론해보자.

Key Words

확인 학습

1. 구치부 아말감 수복과 전치부 콤포짓 수복에 주로 사용되는 격벽은 각각 무엇인지 말해보자.

2. 수복과정의 간호조무사의 역할을 나열해보자.

3. 생활치아미백에 관한 간호조무사의 역할을 이야기해보자.

4. 실활치아 변색조정에 관한 간호조무사의 역할은 무엇인지 이야기해보자.

5. 근관치료를 위한 수술을 해야 하는 적응증은 무엇인지 이야기해보자.

제10장

치과보철 진료보조

학습목표

- 고정성 보철물(금관, 도재관 등)의 종류를 설명할 수 있다.
- 고정성 보철진료를 위한 준비를 알아본다.
- 가철성 보철물(국소의치와 총의치)을 알아본다.
- 가철성 보철진료를 위한 준비를 알아본다.
- 국소의치와 총의치 장착 환자(대상자)를 위한 가정구강관리를 설명할 수 있다.

보철물은 결손된 신체 부위의 대체물을 말한다. 주로 인공치관과 가공의치 보철학으로 알려져 있는 고정성 보철물은 시멘트로 합착하여 환자(대상자)가 제거할 수 없는 주조 보철물로 치아 결손부를 대체하는 것이며 금관, 도재관 등이 있다. 가철성 국소의치학은 환자(대상자)가 장착 제거할 수 있는 보철물로 치아 결손부를 대체하는 분야이다. 가철성 의치는 총의치와 국소의치의 두 가지로 나눌 수 있다.

1 고정성 보철물의 종류

Key Words

결손: 치아가 빠진

장착: 끼워 넣거나 붙여 넣음

치과보철 진료는 치관의 심한 손상 부위나 치아 결손 부위를 인공 보철물로 수복하는 과정이다. 보철물은 치과기공소에서 제작되어서 최종적으로 구강 내에 장착된다.

1) 인레이(inlay)(그림 10-1, 10-2)

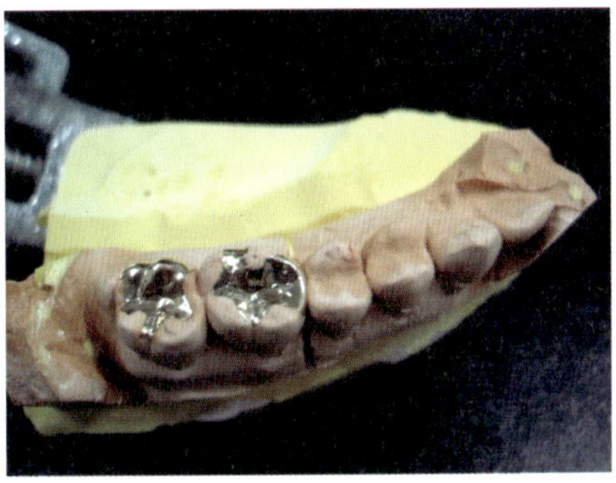

그림 10-1. 골드 인레이를 모형에 장착한 모습.

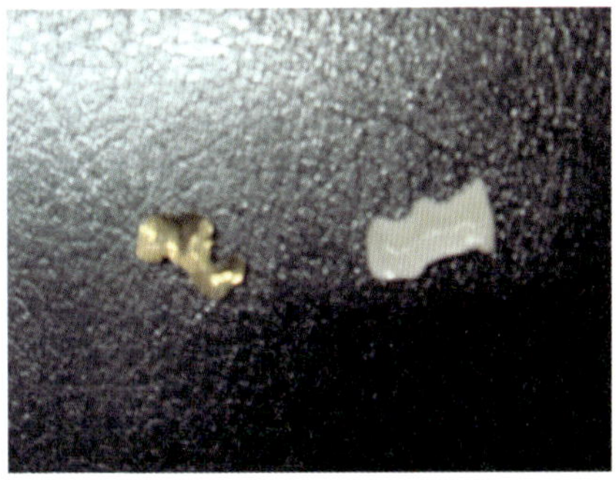

그림 10-2. 골드 인레이 및 레진 인레이.

2) 금관(crown) 또는 도재관(porcelain)(그림 10-3, 10-4)

도재: porcelain, ceramic, 도자기와 같은 성분의 재료

금관은 원래의 외형과 기능을 회복하기 위하여 개개 치아를 금속으로 만들어 이를 덮는다. 도재관은 얇은 금속 피막 위에 투과성과 색깔을 비슷하게 사기로 만든 치관이다.

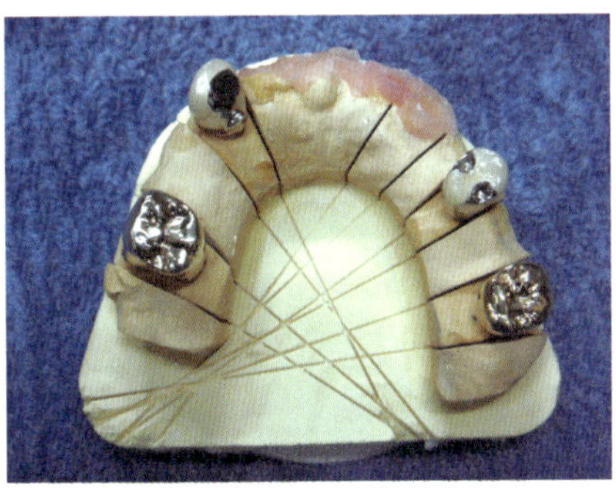

그림10-3. 금관 및 도재관.

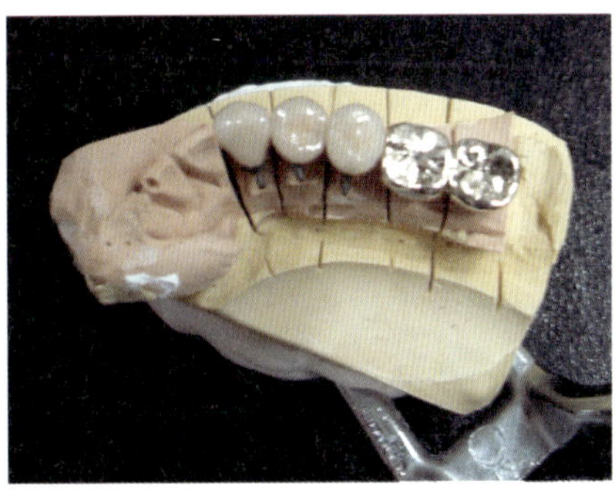

그림10-4. 브릿지(bridge).

3) 치근유지관(post & core)

파절: 깨지거나 부서지는 것

근관치료를 받거나 치수를 상실한 치아에 치질을 보강하여 지대치 파절과 탈락을 줄이고 보철물의 수명을 연장시키기 위해 치근유지관(그림 10-5)을 하게 된다.

Key Words

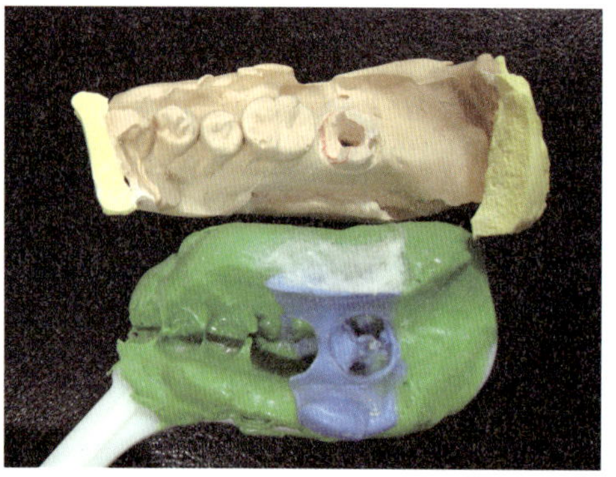

그림 10-5. 포스트 인상과 모형.

2 고정성 보철물 보철진료를 위한 준비물

1) 치아삭제 준비물

- 기본 준비물(익스플로러, 미러, 핀셋, 석션 팁)
- 국소마취 준비물
- 알지네이트 인상 준비물
- 색조(shade) 가이드(치아색 수복물의 경우)
- 큰 스푼 익스카베이터
- 버(bur), 다이아몬드 스톤, 디스크
- 치은압배 준비물
- 면봉과 거즈

국소마취: 일부 부위만 마취하는 방법

치은압배: 138쪽 참조

2) 시적 합착(cementation) 준비물

- 기본 준비물(익스플로러, 미러, 핀셋, 석션 팁)
- 국소마취 준비물
- 타월 겸자
- 큰 스푼 익스카베이터
- 와동 버니쉬와 바르는 기구
- 접착 · 합착 준비물
- 면봉
- 교합용 막대
- 교합지와 집게
- 연마용 포인트와 스톤
- 치석제거기
- 치실

합착: 치아에 수복물을 붙이는 것

3) 고정성 보철진료 과정

(1) 진단 및 치료계획

고정성 보철치료를 시작하기 전에 환자(대상자)의 구강 상태를 면밀히 평가하여야 한다(그림 10-6, 10-7).

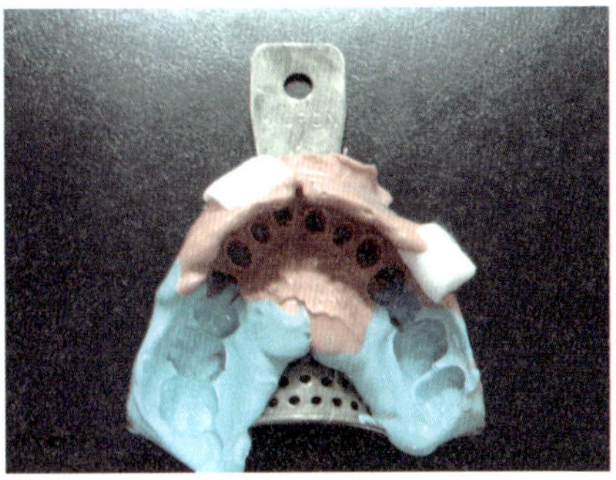

그림 10-6. 인상체.

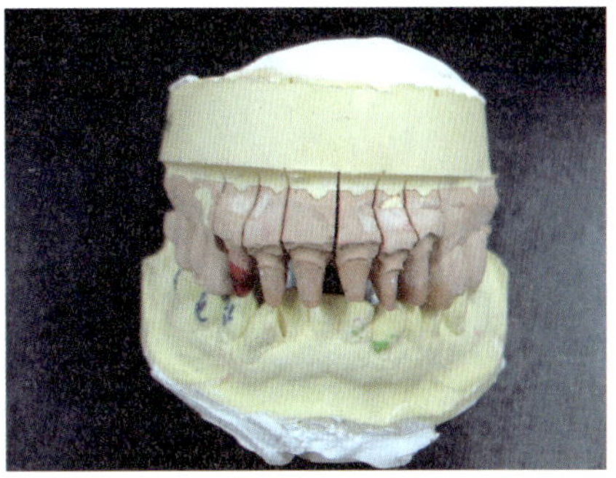

그림 10-7. 작업모형.

(2) 치아삭제와 인상채득(impression taking)

치아삭제를 통하여 보철물에 필요한 두께만큼 치아 표면을 깎아서 인상을 채득한다(그림 10-8, 10-9).

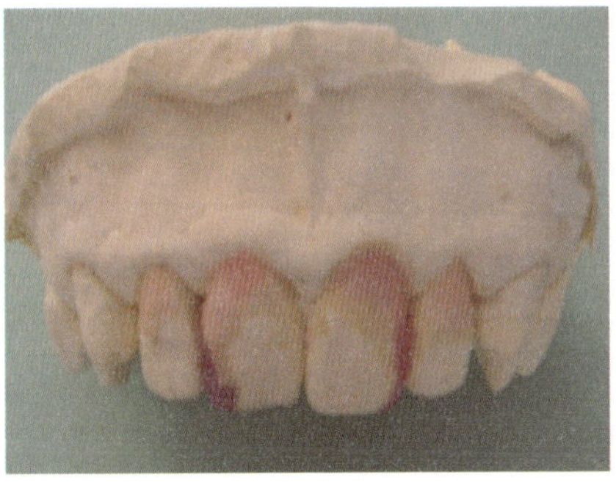

그림10-8. 삭제 전.

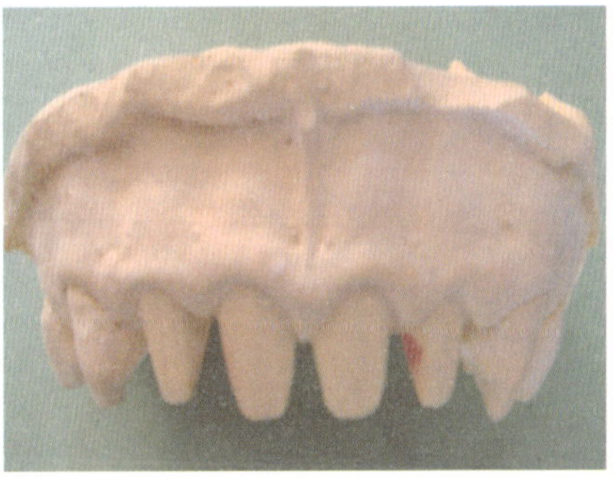

그림10-9. 삭제 후.

Key Words

고정성 보철: 구강 내에 치아를 이용하여 붙박이로 해 넣은 인공치아 보철

인상: 본을 뜬 것

Key Words

와이어 레진 가의치: 의치 중 양 끝에 철사로 고리를 만들어 낄 수 있도록 고안된 임시의치

레진 자켓 크라운: 임시치아 중 레진으로 치관을 만든 것

합착: 붙여 넣음. 임시합착과 영구합착이 있음

압배사: 치은압배에 쓰이는 실

(3) 임시치아 장착

최종 보철물이 완성되기 전까지 임시치관을 붙이고 기다린다(그림 10-10, 10-11).

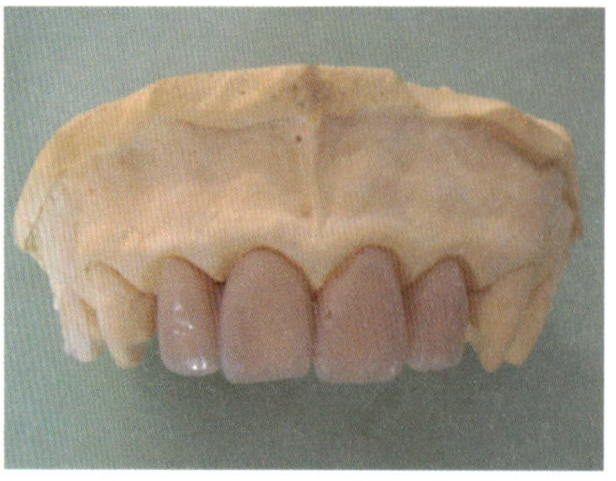

그림 10-10. 임시치아 완성.

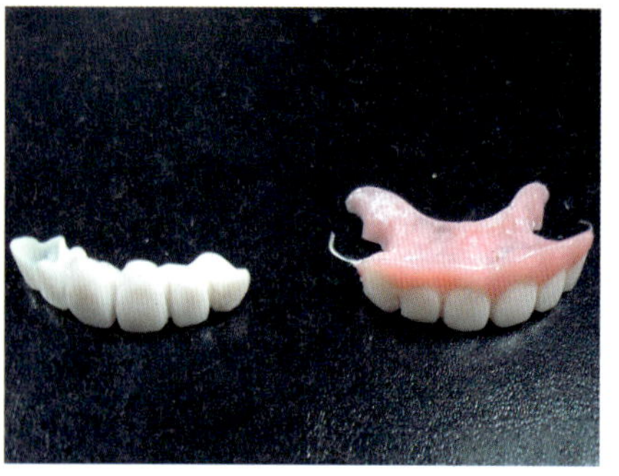

그림 10-11. 와이어 레진 가의치와 레진 자켓 크라운.

(4) 시적 및 임시합착

보철물을 치아에 시적하여 교합과 접촉을 확인 후 임시합착을 하게 된다.

(5) 영구합착

보철물이 잘 적합되고 양호하면 영구적인 시멘트로 보철물을 치아에 합착한다.

Box 8-1. 과잉 시멘트 제거

1. 시멘트가 굳으면 면봉으로 제거한다.
2. 탐침으로 치관에 있는 시멘트를 제거한다.
3. 기구의 말단부를 시멘트의 치은 쪽 가장자리에 놓고 시멘트 덩어리를 제거하기 위하여 반복적인 상하운동을 한다.
4. 나머지 시멘트를 제거하기 위하여 약한 측방압을 치면 쪽으로 가한다.
5. 치실을 사용하여 치간부의 시멘트를 제거한다.

4) 치은압배(gingival retraction)

금관 및 도재관 제작을 위한 최종 인상채득 과정에서 변연부의 정확한 인상채득을 위하여 치은압배를 하게 된다.

Box 8-2. 압배사의 삽입과 제거

삽입

1. 압배사를 치아에 두르고 삭제 치아 주위의 열구에 위치시킨다.
2. 시술자는 삽입 기구를 시계방향으로 움직이면서 압배사의 마지막 부위가 치아의 순

협측에 오도록 삭제치아 주변 열구에 압배사를 두르고 매우 부드럽게 삽입한다.
3. 압배사는 최대 5~7분 정도 삽입한 채로 둔다.

제거

1. 압배사는 인상채득 직전에 제거한다.
2. 압배사의 말단부를 잡고 시계반대방향으로 제거한다.
3. 삽입부를 부드럽게 건조하고 새 면봉으로 격리한 후 최종인상을 즉시 채득한다.

5) 색조 선택(shade guide)

심미적인 보철물을 하는 경우에는 자연치와 색조를 맞추는 작업이 매우 중요하며, 대개 치아를 삭제하기 전에 이루어진다(그림 10-12, 10-13).

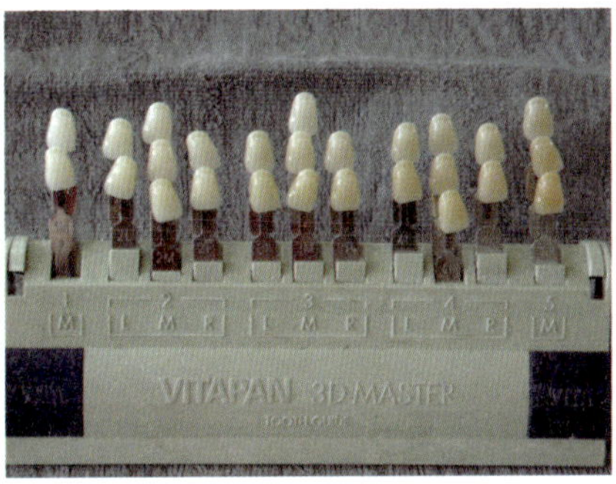

그림 10-12. 표준치아색조(VITA-3D MASTER).

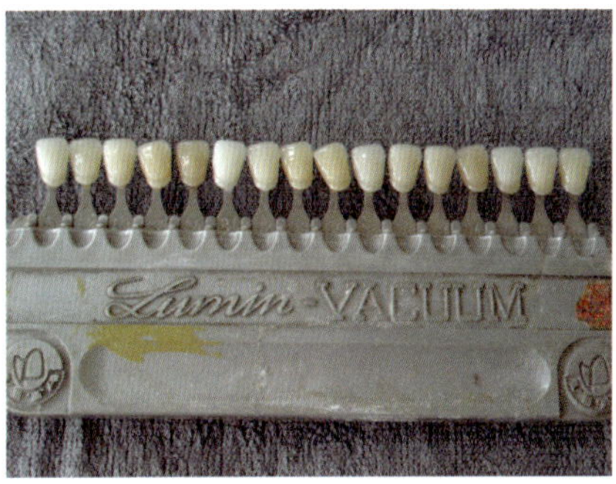

그림 10-13. 표준치아색조(VITA-CLASSIC).

6) 치과기공물 제작의뢰서 작성

(1) 기공의뢰서

치과기공사는 치과의사가 보낸 기공의뢰서에 의해서만 보철물을 제작할 수 있다.

(2) 기공작업 기간

치과기공소에서는 보철물 완성에 필요한 며칠간의 작업 일수를 요구한다. 간호조무사는 기공 제작기간을 고려하여 환자(대상자)의 내원 약속 일자와 시간을 정해 주어야 한다(그림 10-14).

치과기공물제작 의뢰서

_______ 치과의원

Pt _______ Age _______ Sex(M. F)

Imp. Date 월 일 시 Set Date 월 일 시

Material _______ Part _______

Shade # _______

MEMO

_______ 치과기공소

TEL 02)

그림 10-14. 치과기공물 제작의뢰서.

Key Words

치은열구: 치아와 잇몸이 만나서 이루는 작은 홈. 정상인은 2mm 정도 깊이

치과기공: 인공치아 보철물 등 기공물을 치과기공실에서 별도로 제작

Key Words

Box 8-3. 일반적으로 기공물 제작 시 소요 기간

- 금관 또는 금속관 – 3일 정도(single crown), 3~4일(bridge)
- 도재관 – 4~5일 정도(2회 이상 내원)
- 국소의치/총의치 – 4일 정도(frame), 7~10일 정도(완성)

3 가철성 보철물의 종류

의치: 틀니

국소의치: 치아가 일부 남아 있을 때 나머지 빠진 치아들을 하나의 틀에 부착하며 구강 내에 끼고 사용하도록 고안된 보철물

총의치: 구강내 모든 치아가 빠졌을 때 모든 치아를 하나의 틀에 넣어서 회복시켜주는 보철물

1) 국소의치 및 총의치(partial denture & full denture)

국소의치 및 총의치는 다수 또는 전부치아 결손 시 사용되는 가철성 보철물이다. 지지와 유지는 조직과 잔존치에서 얻는다.

Box 8-4. 국소의치 및 총의치 보철과정에 필요한 내원

1. 진단모형 제작을 위한 예비 인상채득
2. 최종 인상채득
3. 국소의치 및 총의치(frame) 시적: 교합인기 채득
4. 완성된 국소의치 및 총의치 장착
5. 필요한 경우 의치 조정

(1) 예비 인상모형(1st impression)

알지네이트: 인상을 뜨기 위한 재료. 가장 널리 쓰이는 인상재

예비인상은 최종 인상채득을 위한 개인 트레이(그림 10-15)를 제작하는 데 필요하다. 주로 알지네이트로 인상을 채득하여 제작한다.

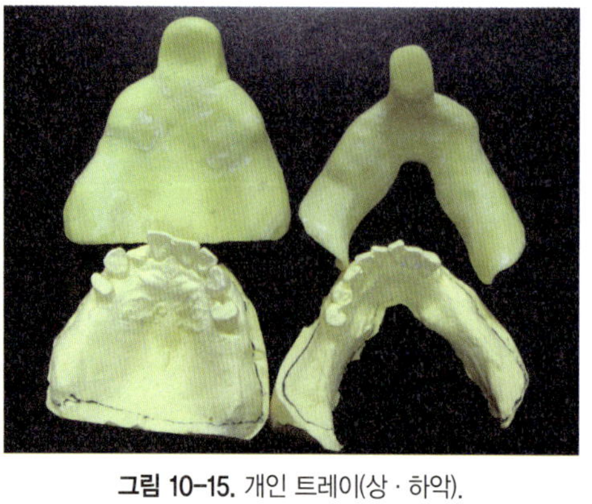

그림 10-15. 개인 트레이(상 · 하악).

(2) 작업모형 제작을 위한 최종 인상채득(2nd impression)

정확한 최종인상은 치과기공사가 보철물을 제작할 때 이용하는 작업모형의 제작에 필요하고, 최종인상은 정확하여야 하므로 탄성 인상재(rubber base)가 사용된다(그림 10-16).

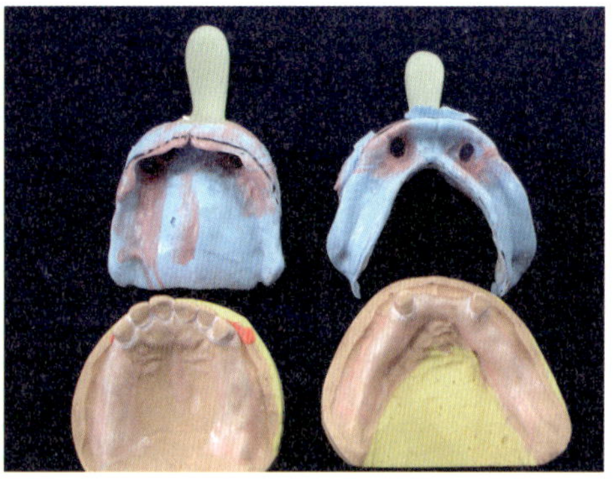

그림 10-16. 인상채득.

(3) 시적 및 교합채득(adaptation & wax rim)

국소의치 시술과정에서 인공치아가 왁스에 고정된 금속 틀로 만들어진 왁스 의치(waxed denture)를 구강 내에 시적하여 의치의 적합성과 기능을 평가하게 된다(그림 10-17, 10-18).

Key Words

왁스 의치: 결손된 치아 부위를 파라핀 왁스로 만들어 놓은 작업과정의 틀니

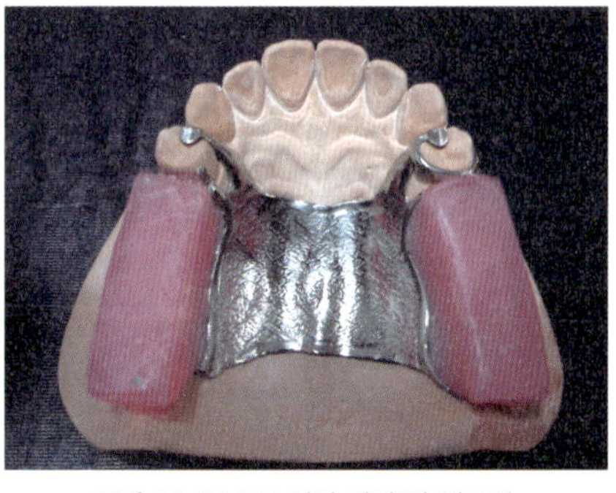

그림 10-17. 국소의치 시적 및 치조제.

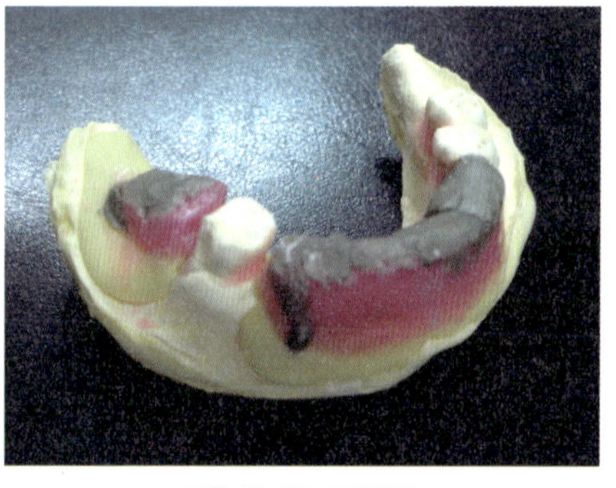

그림 10-18. 교합채득.

Key Words

인공치아 배열: 틀니 제작 시, 환자의 상태에 가장 적절한 모습으로 인공치아를 나란히 심는 것

아크릴 의치상: 틀니의 인공치아를 제외한 분홍빛의 아크릴판, 틀니의 아크릴 틀

(4) 인공치아 배열(tooth arrangement)(그림 10-19, 10-20)

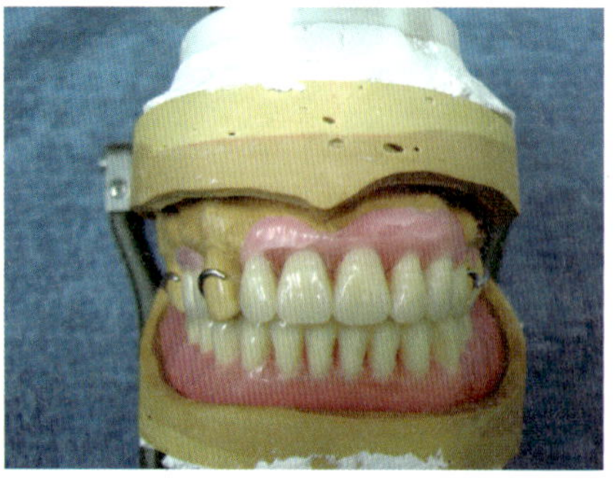

그림 10-19. 인공치아 배열(앞).

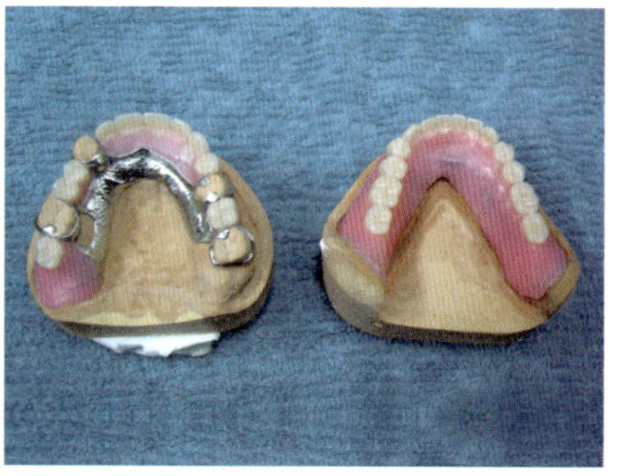

그림 10-20. 인공치아 배열(위).

(5) 국소의치 및 총의치의 장착

치과의사는 환자(대상자)의 구강 내에 국소의치 및 총의치를 장착하여 교합과 기능을 진찰하고 조정해 준다.

(6) 환자(대상자) 교육

더운 환경에서는 아크릴 의치상이 변형될 수 있기 때문에 보철물을 쓰지 않을 때는 물이나 습기가 있는 밀봉용기에 보관하도록 교육한다. 구강환경을 지속적으로 관리하고 어떤 문제가 있으면 치과에 내원하도록 한다.

환자(대상자)에게 국소의치 및 총의치를 장착하고 1~2일 경과 후 다시 내원하도록 진료약속을 잡는다.

- 의치는 청결하게 의치용 칫솔로 닦는다.
- 취침 시는 의치를 빼서 물컵 속에 보관하며, 잇몸조직이 쉬도록 한다.

2) 임시의치

치아 발거 후 최종적으로 국소의치나 총의치를 장착하기 전까지 임시의치를 장착하게 된다(그림 10-21, 10-22).

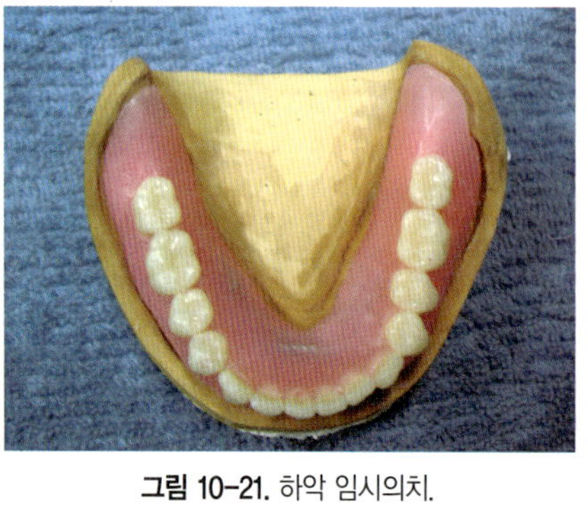

그림 10-21. 하악 임시의치.

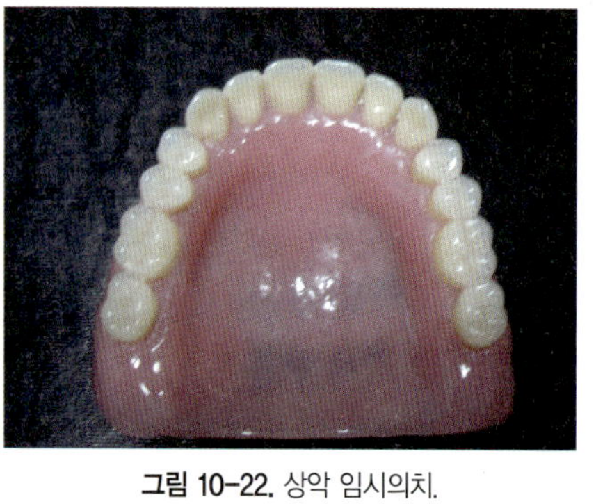

그림 10-22. 상악 임시의치.

3) 의치의 이장과 개상

의치의 이장(relining)은 의치의 조직면을 고쳐서 다시 적절한 적합을 얻는 것이다. 개상(rebasing)은 치아의 교합관계는 변화시키지 않으면서 의치상 전부를 바꾸는 방법을 말한다. 보통 의치를 해 넣고 수년이 경과하면 구강내 조직의 변화와 치조골의 퇴축으로 의치가 헐거워지므로, 이장이나 개상을 수행해 주는 경우가 많다.

생각해보기

30대 여성 환자가 상악 우측 제2소구치 결손 부분의 가공의치 수복을 위해 내원하였다. 어떤 재료로 몇 단위 가공의치를 제작하는 것이 바람직하며, 필요한 지대치와 가공치 수는 몇 개일까?

Key Words

이장: 헐거워진 틀니에 의치 조직면을 고치고, 합성수지 성분의 물질을 더 첨가시켜 적합성을 높이는 행위

개상: 의치의 아크릴 틀에 합성수지 성분을 더욱 첨가시켜 적합성을 좋게 하는 행위

Key Words

확인 학습

1. 치아삭제 준비물을 열거해보자.

2. 기공의뢰서에 포함되어야 할 내용이 무엇인지 생각해보자.

3. 인공치의 종류와 장단점을 생각해보자.

4. 국소의치를 착용한 환자의 교육을 이야기해보자.

5. 총의치를 착용한 환자의 교육을 이야기해보자.

제 11 장
치주 진료보조

학습목표

- 치주질환에 영향을 주는 치면세균막과 치석의 중요성을 설명할 수 있다.
- 포괄적인 치주조직의 검사에 요구되는 검사방법을 설명할 수 있다.
- 치주치료 및 치주수술 시 사용되는 기구를 열거하고 간호조무사 역할을 설명할 수 있다.

치주학은 치아지지조직(골과 인대)에 발생한 병의 원인과 예방법 및 치료법을 다루는 치과의 한 분야이다. 치주병은 성인에서 치아상실의 주요한 원인이다. 치주병을 일찍 발견하여 치료하기만 하면 대부분의 사람들은 평생 동안 자신의 치아를 유지할 수 있다.

1 치주질환

치주질환은 치아를 지지하는 치은과 치조골(alveolar bone)의 병적 변화를 말한다. 대부분의 치주질환은 세균으로 인한 염증이지만 구강 내의 다른 조건, 즉 치석과 같은 것에서 영향을 받을 수도 있으며 당뇨병 같은 전신적 요인으로 기인될 수도 있다.

1) 치은염

치은염은 치은조직의 염증을 말한다. 치은염의 특징적인 증상은 발적, 부종(swelling, edema) 출혈 경향이다. 초기 치은염에서는 치은퇴축이나 결합조직과 골의 소실은 나타나지 않는다.

2) 치주염

치주염은 치은염이 만성적으로 진행되면서 치은퇴축과 결합조직, 골의 소실이 나타나는 증상으로 심해질 경우 치아가 많이 흔들리게 되어 치아를 발거할 수 있다.

2 치주질환을 일으키는 요인

1) 치면세균막(플라그[plaque])

치면세균막은 치석과 함께 치은염증의 원인이며 치주질환의 주요 원인이 된다.

치아에 아주 얇은 막을 형성하는데 구강관리가 잘되는 경우에는 칫솔질로 제거할 수 있다. 구강관리가 소홀해지는 경우 치석으로 진행되며, 치주질환을 야기시킨다(그림 11-1).

2) 치석(calculus)

치석은 광질이 침착된 치면세균막이 딱딱하게 굳어진 덩어리로, 자연치아, 인공치관 등 치아와 치은 사이에 부착되어 있다. 치석침착이 지속될수록 치은염증 및 퇴축이 반복되면서 치조골이 파괴된다. 치석은 칫솔질이나 다른 치면세균막 관리방법으로는 제거되지 않는다. 치석은 치주병의 발생을 일으키는 요인이다(그림 11-2).

3) 전신질환에 의한 요인

만성질환을 가지고 있는 경우 장기간 약물 복용 등으로 치은의 염증을 야기시킬 수도 있기 때문에 치주치료 전에 반드시 전신질환 병력을 확인하여야 한다.

4) 부적절한 교합(부정교합)으로 인한 구강관리의 어려움

치아가 고르지 못한 경우 칫솔질이 어렵기 때문에 치면세균막과 치석이 쉽게 생

Key Words

치조골: 치아를 둘러싸고 있는 골조직

염증: 위해 자극에 대한 조직의 방어 증상. 염증의 4대 증상은 발적, 부종, 발열, 동통이며 기능장애를 동반하기도 함

발적: 모세혈관의 출혈, 충혈로 염증 부위가 빨갛게 됨

부종: 붓는 현상

치은퇴축: 잇몸이 아래로 내려감

결합조직: 상피 아래에 있는 연조직의 일부

광질: 석회질, 칼슘과 인 성분으로 된 무기질

침착: 들러붙는 것

치석: 치아 주위에 광질이 부착된 것

길 수 있다. 또한 전치의 개방교합(open bite)인 경우 구강건조증이 생겨 치주 상태를 더 악화시킬 수도 있다(그림 11-3).

Key Words

개방교합: 앞니의 앞부분 상·하 치아가 다물어지지 않고, 항상 조금 벌어져 있는 상태

구강건조증: 구강내 입마름증

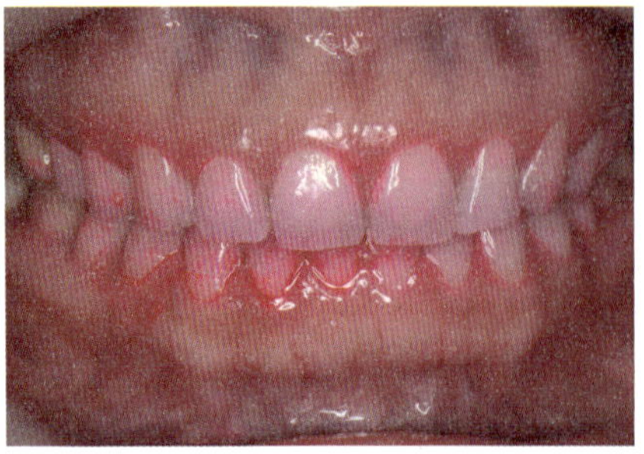

그림 11-1. 치면착색제를 이용한 치면세균막.

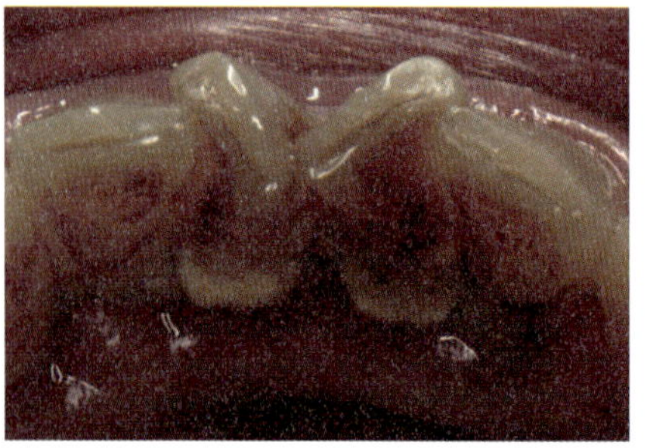

그림 11-2. 하악 전치 설면에 침착된 치석.

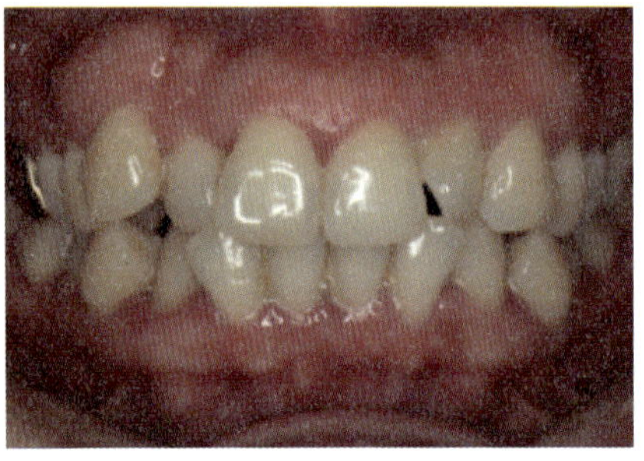

그림 11-3. 고르지 못한 치아의 치은염증.

③ 치주질환 진행과정

1) 치면세균막 생성

치면세균막은 치아 표면에 구강내 세균이 점착성으로 부착하여 하얗게 피막을 형성하는 것을 말한다. 이 얇은 피막층은 칫솔에 의해 쉽게 제거가 된다.

2) 치석생성

치석이란 치면세균막(dental plaque)이 타액과 치은열구(치아와 잇몸 사이의 공간) 내의 칼슘(Ca), 인(P) 등의 무기질이 침착되어 돌덩이처럼 단단하게 석회화가 된 상태를 말하며 정기적인 스케일링(scaling)을 통해 제거해야 한다.

스케일링: 치석제거와 치면 연마

3) 치은염증으로 인한 출혈, 부종

치면세균막과 치석을 제거하지 않고 방치했을 경우 치은에 염증이 생기면서 칫솔질 시 출혈이 있거나 치은이 붓는 현상이 나타난다.

4) 치주낭의 형성

치주낭은 세균과 그 부산물 등의 국소적인 자극원에 의하여 발생하는데 치은열구가 병적으로 깊어진 부분으로 치주병의 중요한 임상적 특징이다. 이 상황이 방치되면 치주낭(periodontal pocket)의 형성이 계속 진행되어 주위 치주조직의 파괴를 야기한다.

5) 치조골의 파괴로 치은퇴축 현상

치주조직 중 치조골의 파괴가 심하게 일어나면서 동시에 치은퇴축 현상도 함께 진행된다.

6) 치근이개부 병소

치근이개부 병소(그림 11-4)는 치주병으로 노출된 이근분지부와 삼근분지부에서의 골소실을 말한다.

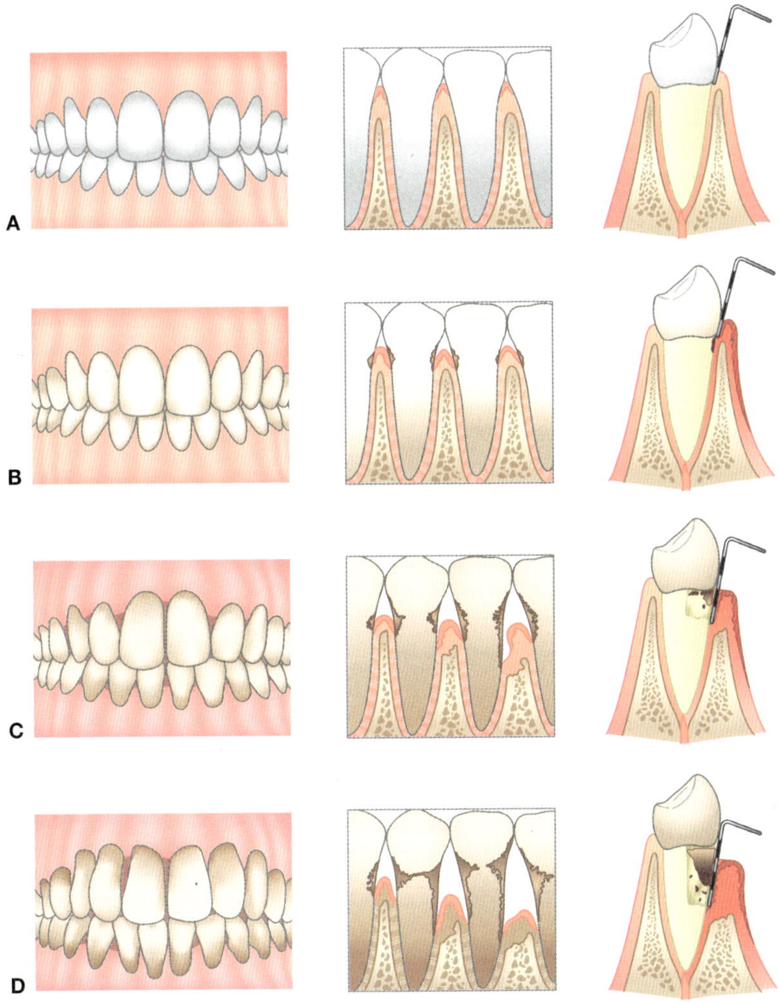

그림 11-4. 치근이개부 병소. **A,** 정상. **B,** 경미한 치은염. **C,** 진행된 치주염. **D,** 치조골이 파괴된 치주질환.

Key Words

치주낭: 치은열구가 깊어져서 깊은 골짜기가 생긴 것

치근이개부: 치근(치아뿌리)에 의해 갈라져 나오는 부분

골소실: 잇몸에 염증이 만성으로 심할 때 치조골이 파괴되고 소실되어 골의 높이가 낮아짐

4 치주질환의 진단

Key Words

문진: 환자에게 물어보아서 알게 되는 진단법

출혈지수: 잇몸에 피가 나는 정도

교합성 외상: 아래윗니가 맞물릴 때 어느 한 특정 부위의 치아만 조금 먼저 닿게 되어서, 지속적인 만성 자극을 받음으로써 생긴 치주 파괴 현상

1) 전신 및 구강병력의 문진

치주질환 치료에 영향을 미칠 수 있는 전신질환을 파악하기 위하여 전신병력에 대한 문진을 한다.

2) 치아검사

치아검사는 치주질환에 걸렸을 때 나타나는 치아의 증상과 징후에 초점을 맞춘다.

3) 치은

치은을 검사할 때는 색, 크기, 외형, 단단한 정도, 표면 질감, 출혈 정도를 본다.

4) 치주검사

치주검사는 치면세균막과 치석의 양, 치은의 변화, 치주낭의 존재 여부, 출혈 여부, 부적절한 교합 등에 대한 평가를 말한다.

5) 치주낭 깊이 측정

치주낭의 깊이는 치주탐침을 이용하여 측정한다(정상 치은열구의 깊이는 2~3mm 이하). 4~5mm 이상이 되면 치주낭이 깊다고 판단하고 일반적으로 진행된 치주병 상태이다.

6) 출혈지수

치은염의 심도는 치주낭 깊이 측정 후 관찰되는 출혈량으로 측정할 수 있다.

다양한 출혈지수가 사용되는데, 어떠한 지수든지 건강한 치은에서는 출혈이 나타나지 않는다.

7) 교합분석

치주조직이 건강하게 유지되려면 적절한 교합력이 요구된다. 과도한 힘이 가해지면 교합성 외상이 야기될 수 있다. 치아에 과도한 교합력이 가해지는지를 파악하기 위하여 환자(대상자)의 교합을 평가한다.

8) 방사선사진을 통한 평가

방사선사진은 치주질환을 진단하는 데 유용한 수단이다(그림 11-5).

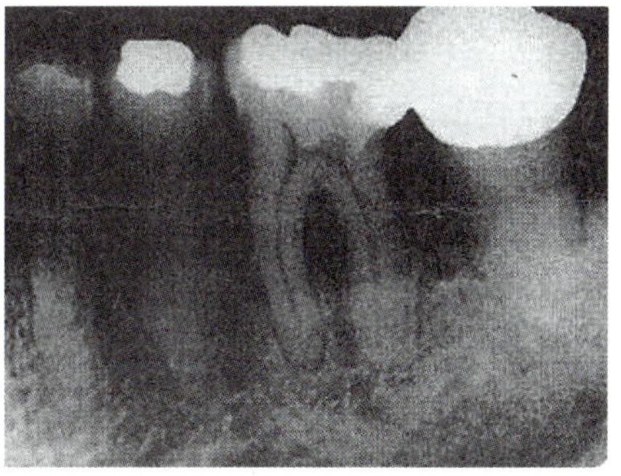

그림 11-5. 치조골 파괴가 진행되고 있는 구치부 방사선사진.

Key Words

5 치주치료 기구 및 재료

1) 치주탐침(그림 11-6)

수 mm 단위로 눈금이 매겨진 치주탐침은 치주낭 깊이를 측정하는 데 사용된다.

2) 탐침(익스플로러)

치주병 진료 시 탐침은 치석이 침착된 위치를 확인하고, 시술자에게 치근면의 활택도에 관한 정보를 제공하는 데 사용된다(그림 11-7).

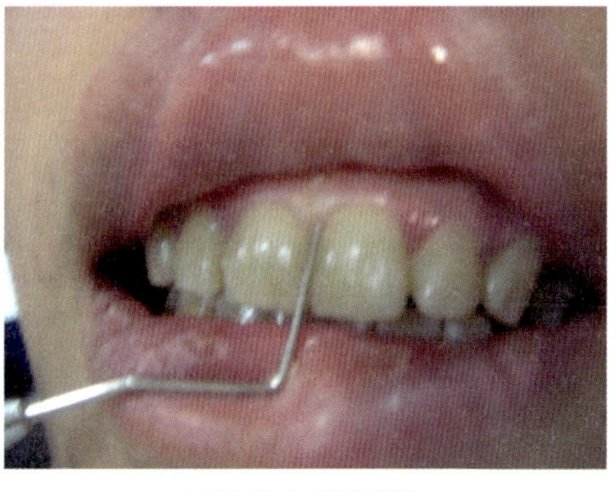

그림 11-6. 치주탐침.

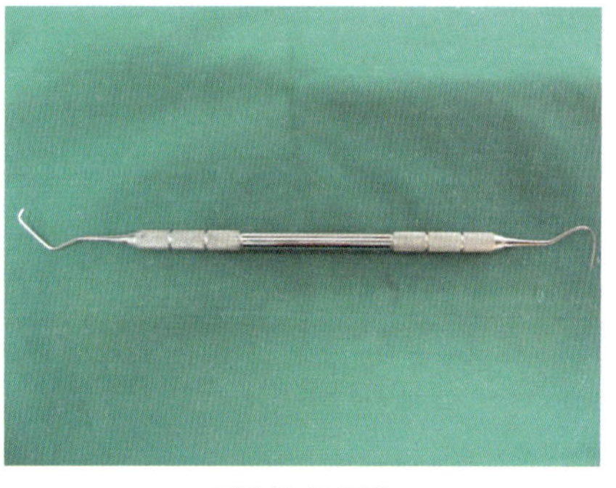

그림 11-7. 탐침.

3) 초음파 치석제거기

초음파 치석제거기(그림 11-8)는 고주파의 음파를 기구 말단부의 매우 빠른 진동(초당 20,000~40,000회)으로 변환시키는 장치이다. 기구의 말단부에 물을 뿌림으로써 열 발생을 차단한다(그림 11-9). 초음파 치석제거기는 치석제거와 치주소파 및 치근활택에 사용될 수 있다.

소파: 큐렛으로 긁어서 깨끗하게 하는 행위

Key Words

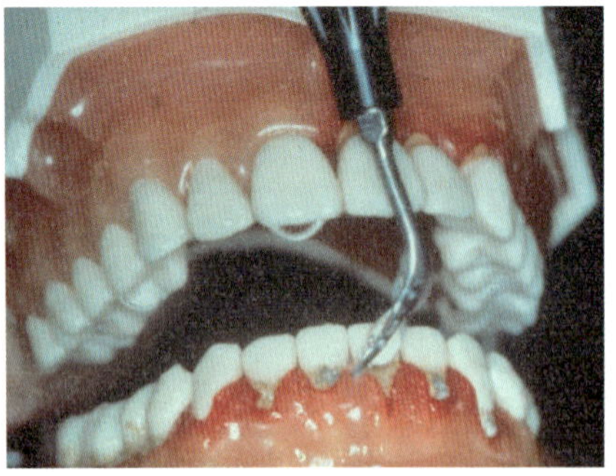

그림 11-8. 초음파 치석제거기의 적용.

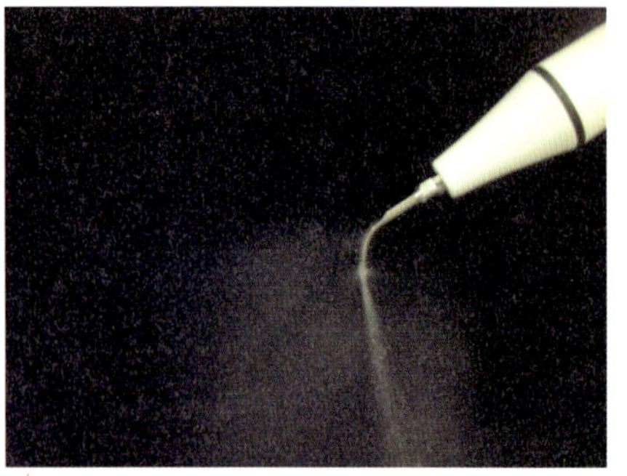

그림 11-9. 물이 뿌려지고 있는 초음파 치석제거기.

4) 치석제거기(스케일러)

시클 치석제거기는 주로 큰 치은연상 치석을 제거하는 데 사용된다. 경부가 곧고 긴 시클 치석제거기는 전치부의 치석을 제거하는 데 사용되며, 경부가 구부러진 시클 치석제거기는 구치부의 치석을 제거할 수 있도록 고안되었다(그림 11-10).

큐렛: 칼날 끝이 작은 국자 모양 기구. 찌꺼기를 퍼내는 데 쓰임

5) 큐렛

큐렛은 치석제거기를 사용한 후에 치석제거를 마무리하고 치근면을 활택하게 하기 위하여 사용된다(그림 11-11).

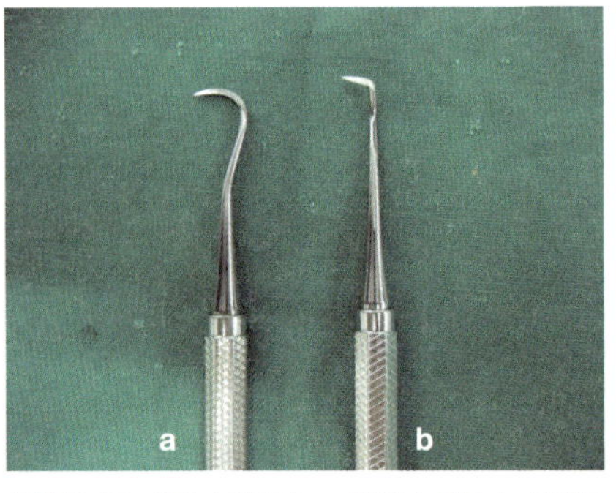

그림 11-10. 시클 스케일러. a, 전치부 시클. b, 구치부 시클.

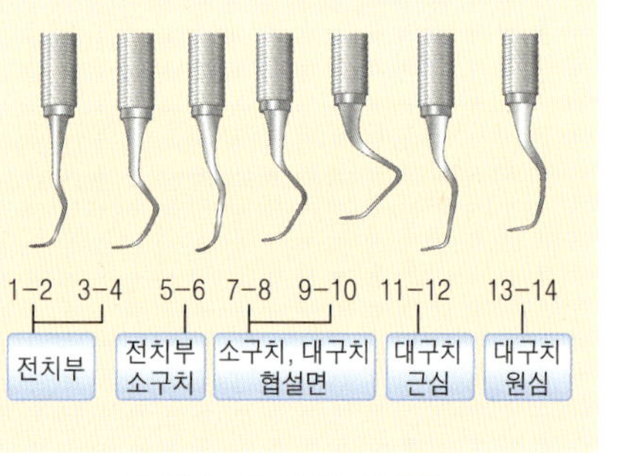

그림 11-11. 그레이시 큐렛.

포대: 팩(예, 피부미용용 팩)

6) 치주포대

치주포대는 수술 부위를 덮는 붕대와 같은 역할을 한다. 치주포대는 산화아연 유지놀 포대, 비유지놀 포대, 광중합 포대로 나누어진다. 가장 널리 사용되는 포대는 비유지놀 포대로서 두 개의 튜브로 구성된다. 하나는 기저재(베이스)이고 또 하나는 촉진제이다. 이 재료는 혼합과 부착이 쉽고, 표면이 매끄러워 환자(대상자)에게 불편감을 주지 않는다. 따뜻한 온도에 노출되면 경화 시간이 매우 빠르므로 미리 혼합하여 저장할 수 없다(그림 11-12).

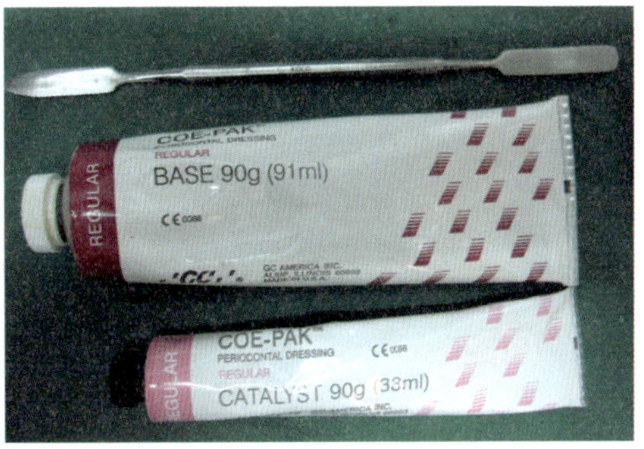

그림 11-12. 비유지놀 포대: 코팩(Coe-pak).

6 치주치료 종류

1) 치석제거(스케일링[scaling])

치석제거는 날카로운 치주기구로 치면에서 치석을 제거하는 술식이다. 치은연하 치석을 제거하고 나면 백악질이 이미 괴사되었거나 치석제거로 인한 홈이나 열구가 생김으로 인하여 치근면에 거친 부분이 남아 있을 수 있다. 이러한 치근면이 평탄해지도록 치근활택술을 시행하여야 한다.

2) 치근활택(root planning)

치근활택은 치근에 붙어 있는 괴사 백악질과 치석을 제거하는 진료행위이다. 치근활택 후에 치근면은 평탄해져서 유리 같은 모양이 된다. 평탄한 치근면에는 치석이 잘 침착되지 못하며 환자(대상자)가 관리하기도 더 쉽다.

3) 치은소파(curettage)

치아 표면을 치료하는 치석제거와 치근활택에 덧붙여 일부 환자(대상자)들은 치은소파도 필요로 한다. 치은연하소파라고도 하는 치은소파는 치주낭의 치은 쪽 벽을 긁는 진료행위이다. 이러한 진료는 치주낭벽의 괴사조직을 제거하기 위하여 시행한다.

4) 치주절제술(gingivectomy)

치주절제술은 치주낭벽의 과잉 조직을 제거하는 수술법인데 치주낭을 빨리 줄이고자 할 때 유용하다. 가장 기본적인 치주치은 수술법으로는 치은절제술과 치은성형을 들 수 있다.

5) 치주판막술(flap operation)

염증치주조직을 절제하고 치은조직을 젖힌 후 치근 깊숙이 존재하는 부패물, 염증조직, 괴사조직 등을 모두 긁어내는 치주수술이다.

Key Words

괴사: 조직의 한 부분이 죽는 것

치근활택: 치아뿌리면을 매끈하게 만드는 작업

치은소파: 치주낭에 고인 부패물을 긁어내어 깨끗하게 함

치주절제술: 잇몸을 잘라내는 수술

치주판막술: 치주낭 깊숙이 있는 부패 조직을 제거하는 치주수술

Key Words

7 치주수술 후 주의사항

1. **불편:** 특히 수술 직후 24시간 동안 어느 정도 불편감을 느낄 수 있다. 진통제나 소염제, 항생제를 처방하기도 한다.
2. **치주포대:** 포대 아래로 분명한 출혈 증상이 보이면 바로 치과를 방문하도록 한다. 포대 일부가 떨어지더라도 동통이나 출혈이 없으면 대개는 포대를 다시 부착할 필요가 없다.
3. **양치:** 수술 후 하루 동안은 양치를 하지 않도록 한다. 하루가 지나면 따뜻한 소금물로 양치할 수 있다.
4. **식이:** 정상적인 식이가 권장된다. 딱딱한 음식, 술, 신 과일 및 매운 음식은 피한다.
5. **활동:** 처음 2~3일은 과도한 운동을 하지 않는다.
6. **가정구강관리:** 수술 부위 외의 구강내 부위는 정상적으로 이를 닦고 필요에 따라 구강양치용액이나 치실도 사용하여야 한다.
7. **술 후 내원:** 수술 1주 후쯤에 수술 부위의 검사를 위하여 포대를 제거하게 된다. 대개 포대를 제거하고 난 후 다시 포대를 부착할 필요는 없다.

8 계속관리

치주건강을 유지하기 위해서는 주기적인 방문과 유지관리가 중요하다. 치주 상태에 따라 1개월, 3개월, 6개월 주기로 내원하여 계속관리를 하는 것이 좋다.

9 간호조무사의 역할

1. 치주검진 결과에 따라 환자(대상자)에게 필요한 치주치료의 종류를 파악하고 기구 준비를 할 수 있어야 한다.
2. 치주수술 시 환자(대상자)의 적극적인 진료 협조를 도우며, 시술자가 원활히 시술할 수 있도록 진료보조 역할을 수행한다.
3. 치주치료 및 수술이 완료되면 해당 진료의 주의사항에 대해 설명하고 다음 내원 시기를 알려 준다.
4. 치주포대를 했을 경우 제거에 필요한 기구 및 재료를 준비하여 치은에서 부드럽게 제거 후 따뜻한 생리식염수(saline)로 조직을 세정하도록 한다. 치주포대의 제거 임상과정은 다음 쪽에서 다룬다.
5. 정기적인 치과검진이 건강한 치주조직을 유지하는 데 도움이 된다는 것을 설명할 수 있어야 한다.

생리식염수: 0.9% 소금물

Key Words

분주 시린지: 생리식염수 등 약제나 소독제를 분사할 수 있도록 고안된, 주사바늘이 날카롭지 않은 대형 주사기

임상과정 11-1. 치주포대의 제거

준비물

- 스푼 엑스카베이터
- 치실
- 분주 시린지
- 봉합사 절단용 가위
- 따뜻한 식염수
- 고속흡입기 팁과 타액배출기

치주포대 제거

1. 스푼 익스카베이터를 포대 변연 아래로 부드럽게 집어넣는다.
2. 외측으로 힘을 가하여 포대를 조직에서 부드럽게 들어 올린다(그림 11-13).
   이유: 그 부위가 여전히 민감할 수 있으며 새로 치유된 조직은 섬세하여 쉽게 손상된다.
3. 봉합사가 포대에 묻혀 있으면 봉합사를 잘라낸다. 조직에서 봉합사를 제거한다.
4. 치아 사이에 남아 있는 모든 포대 조각들을 제거하기 위하여 치실을 부드럽게 사용한다.
5. 표면의 잔사를 제거하기 위하여 따뜻한 식염수로 전 부위를 부드럽게 세정한다(그림 11-14).

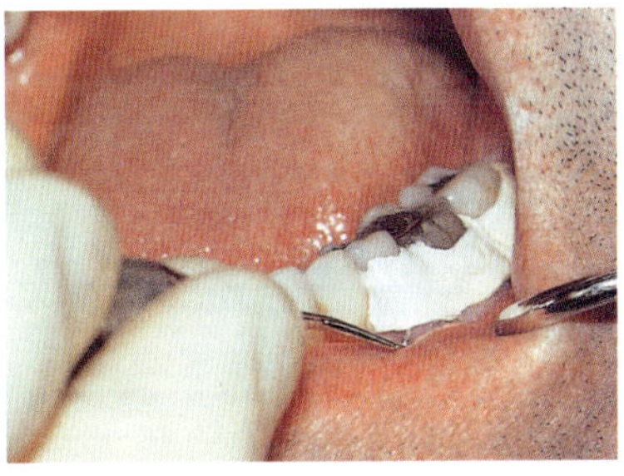

그림 11-13. 포대를 부드럽게 수술부에서 제거한다.

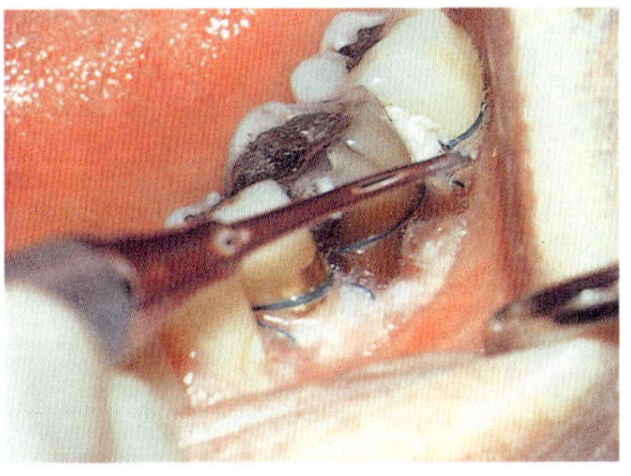

그림 11-14. 모든 포대 조각들을 제거하여야 하며, 그 부위는 세정하도록 한다.

6. 구강 내의 수분을 제거하기 위하여 고속흡입기 팁과 타액배출기를 조심스럽게 사용한다.

생각해보기

치은염은 가장 흔한 질병이면서, 동시에 쉽게 치료할 수 있는 질병이기도 하다. 거울로 나의 입 안에서 잇몸을 관찰하고 치은염이 있는지 평가해본다. 만일 치은염이 있다고 생각한다면 이유는 무엇인지, 치료와 예방 방법은 무엇인지 토론해보자.

Key Words

확인 학습

1. 치면세균막과 치석에 관하여 설명해보자.

2. 치주진료에 사용되는 기구의 종류를 나열해보자.

3. 치주수술 후 환자 교육에 대해 말해보자.

제12장
치과교정 진료보조

학습목표

- 부정교합의 유형을 설명할 수 있다.
- 교정진단 자료들의 유형을 나열할 수 있다.
- 고정식 교정장치의 구성 요소들을 설명할 수 있다.
- 헤드기어의 사용과 기능에 대하여 설명할 수 있다.
- 교정을 할 때 올바른 식습관과 구강관리의 중요성을 가르칠 수 있다.

치과교정학은 치아안면 구조물의 성장과 발육을 유도하고, 치열의 부정교합을 예방하고 치료하며, 저작기능과 안모를 개선하는 학문이다. 가철성 교정장치와 고정성 교정장치, 구내 교정장치와 구외 교정장치를 이용하여 치료를 하며, 대개 수개월에서 수년까지 장기간의 치료를 필요로 하는 경우가 많다.

1 부정교합

Key Words

총생: 치아가 겹쳐서 배열된 상태

1) I급(부정교합)

상하 구치부는 정상적으로 맞물리나 전치부에 배열 이상, 총생(치아겹침)(그림 12-1), 견치의 돌출, 치아의 회전 등으로 치열에 이상이 있는 경우이다.

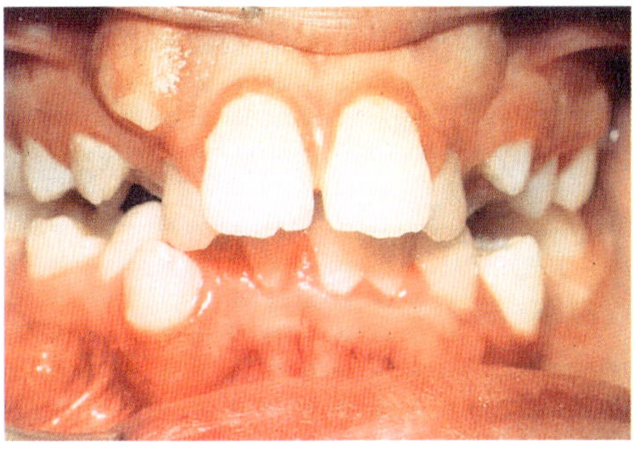

그림 12-1. 총생으로 배열이 흐트러진 치아들

2) II급(원심교합)(그림 12-2)

상악 전치부 치아가 과도하게 앞으로 나와 있는 경우이다. 뻐드렁니 또는 옥니가 있다.

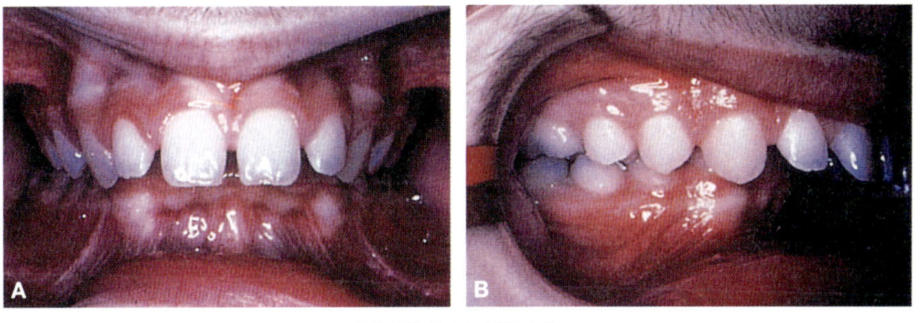

그림 12-2. II급 부정교합.

3) III급(근심교합)(그림 12-3)

아래턱이 앞쪽으로 많이 나와 있는 경우이다. 주걱턱이 있다.

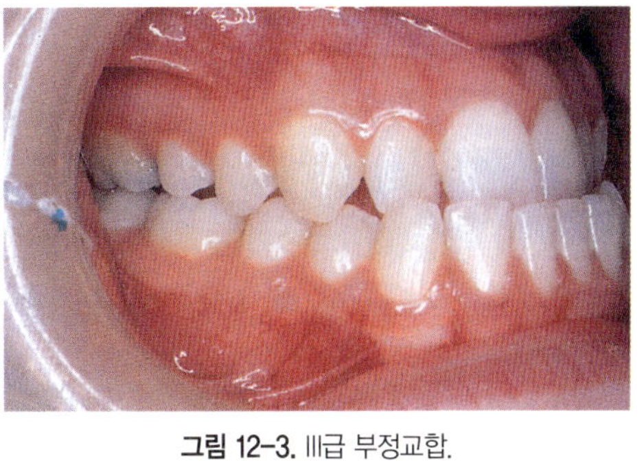

그림 12-3. III급 부정교합.

Key Words

수평피개교합: 뻐드렁니

수직피개교합: 옥니

4) 부정교합과 관련된 요인들

대부분 환자(대상자)의 교정적 문제들은 성장, 유전자, 환경, 기능적 원인들의 상호작용 때문에 일어난다.

- 밀집된 정렬되지 않은 치아들이 부정교합의 가장 흔한 요인이다.
- 수평피개교합은 상악 절치들의 과도한 돌출이다.
- 수직피개교합은 상악 절치들의 심피개(deep bite)교합을 했을 때 아래 치열이 보이지 않는다(그림 12-4).
- 개방교합은 상악 절치들의 수직적 포개짐 정도가 부족해 전치들 간의 틈을 형성하는 경우이다. 앞니가 항상 조금 벌어져 있다.

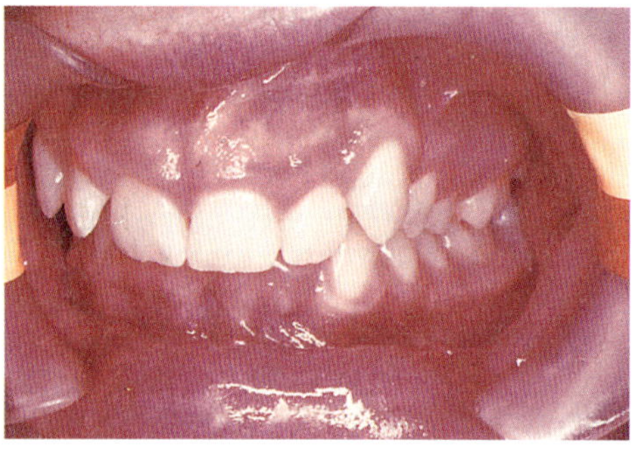

그림 12-4. 수직피개교합.

치료계획: 치료방법, 치료항목, 치료기간, 내원 횟수 등을 전반적으로 계획하는 단계

2 진단과 치료계획

첫 내원 시에는 진단과 치료계획을 세우기 위한 자료를 채득한다. 환자(대상자)의 진단은 환자 상담, 각종 검사, 진단 자료를 통해 습득한 정보에 기초한다.

1) 교정진단

- 상 · 하악 진단모형(study model)
- 파노라마 방사선사진 촬영
- 측면두부계측 방사선사진 촬영
- 두경부방사선사진 촬영(PA view)
- 구강내, 구강외 일반사진

2) 치료계획

치과의사의 진단에 따라 어떠한 장치물로 치료할 것인가를 결정한다.

Key Words

3) 상담

교정치료는 기간도 오래 걸리고 비용도 많이 소요되며, 복잡한 구강내 장치물로 인한 구강위생 관리의 어려움도 많기에 의료진과 충분히 상담하여야 한다.

4) 안모의 형태 평가

교정치료의 이상적인 목표는 불균형을 수정하여 안면의 대칭성을 인지하고 향상시키기 위해서다. 안모의 대칭성, 비율, 입술의 돌출 정도 등을 평가한다.

5) 구강건강의 평가

구강환경의 평가와 예방 외에도 철저한 경조직과 연조직의 검사가 모든 교정 전에 완료되어야 한다. 모든 치주낭의 검사가 기록되어야 한다.

6) 악골과 교합기능의 평가

환자(대상자)의 교합을 검사하고 기능을 조사한다.

7) 사진

구외 사진과 구내 사진을 촬영한다. 구외 사진은 정면과 측면에서 촬영한다. 구내 사진은 정면에서 전치부를 보여 주는 사진과 교합면, 측면 사진 등을 포함한다. 일정한 배율로 표준화된 사진을 얻기 위해서는 특별한 치과용 카메라가 필요하다.

8) 방사선사진

교정 환자(대상자)에게 자주 찍는 방사선사진은 측면두부계측 방사선사진(cephalometer)이다. 이 구외 방사선사진으로 부정교합, 두개골, 안면골 및 연조직에 대한 해부학적 기초를 평가할 수 있다. 연속적인 측면두부계측 방사선사진을 교정 전, 교정 중, 교정 후에 채득하여 중첩하면 악골과 치아 위치의 변화 등을 연구할 수 있다(그림 12-5).

측면두부계측 방사선사진: 환자의 두경부를 옆에서 찍은 방사선사진

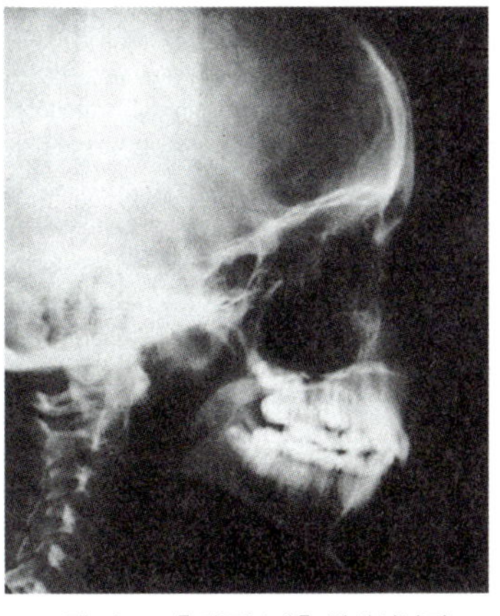

그림 12-5. 측면두부계측 방사선사진.

Key Words

투사도: 방사선사진상에서 해당 구조의 크기, 길이, 각도 등을 측정하기 위해 반투명 종이에 그대로 그려보는 것

증례 설명: 각 환자별 치료의 진행과정을 이해하기 쉽도록 정리, 설명

고무결찰링: 교정용 철사와 치아에 부착된 장치물을 연결하여 지속적인 힘을 가하도록 고안된 작은 고무링

9) 측면두부계측 방사선사진 분석

측면두부계측 방사선사진 분석은 방사선사진에서 직접 분석하지 않고 투사도(tracing)나 직접 계측점을 표시한 형태로 시행되어 선택된 각 점 간의 관계를 강조한다.

10) 진단모형

교정 진단용 모형은 모형 석고(plaster)를 이용해 만든다. 경석고보다 석고를 많이 사용하고 증례 설명과 보존을 위해 깔끔한 모형 제작이 가능하다.

3 교정진료 기구

1) 양날 기구

- 교정용 스케일러는 브라켓의 부착 시, 고무결찰링의 제거 시 및 과도한 접착제나 시멘트의 제거 시 사용된다(그림 12-6).
- 결찰 유구탐자(ligature director)는 사용자가 호선 아래로 결찰되어 잘린 마무리를 밀어 넣을 수 있게 한다(그림 12-7).
- 밴드 플러거(band plugger)는 고정식 장치의 대구치 밴드를 안착시키는 것을 도울 수 있도록 끝이 둥근 톱니 모양으로 되어 있다(그림 12-8).
- 바이트 스틱(bite stick)은 삼각형 스테인리스스틸로 구성된 톱니 모양 작용부와 플라스틱 손잡이로 구성된다(그림 12-9).
- 브라켓 부착 핀셋(placement tweezers)은 끝이 길고, 미세한 톱니 모양으로 이루어진 부리가 있는 역작용 핀셋이다. 이것들은 브라켓을 치아에 옮기고 위치시키는 데 사용된다(그림 12-10).

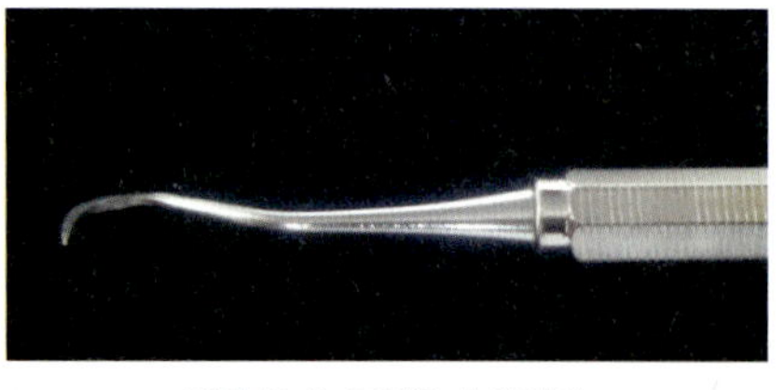

그림 12-6. 교정용 스케일러.

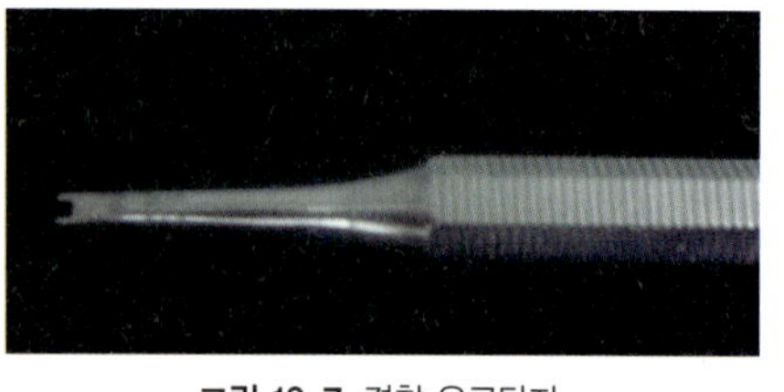

그림 12-7. 결찰 유구탐자.

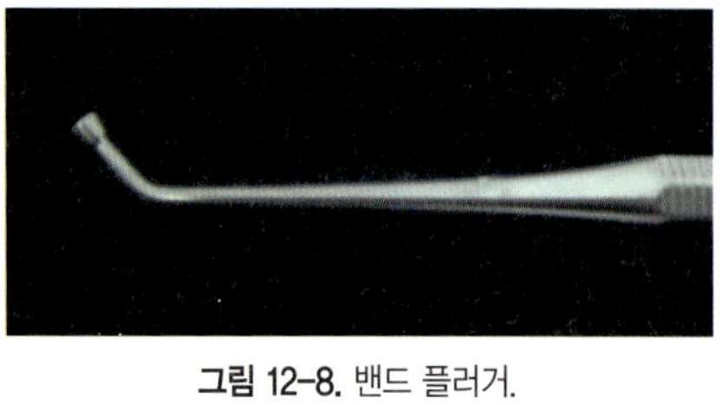

그림 12-8. 밴드 플러거.

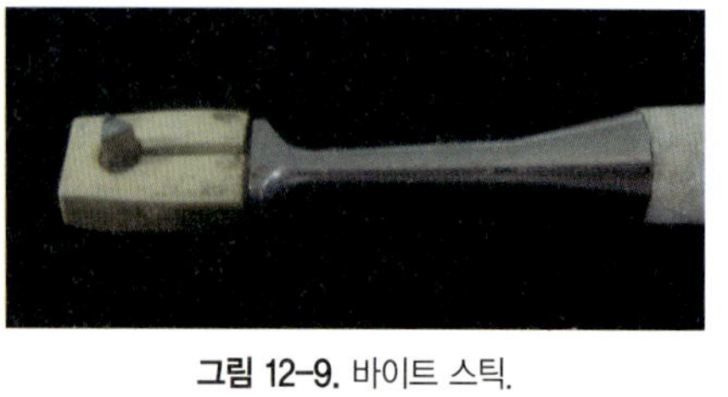

그림 12-9. 바이트 스틱.

Key Words

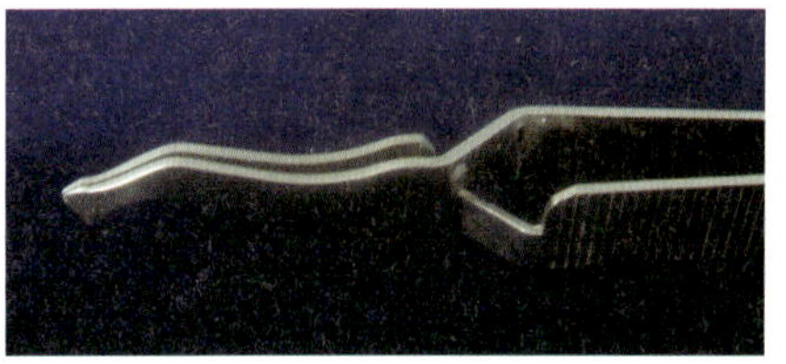

그림 12-10. 브라켓 부착 핀셋.

2) 플라이어

- 새부리 모양 플라이어(bird-beak pliers)는 고정식 및 가철식 교정장치 모두에서 호선을 구부리는 데 유용하다(그림 12-11).
- 말단부 절단기(distal end cutter)는 호선이 고정식 장치의 협측관(buccal tube)에 위치된 후 와이어 말단부를 자르고 잡고 있을 수 있다(그림 12-12).
- 핀 및 결찰선 절단기(pin-and-ligature cutter)는 호선이 브라켓 주위에 결찰(조여지게)된 후 결찰선들을 자른다(그림 12-13).
- 웨인갓 다용도 플라이어(Weingart utility pliers)는 모든 위치에 접근이 용이하도록 미세한 톱니 모양의 가는 부리를 가지고 있다. 이것들은 호선을 위치시키는 데 사용된다(그림 12-14).
- 후방 밴드 제거기(posterior band remover)는 치아에 압박을 가하거나 환자(대상자)에게 불편감을 주지 않고 밴드를 제거할 수 있다(그림 12-15).
- 쿤 결찰용 플라이어(Coon ligature-tying pliers)는 결찰선을 묶기 좋도록 미세한 톱니 모양의 좁은 부리를 가지고 있다(그림 12-16).
- 메튜플라이어(Mathew pliers)는 분리기(seperator)나 결찰선 같은 것을 잡고 유지하도록 고정된 손잡이가 있는 가는 톱니 모양 부리가 있다(그림 12-17).

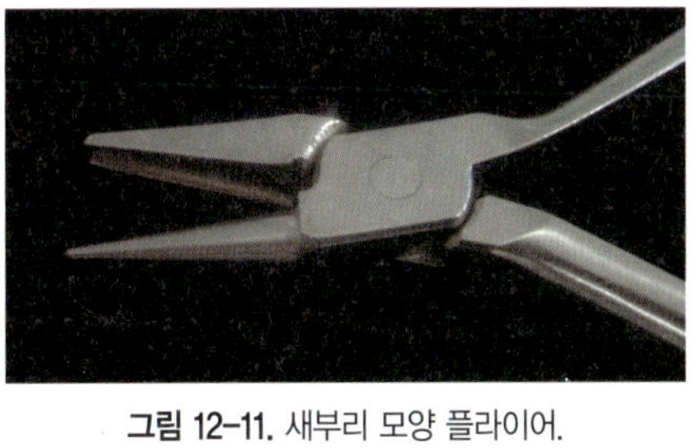

그림 12-11. 새부리 모양 플라이어.

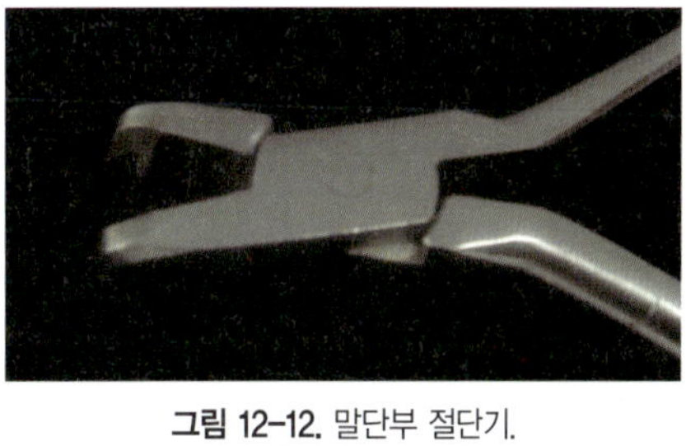

그림 12-12. 말단부 절단기.

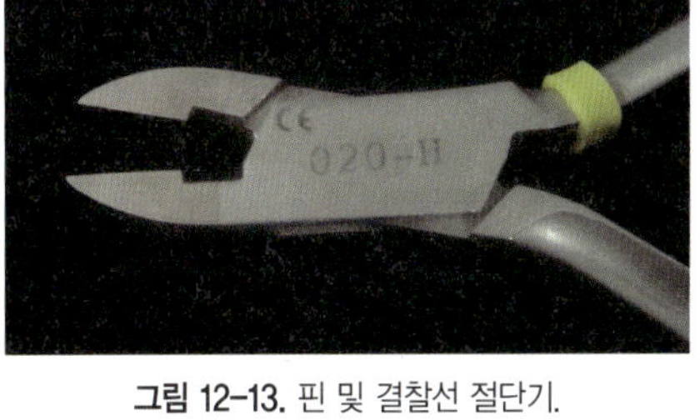

그림 12-13. 핀 및 결찰선 절단기.

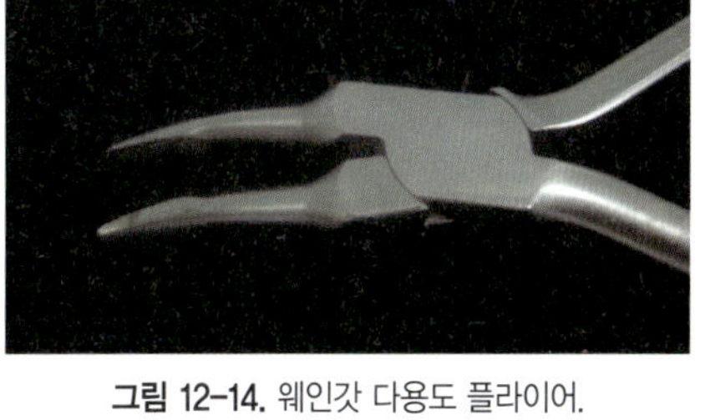

그림 12-14. 웨인갓 다용도 플라이어.

Key Words

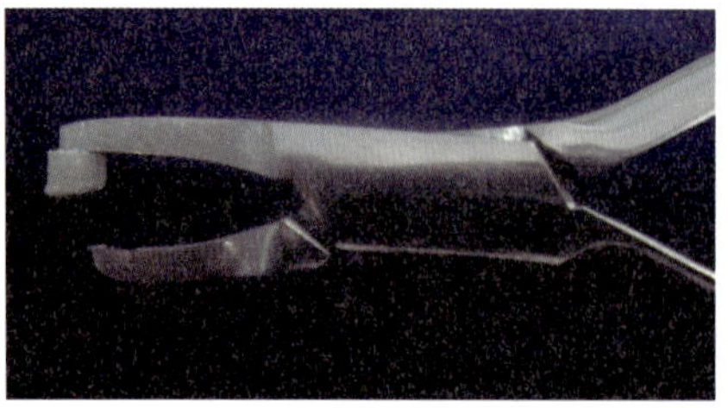

그림 12-15. 후방 밴드 제거기.

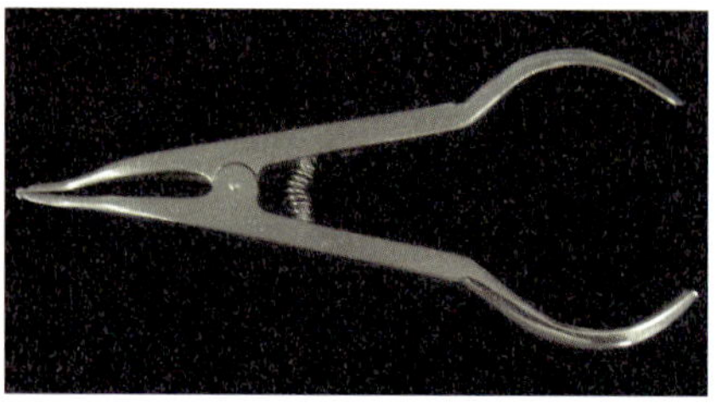

그림 12-16. 쿤 결찰용 플라이어.

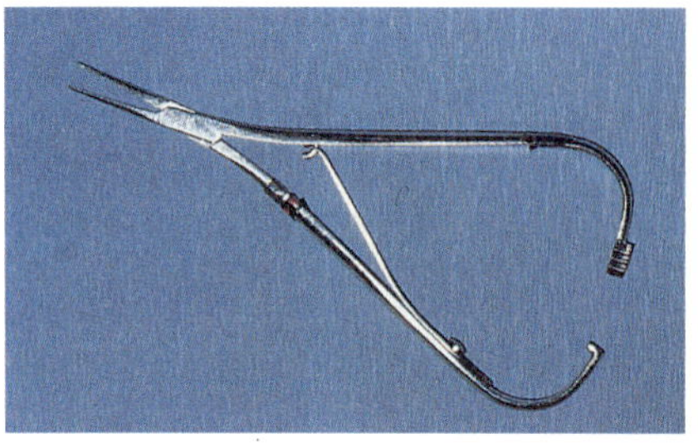

그림 12-17. 메튜플라이어.

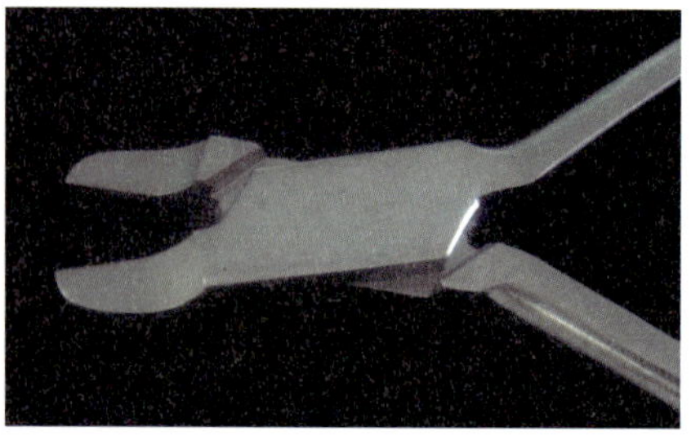

그림 12-18. 호선 비틀기, 구부리기용 플라이어.

3) 교정치료에 사용되는 기자재들(그림 12-19~12-32)

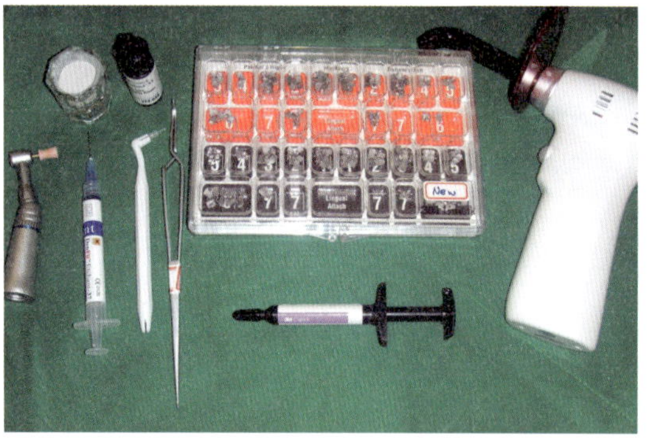

그림 12-19. 교정용 브라켓 접착에 필요한 기자재.

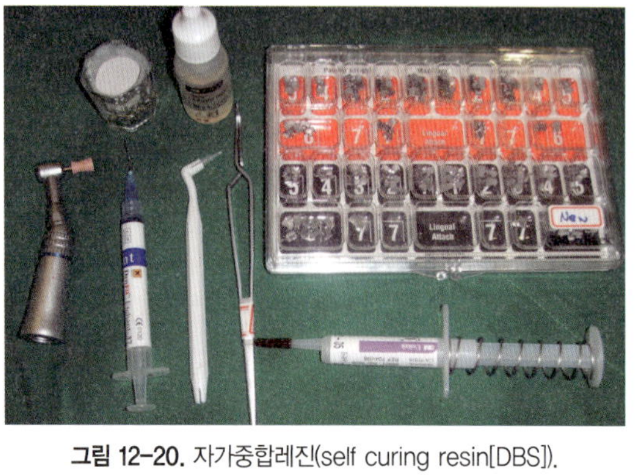

그림 12-20. 자가중합레진(self curing resin[DBS]).

Key Words

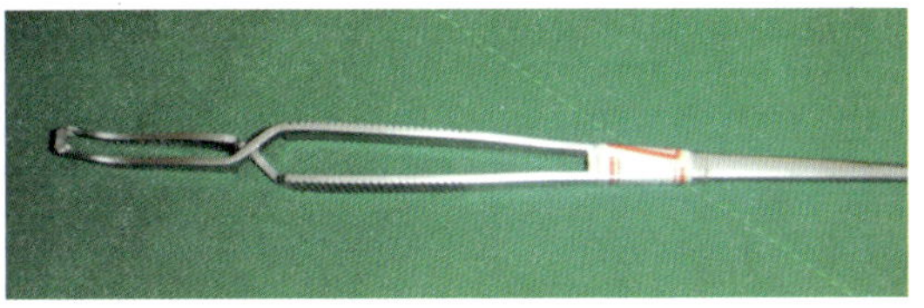

그림 12-21. 브라켓 트위저(bracket tweezer).

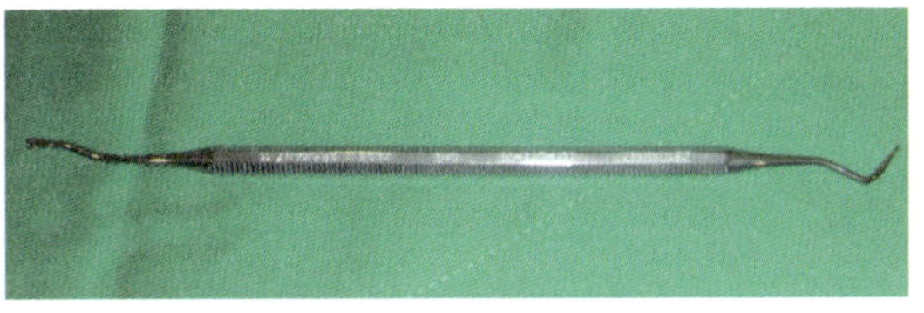

그림 12-22. 결찰 터커(tuker).

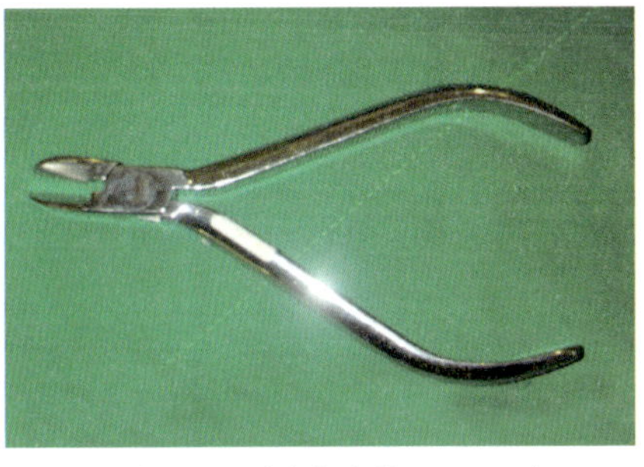

그림 12-23. 와이어 커터(wire cutter).

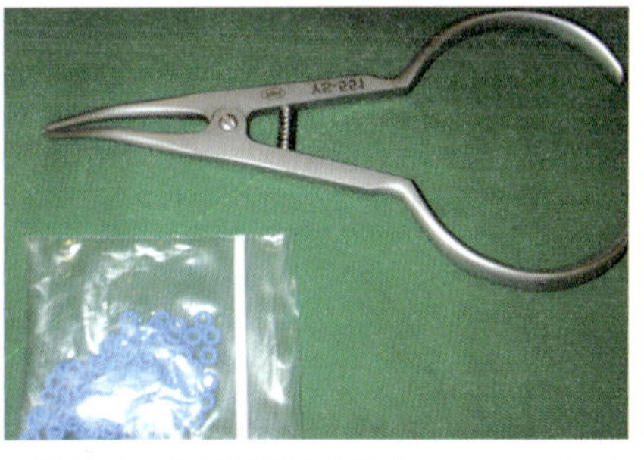

그림 12-24. 세퍼레이팅 플라이어(separating pliers).

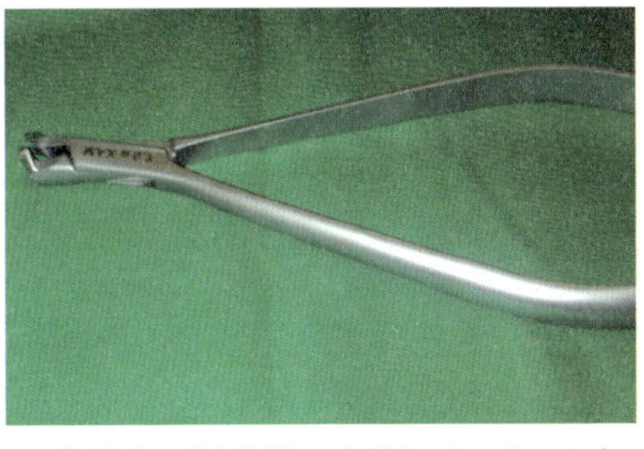

그림 12-25. 디스탈 엔드 커터(distal end cutter).

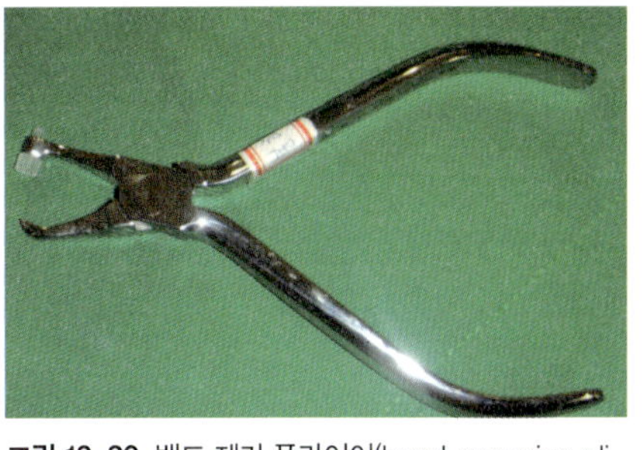

그림 12-26. 밴드 제거 플라이어(band removing pliers).

Key Words

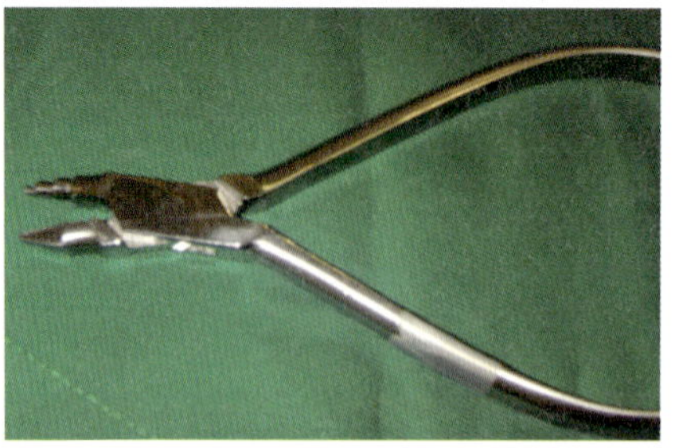

그림 12-27. 영 플라이어(Young's pliers).

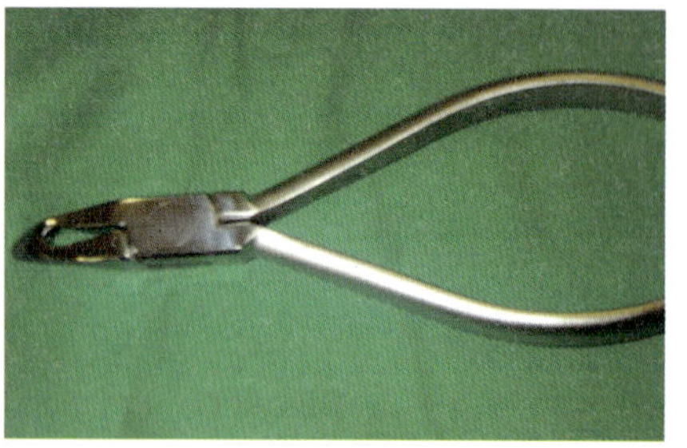

그림 12-28. 웨인가르트 다용도 플라이어(Weingart utility pliers).

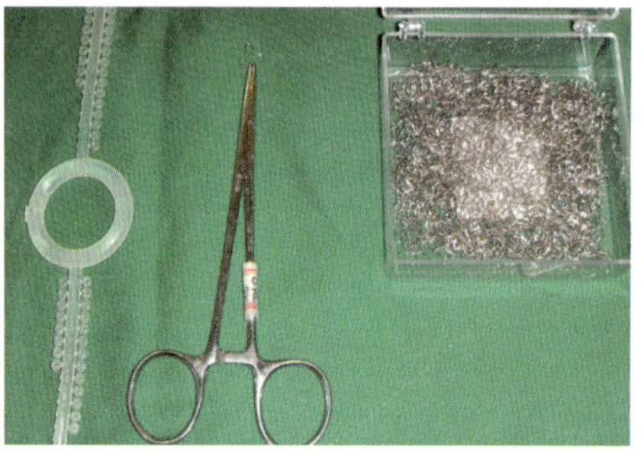

그림 12-29. O링(O-ring), 켈리(Kelly), 리게처 와이어(ligature wire).

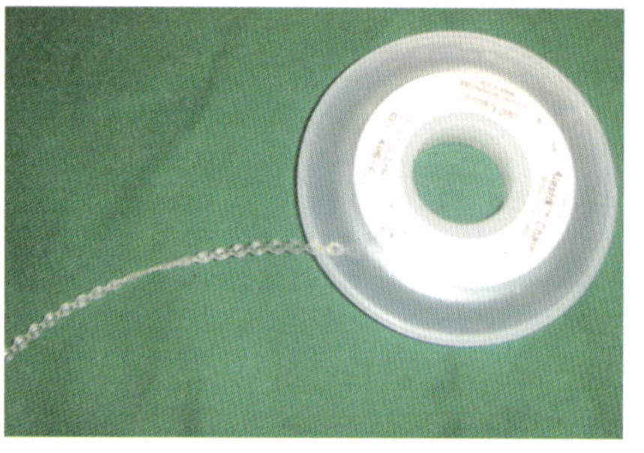

그림 12-30. 파워 체인(power chain).

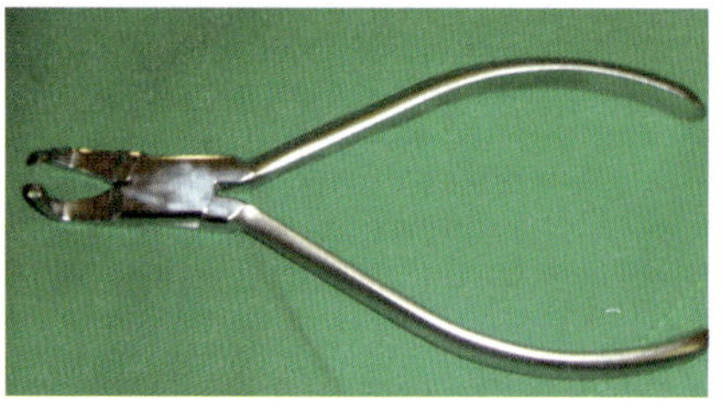

그림 12-31. 브라켓 리무버(bracket removing pliers).

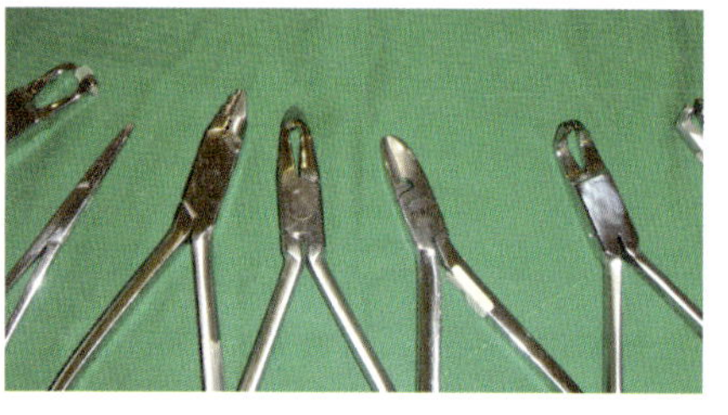

그림 12-32. 교정치료용 플라이어.

4 교정장치

밴드: 치아 주위를 감싼 금속형 밴드, 여기에 작은 장치물을 부착시킴

1) 교정용 밴드(band)

밴드는 치아 주위에 맞춰보고 적당한 위치에 접착되도록 미리 만들어진 스테인리스스틸 고리(ring)이다. 밴드는 다양한 형태와 크기로 제작되어 있다. 사전에 치아 크기에 맞는 밴드를 골라야 한다(그림 12-33).

Key Words

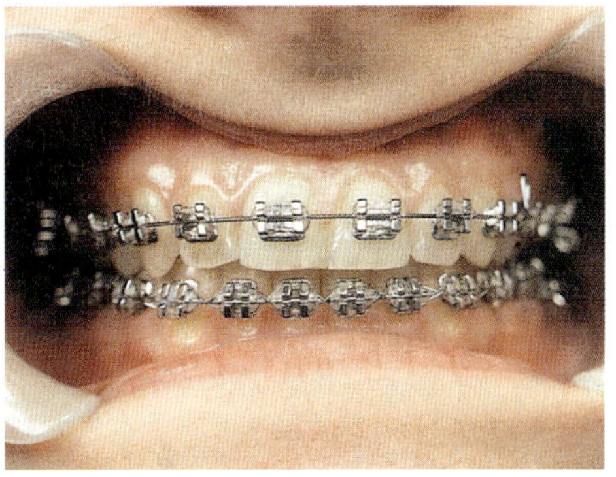

그림 12-33. 고정식 장치로 치료하고 있는 성인 환자(성인 대상자).

(1) 구치용 밴드 맞추기

밴드 푸셔(band pusher)나 손가락의 힘을 이용하여 누르고, 밴드안착기(band seater)를 교합면에 넣은 후 환자(대상자)의 저작압을 이용해 적절한 위치에 놓이도록 할 수 있다.

(2) 교정용 밴드의 합착

교정용 밴드의 합착은 주조 수복물의 합착과 유사하다. 밴드용 시멘트는 불소가 나와 우식을 예방하고 충분한 강도를 가진 것이 좋다(그림 12-34).

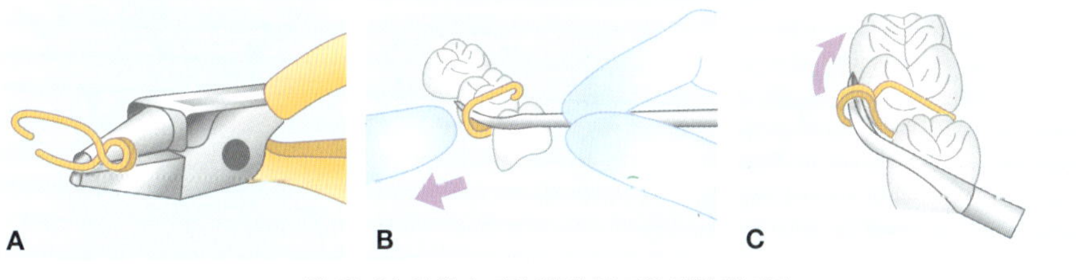

그림 12-34. 강철 스프링 치아분리기의 장착 및 제거.

2) 접합성 브라켓(bracket)

접합형 에지와이즈 브라켓은 가장 흔하게 사용되는 고정식 장치의 부착물이다. 이 브라켓에는 치아의 법랑질과 접합될 스테인리스스틸 패드가 부착되어 있다. 접합형 브라켓에는 호선이 수평하게 위치해 있고 브라켓과 결찰될 수 있도록 해주는 4개의 결찰용 날개가 만들어져 있다. 호선이 부착되어 안정되면 호선에서 치아로 힘이 전달되며 치아 이동이 시작된다.

3) 호선(arch wire)

말굽 형태를 가지고 있는 기성품 호선은 교정치료에 있어서 매우 중요한 부분이다. 호선을 브라켓에 결찰시키면 이는 충분한 힘을 발휘하여 악궁 형태를 형성하게 된다.

호선: 치아가 배열된 구강악궁의 형태에 따라 둥글게 만들어진 철사선

Key Words

레벨링: 치열이 배열된 수평 수준에서의 조절

활주: 옆으로 미끄러지듯 이동

니켈 티타늄은 치아의 총생이 있는 증례에서 치아 이동의 초기 단계에 사용된다. 잘 휘어지며 영구 변형에 저항한다.

둥근 호선은 일반적으로 교정의 초기와 중간 단계에서 사용된다. 주요 기능은 삐뚤어진 치아들을 교정하고, 악궁을 레벨링시키는 일이다. 이 호선은 또한 교합을 개방시키거나, 공간 폐쇄를 위하여 치아를 활주시키는 데 사용될 수도 있다.

각형 호선은 치료의 마지막 단계에 사용되어, 치관과 치근을 상하악골의 관계에 맞추어 위치시키는 것이다. 이 호선은 치아에 더 많은 안정성을 부여하며 더 센 힘을 적용시킬 수도 있다.

스테인리스스틸 호선은 다른 호선들보다 더 단단하고 세며, 치아를 조절하는 데 더 많은 힘과 더 좋은 안정성을 부여한다. 이는 매우 큰 힘도 견딜 수 있으며, 작업 호선(working arch wire)이라 불린다.

헤드기어: 머리에 밴드나 모자를 씌워 구강장치가 힘을 세게 받도록 고무줄로 연결한 구강외 교정장치

4) 헤드기어(head gear)

고정식 교정장치를 이용한 치료의 단계에서 헤드기어가 사용될 수 있다. 헤드기어는 성장과 치아 이동을 조절하는 데 사용되는 교정장치이다. 이는 두 부분으로 이루어져 있는데, 페이스보우(face bow)와 견인장치(traction device)이다(그림 12-35).

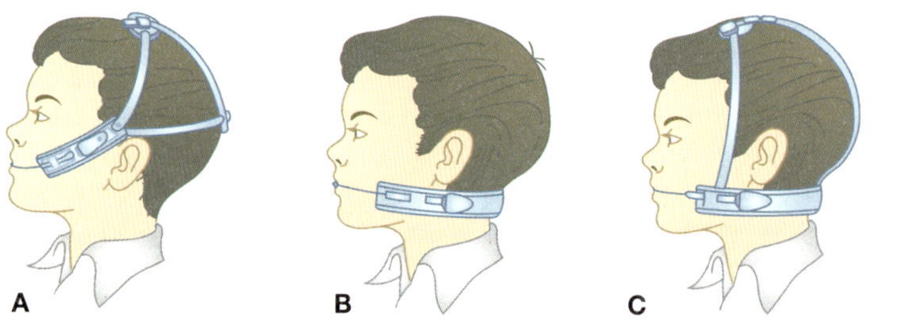

그림 12-35. 교정용 헤드기어 장치. **A,** 상방 견인 헤드기어. **B,** 경부 고무줄. **C,** 조합형 헤드기어와 경부 고무줄.

5) 페이스보우(face bow)

페이스보우는 상악 제1대구치를 유지시키거나 원심측으로 이동시켜서 악궁 내에 공간을 만들 때 사용되는 장치이다. 페이스보우의 구강내 부분은 상악 제1대구치의 협측 튜브 안에 적합된다. 페이스보우의 구외 부분은 견인장치에 연결된다.

6) 견인장치(traction devices)

이모장치: 턱을 뒤쪽으로 밀거나 성장을 방지하게 할 목적으로 사용하는 구강외 교정장치

견인장치는 구외력을 적용시켜 원하는 치료 결과를 얻는 데 사용된다. 이는 4종류가 있는데, 상방(high-pull), 경부 방향(cervical), 조합형(combincation) 및 이모장치(chin cap)이다.

- 상방 견인장치는 모자와 같이 생긴 장치로, 환자(대상자)의 머리 위에 적합되며, 교합면에 직각 방향으로 연결된다. 이는 상악골의 성장을 조절하거나 전치

Key Words

부 치아의 후방 견인에 사용될 수 있다.

- 경부 방향 견인장치는 환자(대상자)의 목 주위에 적합된다. 적용된 힘은 환자(대상자)의 교합면에 평행하게 된다. 이 견인방법은 상악 제1대구치를 안정화하거나 원심측으로 이동하고자 할 경우에 사용된다.
- 조합형 견인장치는 상방 견인장치와 경부 방향 견인장치를 조합한 형태이다. 이는 교합면 방향과 상방으로 힘을 발휘한다.
- 이모장치는 상방 견인장치와 하악골에 위치되는 턱받침으로 구성되어 있다. 이는 Ⅲ급 부정교합을 지닌 환자(대상자)에서 하악골의 성장을 조절하는 데 사용된다.

5 조정을 위한 내원

교정치료 과정 중에 환자(대상자)는 조정을 위하여 정기적으로 내원하여야 한다. 이때 교정의는 환자(대상자)의 교정 진행 상황을 평가하고 필요한 조정을 해주어야 한다. 각 내원 약속 시마다 환자(대상자)의 장치를 검사하여 보조자는 다음의 사항을 조사하는 역할을 한다.

- 호선이 부러지거나 없어지지는 않았나?
- 브라켓이나 밴드가 떨어지지는 않았나?
- 결찰이 느슨해지거나, 부러지거나, 없어지지는 않았나?
- 고무줄이 느슨해지거나, 부러지거나, 없어지지는 않았나?

6 구강관리와 식이교육

1) 구강관리

교정장치는 음식물과 치면세균막이 모이거나 숨을 수 있는 공간을 부여하여 이를 닦기 어렵게 만든다. 따라서 교정 기간 중에 구강관리를 철저하게 하지 않으면 다발성 우식과 치주질환의 원인이 된다. 반드시 치과에서 불소도포와 치면열구전색 같은 우식 예방진료와 정기적인 치면세마와 같은 치주병 예방진료를 받도록 교육시켜야 한다.

2) 식이교육

밴드, 브라켓 등 교정장치에 영향을 주는 음식물을 먹지 않도록 교육을 해야 한다. 얼음, 팝콘, 땅콩류 및 끈적끈적한 음식물을 먹지 말아야 한다.

Key Words

7 교정치료의 종료

일단 환자(대상자)의 교정이 끝나게 되면 밴드와 부착된 장치물들을 제거한다.

- 밴드의 제거는 시멘트의 봉인을 파괴하고 밴드 제거 기구를 이용하여 밴드를 들어 올려 제거함으로써 이루어진다.
- 접착된 브라켓은 레진 합착재 내부의 파괴를 유발시킴으로써 제거된다. 이는 법랑질 표면을 파괴하지 않도록 조심해서 실행되어야 한다.
- 여분의 시멘트나 레진 합착재는 스케일링 기구나 초음파 스케일러를 사용하여 제거할 수 있다. 연마용 버(round bur)를 사용하기도 한다.

보정: 치열교정이 끝난 상태를 유지시키기 위한 노력

8 보정(retention)

고정식 교정장치 제거 후 오랫동안 보정장치를 장착해야 한다. 충분한 보정치료가 이루어지지 않으면, 치아들이 이동하여 치료 상태가 변형될 위험성이 높다. 보정에 의해 치은과 치주조직의 재구성을 위하여 필요한 시간을 부여하고, 불안정한 위치에 있는 치아들을 지지하고 뺨과 혀의 압력이 재발을 유발하지 않도록 하며, 성장에 따른 변화를 조절할 수 있다.

포지셔너: 위치를 바로 잡아 주는 장치

1) 교정용 포지셔너

교정용 포지셔너(orthodontic positioner)는 고무나 유연한 아크릴로 제작된 맞춤형 장치로서, 교정 후에 환자(대상자)의 치열에 장착한다(그림 12-36).

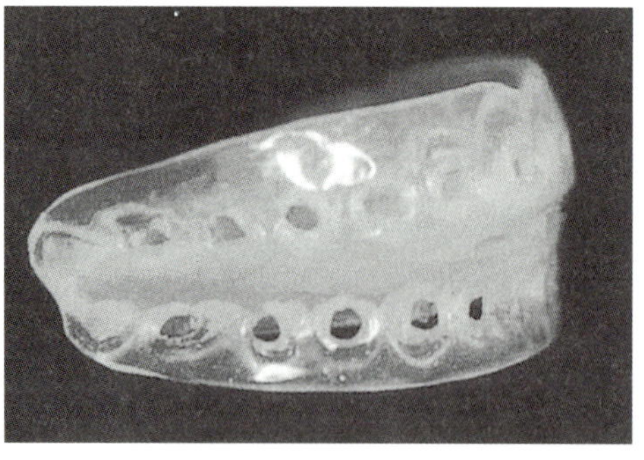

그림 12-36. 교정용 포지셔너.

2) 홀리 보정장치

가장 많이 사용하는 가철식 보정장치로서, 고정식 교정장치를 제거한 후에 치아들을 그 위치로 저항 없이 유지하도록 작용한다(그림 12-37).

Key Words

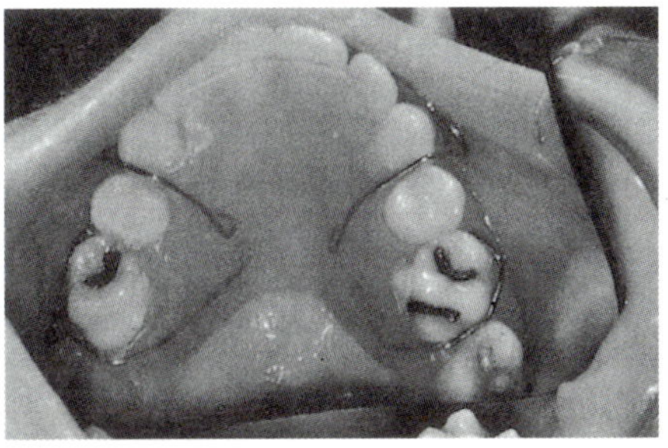
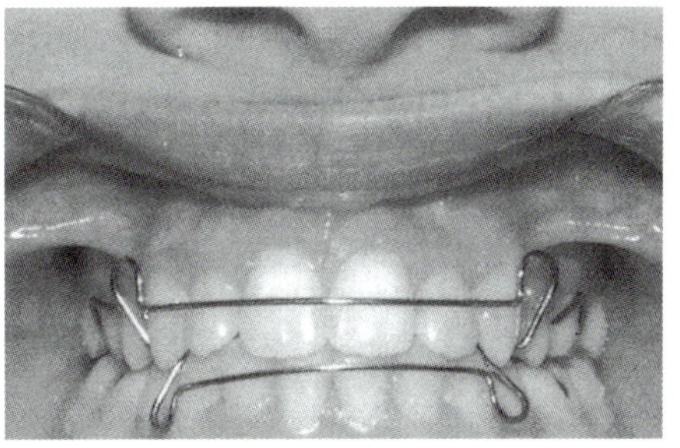

그림 12-37. 홀리 장치.

생각해보기

치열교정치료를 받은 연예인이나 스포츠 스타들이 많이 알려져 있다. 인터넷에서 관련 정보를 검색하여 교정치료 방법과 장치, 효과 등에 대해 알아보고 발표해보자.

Key Words

확인 학습

1. 부정교합의 정의와 유형에 대해 설명해보자.

2. 교정진료 기구의 종류에 대해 말해보자.

3. 고정식 장치의 주요한 구성물 3가지를 말해보자.

4. 견인장치의 4가지 종류에 대해 말해보자.

5. 구강관리 방법과 식이교육 내용을 말해보자.

제 13 장
구강외과 진료보조

학습목표

- 일반적으로 수술 시 사용하는 특수한 형태의 기구를 구별할 수 있다.
- 일반진료 시 흔히 시행하는 수술과정을 설명할 수 있다.
- 구강악안면 수술 시 보조할 수 있다.
- 환자(대상자)에게 나누어 주는 술후 주의사항의 유형을 설명할 수 있다.
- 봉합과 봉합사 제거를 보조할 수 있다.

구강악안면외과 영역에서는 구강악안면 부위의 연조직과 경조직에 발생된 상병이나 심미적인 결손에 대한 진단, 수술, 부수적인 치료 등을 담당한다. 치과의원에서 주로 시술되는 술식은 겸자발치(forcep extraction), 다발성 발치(multiple extraction), 치조골성형술(alveoloplasty), 매복치 발거(removal of impacted teeth) 등이다.

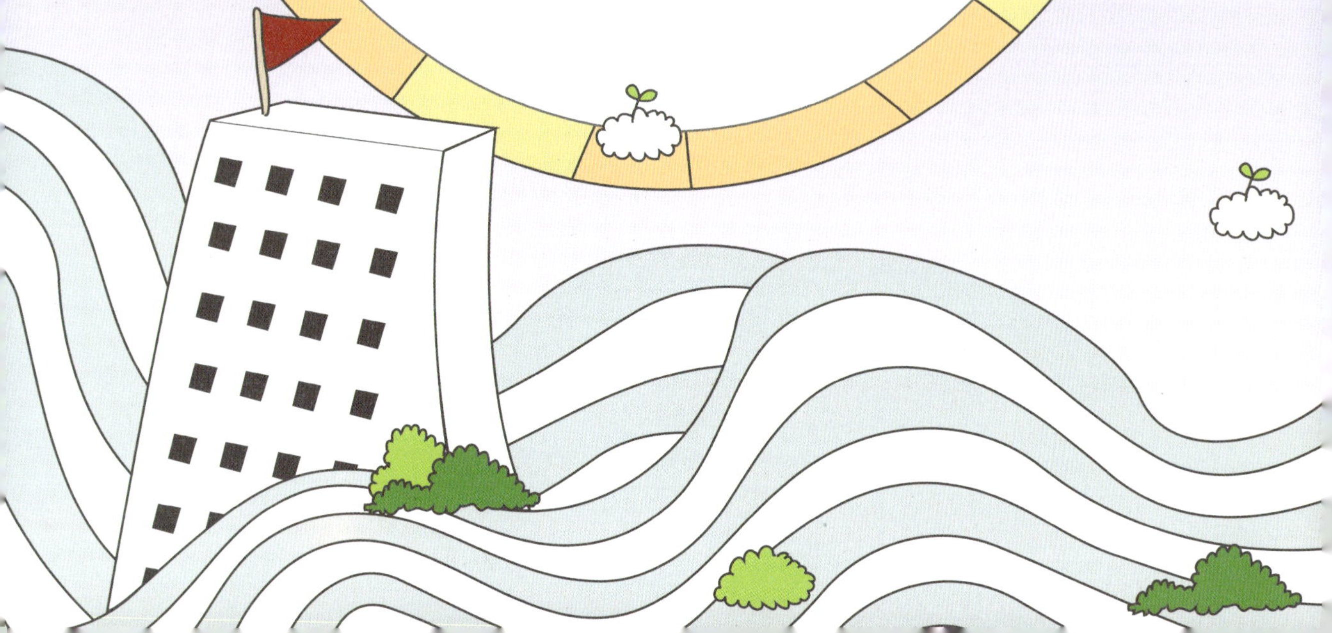

1 수술을 위한 환자(대상자) 준비

Key Words

환자(대상자)를 수술하기 전에 환자(대상자)의 진료기록부, 응급처치장비, 마취기구, 수술에 필요한 기구 등을 구비해 두어야 한다.

1) 환자(대상자) 진료기록부

환자(대상자)를 진단하고 치료하기 전에 반드시 전신병력과 구강병력, 생징후의 기록 등이 적힌 환자(대상자)의 진료기록부를 준비한다.

생징후: 맥박, 호흡, 체온, 혈압 등

2) 전신검사

광범위한 수술을 받을 환자(대상자)는 구강검사뿐만 아니라 전신 상태에 관한 검사 결과도 필요하다. 수술의사, 마취과의사, 간호조무사들이 환자(대상자)의 전신 건강 상태에 대해 정확히 알고 있는 것이 필요하다.

3) 방사선사진

정확한 진단과 치료계획을 위해서는 촬영할 사진의 종류와 촬영 횟수를 결정하는 것이 중요하다.

예를 들어 매복치를 발거할 경우에 치조골에 둘러싸인 치아의 위치를 판별할 수 있는 방사선사진이 필요하게 된다. 이때는 주로 치근단 사진과 파노라마 사진을 촬영하게 된다. 좀 더 광범위한 수술을 하는 경우에는 특별한 구외 촬영 사진과 악관절 사진, 컴퓨터 단층촬영도 필요하게 된다.

매복치: 치조골 속에 묻혀 있는 치아

단층촬영: 인체를 가상의 일정 간격으로 잘라서 여러 장 촬영하는 방사선 촬영법

2 구강외과 수술용 기구

구강외과 기구는 치조와에서 치아를 분리하거나, 주변조직을 제치거나, 치조와에서 치아를 지렛대 원리로 탈구시키거나, 치조와에서 치아를 발거하기 위한 목적에 맞게 디자인되어 있다. 모든 외과기구는 매번 사용 후에 반드시 열로 멸균해야 하는 위험 기구이다.

치조와: alveolar socket, 치아뿌리가 박혀 있는 공간

탈구: 치아의 이탈

1) 골막기자(periosteal elevator)와 발치기자(elevator)

골막기자는 다양한 형태로 만들어져 있으나, 형태와 관계없이 같은 기본 기능을 수행한다(그림 13-1). 기자는 골에서 골막을 박리하는 데 사용한다(골막은 골을 덮고 있는 섬유성 막을 말한다). 발치기자는 치아 주변으로 발치겸자를 삽입하기 전에 치과의사는 이 기자를 이용하여 치경부 주변의 치은조직을 박리한다(그림 13-2).

치근기자는 치아발거 과정 중에 파절되어 나간 치근 조각을 제거하는 데 사용된다(그림 13-3).

기자: elevator, 들어 올리는 데 사용되는 기구

겸자: forcep, 집게

박리: 떼어냄

Key Words

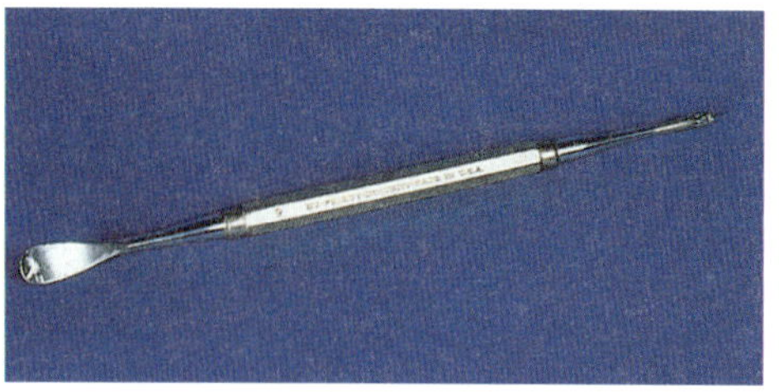

그림 13-1. 골막기자(periosteal elevator).

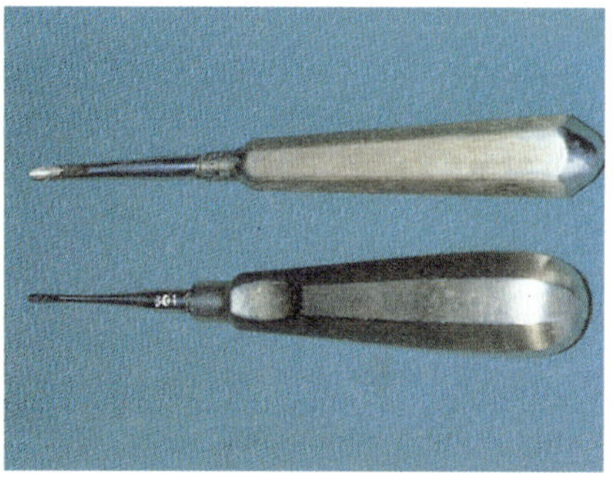

그림 13-2. 기자(elevator).

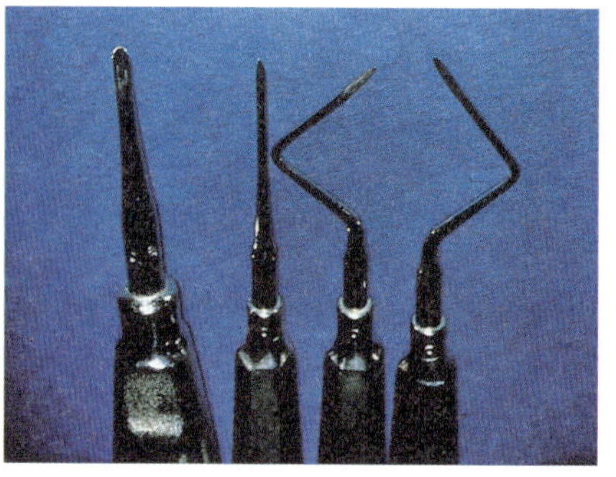

그림 13-3. 치근기자(root picker).

2) 겸자(forceps)

발치겸자는 다양한 모양과 구조로 되어 있어서 치관 형태, 치근 외형, 구강내 위치 등에 따라 치과의사의 기호에 맞추어 선택하여 사용할 수 있도록 되어 있다. 이 기구 사용의 목적은 치관과 치근을 손상시키지 않고 한꺼번에 제거하는 것이다.

겸자는 발치겸자에 의해서 치조와에서 약간 탈구시킨 치아를 치조골로부터 제거할 때 쓴다. 손바닥으로 잡는 법(palm grasp)으로 단단히 잡게 되는 손잡이는 치아를 탈구하거나 제거할 때 필요한 지렛대 역할을 한다.

일반겸자(universal forceps)는 동일악의 좌우측에 사용하도록 디자인되어 있다. 다른 종류의 겸자는 좌측 또는 우측에만 사용하며 좌측용과 우측용이 쌍으로 되어 있다. 표 13-1과 그림 13-4에 흔히 사용하는 겸자의 종류를 열거해 두었다.

소아용으로 사용되는 겸자는 영구치용에 비해 적고 유치에 딱 맞도록 디자인되어 있다.

3) 수술용 큐렛(surgical curette)

양날로 되어 있고 스푼 모양으로 생긴 기구로 익스카베이터와 형태가 유사하며, 긁는 동작에 사용한다. 주로 치아를 발거한 후 치조와 내부의 병적 조직이나 농양을 제거하기 위하여 치조와 내부를 긁어내는 데 쓴다.

농양: 고름

크기는 다양하며 구강내 다양한 부위에 적용이 가능하도록 목 부분이 일직선인 것과 굴곡형인 것이 있다(그림 13-5).

Key Words

표 13-1. 발치겸자의 종류

이름	사용
Maxillary universal forceps (150)	상악 좌우측 소구치와 구치 발거용
Maxillary anterior forceps (1)	상악 전치와 견치용
Maxillary premolar and cuspid forceps (65)	상악 견치와 소구치 발거용(maxillary premolar and canine forceps이라고도 함)
Maxillary molar forceps (88R & 88L)	구치용
Mandibular universal forceps (151)	하악 좌우측의 모든 치아 발거용
Mandibular anterior Ash forceps	하악 전치와 견치용
Mandibular molar forceps (23)	Cowhorn이라고도 하는데 하악 제1대구치와 제2대구치용

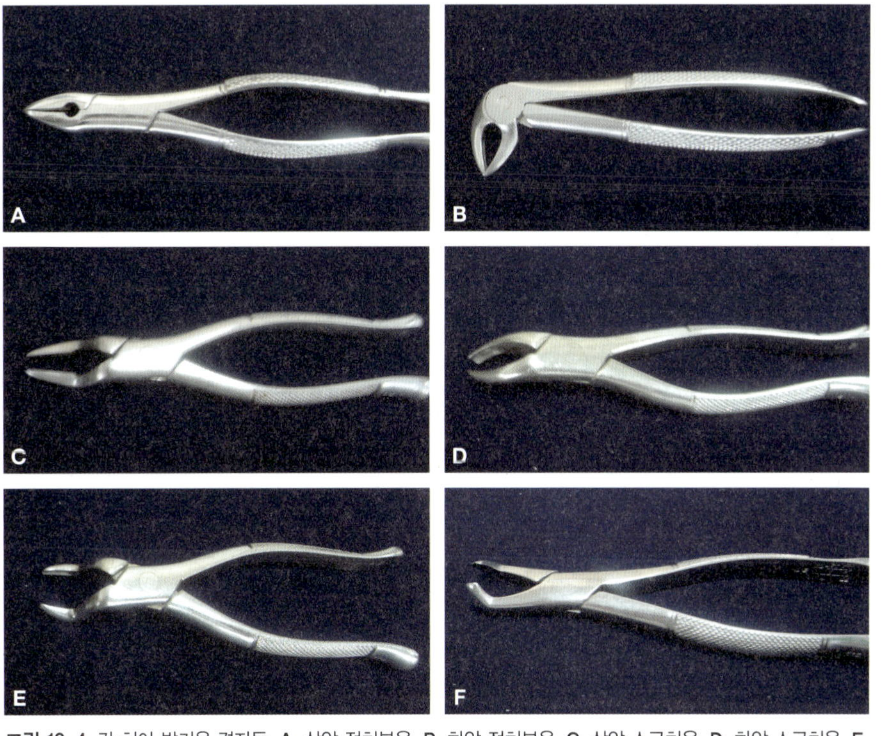

그림 13-4. 각 치아 발거용 겸자들. **A,** 상악 전치부용. **B,** 하악 전치부용. **C,** 상악 소구치용. **D,** 하악 소구치용. **E,** 상악 대구치용. **F,** 하악 대구치용.

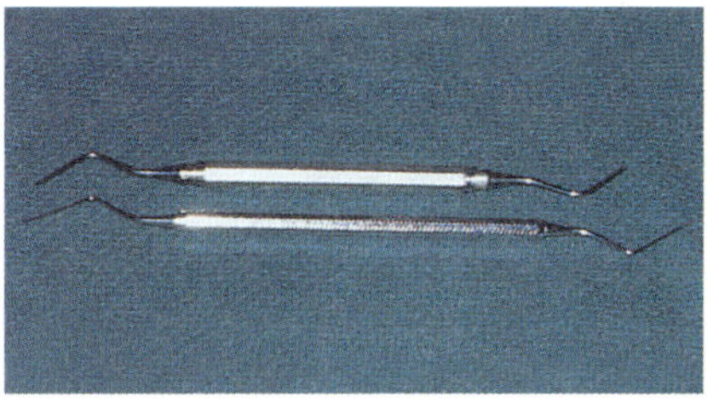

그림 13-5 수술용 큐렛(surgical curette).

Key Words

돌기: 튀어나온 부위

무치악: 치아가 하나도 없는 상태

4) 골겸자(bone rongeur)

크기는 발치용 겸자와 비슷한데, 디자인은 짧은 칼날을 지닌 손톱깎이 모양의 기구이다. 손잡이 사이에 용수철이 있으며 날은 비교적 날카로운 편이다.

골겸자의 날은 치아 주위 뼈를 다듬는 데 쓰인다. 주로 치아를 여러 개 발거하고 난 후 예리하게 생긴 돌기 부위를 제거하고 무치악의 변연을 형성하는 데 사용한다(그림 13-6).

5) 골줄(bone file)

골줄의 작업단은 굉장히 거칠게 생겼으며 다양한 모양과 크기로 되어 있다(그림 13-7). 밀고 당기는 동작으로 골겸자 사용 후의 골 표면을 매끈하게 하는 데 쓰거나 치조골의 거친 변연을 매끈하게 하는 데 쓰인다.

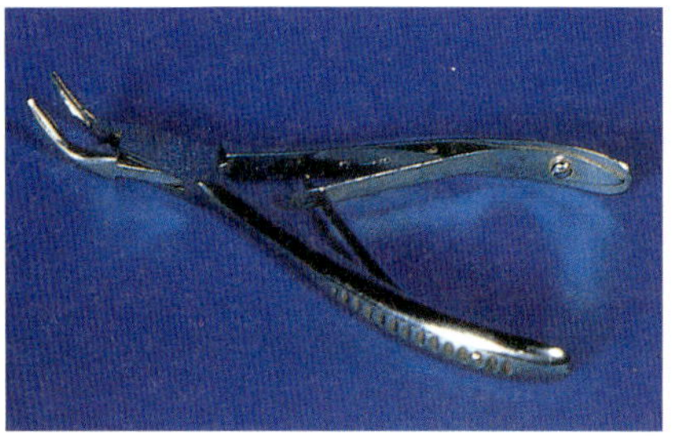

그림 13-6. 골겸자(bone rongeur).

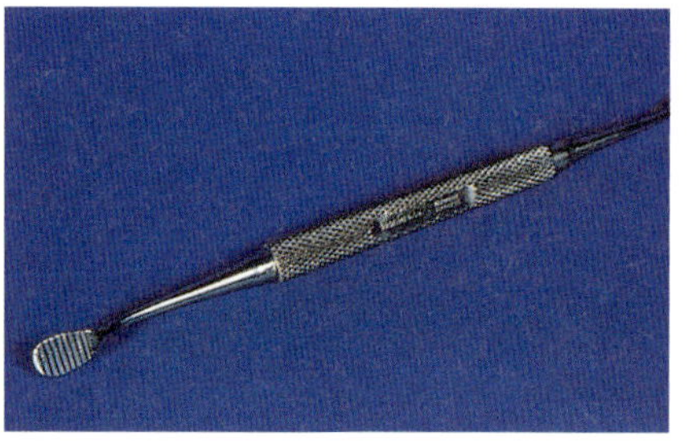

그림 13-7. 골줄(bone file).

수술도: 수술용 칼

6) 수술도(scalpel)

조직에 손상을 적게 주면서 연조직 내로 정확한 절개를 할 필요가 있을 때 쓴다. 시술자의 선호도와 시술의 종류에 따라 크기와 모양을 선택하도록 한다(그림 13-8). 일회용은 멸균 밀봉되어 있는데 플라스틱 손잡이에 금속 칼날이 부착되어 있다. 이것은 한 번 사용하고 버리는 것인데, 버릴 때는 예리한 물건을 담아서 버리는 곳에 넣어서 버리도록 한다. 칼날을 빼고 낄 때 다치지 않도록 주의해야 한다. 이 때 칼날제거기를 사용하면 안전하게 할 수 있다.

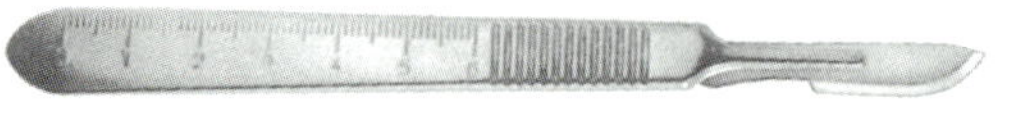

그림 13-8. 재사용이 가능한 수술도 손잡이와 1회용 수술도. 손잡이의 눈금은 잘라내야 할 부위나 병소의 길이를 측정할 수 있도록 표시되어 있다.

지혈: 피를 멈추게 하는 것

7) 지혈겸자(hemostat)와 봉합침 집게(needle holder)

지혈겸자는 다양한 목적으로 사용된다. 수술하는 동안에는 연조직, 뼈 등을 잡고 있거나 치아 조각을 제거하는 데 사용된다.

지혈겸자는 기구의 끝 부분이 톱니 모양이나 홈이 파져 있고 손잡이 부분에는 잠금장치가 되어 있어 물체나 조직을 잡거나 붙들 수 있다.

봉합침 집게는 지혈겸자와 비슷하게 생겼는데, 선단은 가느다란 홈이 파져 있다. 이 홈은 봉합침을 단단히 잡을 수 있도록 한 것이다.

봉합침 집게와 지혈겸자의 손잡이는 치과의사가 풀기 전까지 물건을 잡고 있을 수 있도록 톱니처럼 물리게 되어 있다.

Key Words

봉합: suture, 조직의 찢어진 부분을 꿰매는 것

봉합침: 봉합을 하기 위한 바늘

8) 가위(scissors)

수술용 가위(surgical scissors)는 직선이나 곡선의 날로 되어 있으며 연조직을 다듬는 데 쓴다. 일반적으로 손잡이 길이는 $3\frac{1}{2}$에서 $6\frac{1}{4}$인치 정도이다. 연조직을 다듬을 때 주로 쓰이므로 날이 무뎌지지 않도록 수술 이외의 목적으로는 절대 사용해선 안 된다.

봉합가위(suture scissor)는 봉합사를 자를 때 사용하는데, 수술용 가위와 비슷하게 생겼지만, 더 무거운 칼날을 가지고 있으며 한쪽 칼날에 작은 홈이 파져 있기도 한다.

봉합사: 봉합할 때 쓰는 실

9) 견인기(retractors)

조직견인기(tissue retractors)는 치유를 지연시킬 수 있는 손상을 방지하기 위하여 가능한 한 조심스럽게 연조직을 다룰 때 사용한다. 이 기구는 핀셋과 유사하게 생겼지만 끝 부분에 홈이 파져 있다.

견인: 당김

뺨과 혀 견인기(cheek and tongue retractor)는 외과 수술 도중에 뺨이나 혀를 견인하기 위하여 쓴다. 크고 곡면으로 되어 있으며 각진 기구로 금속이나 플라스틱으로 되어 있다. 플라스틱 제품으로 된 것을 사용할 때는 열소독을 견딜 수 있는 제품을 사용해야 한다(그림 13-9).

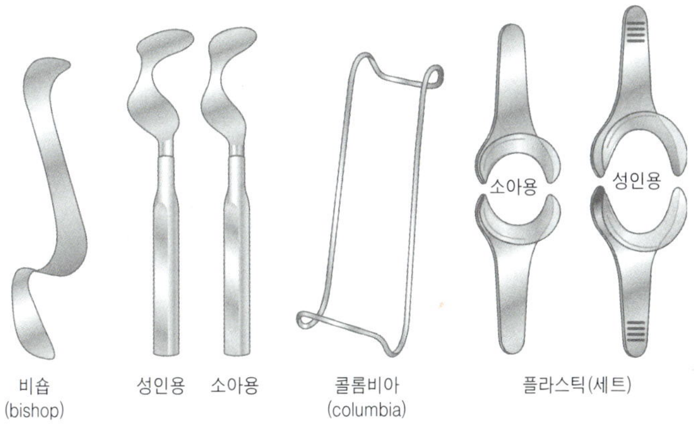

그림 13-9. 혀와 뺨 견인기(tongue and cheek retractor).

Key Words

개구기: 입을 강제로 벌리게 하거나 벌린 상태를 유지하게 하기 위한 기구

진정법: 의식은 있으나 몽롱한 상태로 마음을 가라앉게 하는 방법

개구기(mouth prop)는 수술 동안에 고무로 된 개구기를 사용하여 환자(대상자)가 편안하게 턱근육을 이완시킬 수 있도록 해준다(그림 13-10). 시술하는 치아의 반대 부위에 삽입하게 되는데, 아산화질소 진정법을 받는 환자(대상자), 정맥진정제를 맞은 환자(대상자), 전신마취 환자(전신마취 대상자)들은 환자(대상자)의 입이 자연스럽게 다물어지는 것을 방지하기 위해서 사용하여야 한다.

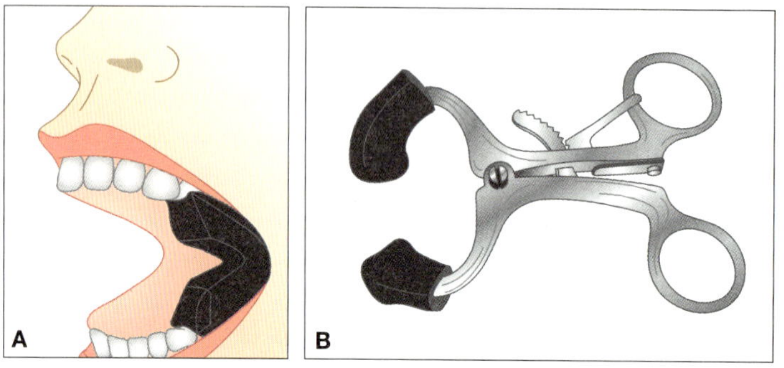

그림 13-10. 개구기(mouth prop). **A,** 의식이 있는 환자(대상자)에 사용. **B,** 전신마취 시 의식이 없는 환자(대상자)에게 주로 사용한다.

말렛: 망치

끌: 치즐

단측사면: 한 쪽면에 홈 줄이 나 있는

양측사면: 두 쪽면 모두에 홈 줄이 나 있는

10) 수술용 말렛과 끌(surgical mallet and chisel)

수술용 말렛과 끌은 치아 제거를 쉽게 하거나, 골의 모양을 형성하기 위하여 불필요한 조각의 골을 제거하는 데 사용한다.

수술용 끌은 단측사면 끌과 양측사면 끌의 두 가지 종류가 있다. 단측사면 끌은 골을 제거할 때 쓰이고, 양측사면 끌은 치아를 쪼갤 때 사용한다.

어떤 끌은 말렛과 함께 사용하도록 디자인되어 있고, 또 어떤 것은 수술용 핸드피스와 함께 사용하도록 되어 있다.

11) 수술 시 물세정 및 흡입(surgical irrigation and aspirating)

수술과정은 멸균법에 따라 수행되어야 하므로, 멸균 상태를 유지하기 위해서는 일반적인 진료의자에 부착되어 있는 물사출기를 사용할 수 없다. 멸균된 물이나 멸균식염수를 1회용 주사기나 고무 밸브에 넣어서 사용해야 한다.

선단: 끝부분

혈병: 핏덩어리

수술 부위에서 직접 흡입을 하는 일차적인 목적은 깨끗한 수술시야 확보에 있다. 구강내 수술에 사용하는 흡입기 선단은 일반적인 진료 시에 사용하는 것보다 작아서 치조와나 수술 부위에 쉽게 적합된다. 수술용 흡입기 선단은 작고 약간 굴곡져 있으므로, 혈병과 골 및 치아 조각으로 인하여 막히기 쉽다. 이러한 막힘 현상을 방지하기 위하여 수술하는 중간 중간에 주기적으로 흡입기의 선단을 멸균된 식염수가 담긴 용기에 집어넣어 선단을 깨끗하게 유지하도록 한다.

3 구강외과 수술 시 간호조무사의 역할

Key Words

1) 수술 전날 준비하기

- 환자(대상자)의 진료기록부와 방사선사진이 잘 구비되어 있는지 확인한다.
- 환자(대상자)의 주치의에게 요청한 정보를 받았는지 확인한다.
- 수술 후 기공물을 삽입해야 하는 경우에는 기공실에서 기공물이 왔는지 확인한다.
- 수술과정에 따라 기구가 적절히 준비되고 멸균되어 있는지 확인한다.

2) 수술실 준비하기

- 수술실을 준비할 때는 수술과정 중에 닿을 수 있는 모든 것에 보호장치를 하는 것이 필요하다.
- 수술기구는 사용 전까지 멸균된 포장용기에 보관하도록 한다. 수술 전에 포장용기를 개봉한 경우에는 멸균된 타월을 덮어 두도록 한다.
- 혹시 사용할 수도 있는 다른 동통 조절 기구와 함께 적절한 국소마취제를 준비한다.

4 수술과정

1) 겸자발치(forcep extractions)

겸자발치는 종종 '보통 발치'나 '단순 발치'라고도 하는데, 모든 발치는 수술과정의 일부임에도 불구하고 이러한 용어의 사용으로 인해 겸자발치에 대한 오해가 있을 수 있다. 겸자발치라는 말은 다른 기구를 사용하지 않고 주로 겸자만으로 발치가 이루어진다는 의미이다.

겸자발치는 완전히 맹출되어 있으며 치관이 견고하고 단단하여 겸자로 단단히 잡을 수 있는 경우에만 한다. 통상적인 발치의 경우에는 봉합을 할 필요가 없다.

맹출: 완전히 이가 난 후

2) 다수 치아의 발거와 치조골성형술 (multiple extraction and alveoloplasty)

동시에 몇 개의 치아를 발거하는 경우도 단순 발치과정과 동일하다. 그러나 치조골은 반드시 치조골성형도 함께 해주어야 한다. 치조골성형이란 수술적인 방법으로 남아 있는 치조골과 연조직의 외형을 잡아 주어 의치에 적합한 무치악골융선을 형성해 주는 것이다.

치조골성형: 발치한 후 치조골의 날카롭고 튀어나온 부위를 다듬어 다소 둥글게 만들어 주는 것

무치악골융선: 발치하고 난 뒤 그 부위 악골의 가장 윗부분의 능선

Key Words

임상과정 13-1. **겸자발치**

준비물(그림 13-11)
- 국소마취용 기구세트
- 기본 준비물
- 골막기자(periosteal elevator)
- 기자(elevator)
- 겸자(forcep)
- 수술용 큐렛(surgical curette)
- 멸균된 거즈
- 멸균된 흡입기 선단

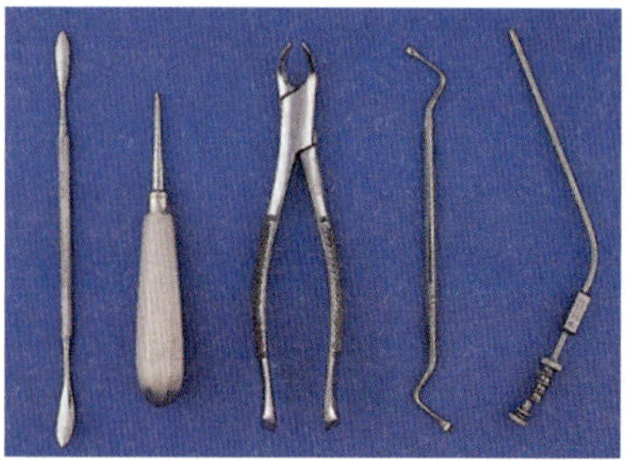

그림 13-11. 겸자발치에 필요한 기구. 왼쪽부터 오른쪽, 골막기자, 직선기자(straight elevator), 수술용 큐렛, 수술용 흡입기.

1. 치과의사가 국소마취를 한다.
2. 탐침, 주사바늘 등의 날카로운 기구로 발거하려는 치아 주위의 치은을 조심스럽게 눌러서 마취 상태를 확인한다.
3. 치과의사는 골막기자를 이용하여 치은조직을 약간 헐겁게 하고 치경부 주변의 치조골을 눌러 준다.
4. 치과의사는 겸자의 부리(beak)를 치아에 위치시키고, 백악법랑경계부 근처를 단단히 잡는다.
5. 치아를 치조와에서 탈구되게 하고 치조골을 납작하게 눌러서 치조와를 넓혀 준다. 치아를 치조와에서 당기지 않고 들어 올릴 수 있게 된다.
6. 발거한 치아의 치근 부위가 제대로 있는지 확인한다.
7. 간호조무사는 수술 부위의 잔사들을 흡입기를 이용하여 제거한다.
8. 간호조무사는 멸균된 거즈를 작고 단단한 뭉치가 되게 접어서 압박대(pressure pad)로 사용한다. 뺨을 제친 후에 접은 거즈로 발거와와 뺨 쪽으로 접은 거즈를 올려 둔다.
9. 환자(대상자)에게 적어도 30분간 이 거즈를 꽉 물고 있으라고 한다
   이유: 압박대는 출혈을 조절하고 혈병을 형성하는 데 도움이 된다.
10. 간호조무사는 진료의자의 등받이를 천천히 세운다. 환자(대상자)에게 술후 주의사항을 알려주고 귀가시킨다.

3) 매복치아 발거

매복치란 정상적으로 맹출하지 못한 치아로 일부분이나 전체가 조직과 치조골에 덮여 있는 치아를 말한다. 복잡발치(complex extraction)란 치아를 제거하기 위해 부가적인 기술, 노력, 기구 등이 필요한 경우에 사용하는 말이다. 하악 제3대구치 발거는 이의 좋은 예이다.

Key Words

임상과정 13-2. 매복치 발거

준비물(그림 13-12)

- 단순발치용 기구 세트
- 국소마취용 기구 세트
- 기본 준비물
- 15번 수술도와 핸들
- 골겸자(bone rongeur)
- 골줄(bone file)
- 치근기자(root picker)
- 멸균된 봉합재료와 봉합침
- 세척용 주사기(irrigation syringe)
- 수술용 흡입기(surgical aspirator tip)
- 봉합침 집게(needle holder)/지혈겸자(hemostat)
- 일반적인 고속핸드피스와 수술용 버(bur) 혹은 말렛(mallet)과 끌(chisel)
- 봉합용 가위
- 멸균된 거즈

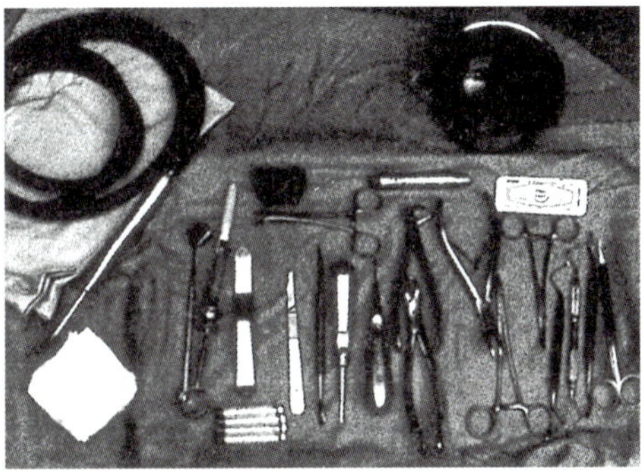

그림 13-12. 매복치아 발거용 기구받침. 방포 안쪽은 기구를 싸고 있는 멸균된 부위이다.

수술 준비

1. 구강외과의사는 적절한 마취 효과를 얻기 위해 어떤 방법을 쓸지 결정한다.
2. 치은점막과 골막을 포함하는 일차 절개를 치조골융선을 따라 한다.
3. 치조골로부터 조직을 제치기 위하여 골막기자(periosteal elevator)를 이용한다.
4. 일단 절개를 하고 나면 간호조무사는 수술 부위로부터 계속 혈액, 잔사, 타액 등을 흡입하도록 한다.
5. 구강외과의사는 매복치를 덮고 있는 치조골을 수술용 말렛(surgical mallet)과 끌(chisel) 혹은 수술용 버로 제거한다.

매복치 제거하기

1. 매복치를 덮고 있는 치조골을 제거한 후에는 기자나 겸자를 이용하여 치아를 탈구시키고 치조와에서 들어 올린다.
2. 어떤 경우에는 치아가 다른 치아와 뼈 사이에 박혀 있을 수 있다. 이때는 매복치의 치관을 말렛과 끌 혹은 수술용 버로 절단한다.
3. 치아를 제거한 후에는 수술 부위를 긁어내고, 세척한 후 모든 찌꺼기와 감염된 물질을 흡입해 준다.
4. 철저히 잔사를 제거한 뒤 절개된 뼈막 잇몸(mucoperiosteal flap)을 제 위치시켜 절개된 부위를 덮은 후 봉합한다.
5. 환자(대상자)를 서서히 똑바로 앉힌다. 술후 주의사항을 알려주고 귀가시킨다.

Key Words

치유: 상처가 회복됨

흡수봉합사: 봉합 후 봉합사가 점차 녹아서 인체에 흡수되는 실, 별도로 제거할 필요 없음

생검: 병소조직의 일부를 수거하여 병리검사를 해봄

악성병소: 암

양성병소: 혹, 궤양, 염증처럼 암이 아닌 병소

절개: 베어냄

절제: 잘라냄

4) 봉합

일반적으로 수술도를 사용한 후에는 지혈과 치유를 돕기 위하여 봉합을 한다. 그래서 수술도를 준비하는 경우는 봉합용 기구도 함께 준비해야 한다. 지혈겸자나 봉합침 집게로 봉합침(suture needle)을 잡아서 하는데, 대부분의 경우 멸균한 봉지 안에 든 봉합침과 봉합사가 끼워진 것을 사용한다.

봉합사는 흡수봉합사와 비흡수봉합사가 있다. 흡수봉합사의 재료는 거트(gut), 콜라겐(collagen), 폴리디옥사논(polydioxanone)으로 신체에서 흡수되므로 제거할 필요가 없다.

비흡수봉합사의 재료로는 비단(silk), 나일론(nylon), 폴리프로필렌(polypropylene)이 쓰인다. 검은 실크 봉합사는 튼튼하고 질기며 다루기 쉬워서 가장 흔히 쓰인다. 흡수되지 않는 봉합사는 수술 후 5~7일 만에 제거한다.

5) 생검(biopsy)

생검은 조직을 제거하고 검사하여 악성 병소인지 양성 병소인지를 구별하는 과정이다. 구강병과 관련하여 가장 많이 쓰이는 생검은 절개생검, 절제생검, 탈락세포검사법이다.

임상과정 13-3. 봉합 및 봉합사 제거

준비물

- 봉합재료
- 지혈겸자
- 봉합침 집게
- 봉합용 가위
- 면으로 덮인 적용기(cotton-tipped applicator)
- 멸균된 거즈
- 세척용 항균용액
- 수술 부위에 쓸 소독용 약제

봉합하기

1. 간호조무사는 봉합침 집게에 봉합사를 낀 봉합침을 장착한 후 구강외과의사에게 전달한다. 조직에 적용시키기 편하도록 봉합침은 지혈겸자에 직각이 되게 한다.
2. 간호조무사는 혀와 뺨을 제쳐서 시야를 좋게 해주고 결찰하기 편하게 해준다.
3. 결찰을 하면 간호조무사는 직접 수술용 가위로 봉합사를 매듭에서부터 2~3mm 만 남기고 자른다.
4. 구강외과의사로부터 수술기구를 받아서 수술용 기구받침에 올려놓는다.
5. 환자(대상자) 진료기록부에 봉합의 수와 위치 등을 기록해 둔다.

Key Words

준비물

- 기본 준비물
- 봉합용 가위
- 면으로 덮인 적용기(cotton-tipped applicator)
- 멸균된 거즈
- 소독제(세정용)
- 수술 부위 소독용 약제

봉합 제거하기

1. 구강외과의사는 수술 부위의 치유 정도를 확인하고 어느 정도 치유가 되었으면 봉합사를 제거할 수 있다(그림 13-13).

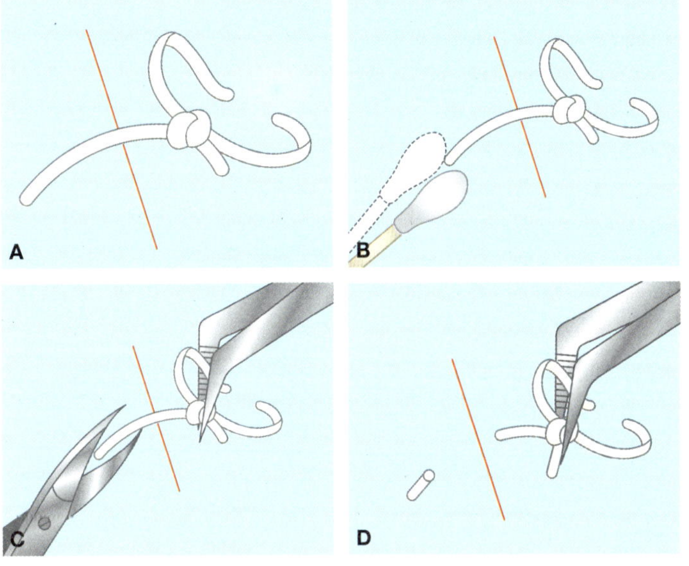

그림 13-13. 봉합사 제거과정. **A,** 봉합 부위. 결찰 부위에 주목하라. **B,** 봉합사와 봉합 부위에 소독액을 바른다. **C,** 봉합 부위를 멸균된 핀셋으로 잡고 가위날을 봉합사 아래에 위치시킨다. **D,** 봉합사가 조직을 관통하여 빠져나오도록 부드럽게 봉합사를 당긴다.

2. 창상 부위를 소독제로 문질러서 잔사를 제거한다.
3. 핀셋으로 봉합사를 가만히 잡아 조직으로부터 봉합 부위가 떨어지게 한다.
4. 수술용 가위날이 봉합사 아래에 위치하도록 한다. 봉합사의 조직과 근접한 부위를 자른다.
5. 핀셋으로 결찰 부위를 잡고 당겨서 봉합사의 다른 부위가 조직을 통과하도록 뽑아낸다.
   주의: 절대로 봉합사의 결찰 부위가 조직을 통과하지 않도록 한다.
6. 봉합의 수를 세어서 환자(대상자)진료기록부상에 기록된 수치와 비교해 본다.

창상: 상처

결찰: 묶은 것

5 수술 직후 관리

Key Words

혈병: 발치와에 형성되는 핏덩어리

팩: 찜질

발치창: 발치하고 난 상처 부위

육아조직: 병적 상태에서 신생조직이 정상조직으로 이행되어 가는 과정에 미완성된 조직

건조와: 발치창의 감염으로 생긴 후유증

수술 후에는 치과의사 이외에도 간호조무사는 환자(대상자)와 함께 온 보호자에게 술후 지시사항을 전달해야 한다. 가정관리에 관한 지시사항은 문서나 구두형식으로 전달한다.

1) 출혈조절

지혈을 위해 환자(대상자)에게 다음과 같은 지시사항을 전달한다.

- 발치와 위에 놓아 둔 멸균된 거즈를 접어서 만든 압박대는 출혈을 멈추게 하고, 혈병 형성을 촉진하며 치유를 돕는다.
- 이 거즈를 최소한 30분 가량 물고 있도록 한다. 너무 빨리 압박대를 제거하면 혈병 형성이 잘 안 되고 출혈이 증가할 수 있다.
- 출혈이 멈추지 않거나 계속 증가하면 치과에 연락을 한다.
- 혀로 혈병을 제거하거나 너무 세게 양치하여 혈병을 제거하지 않도록 한다.
- 수술 당일은 심한 노동이나 육체활동을 자제하도록 한다.

2) 부종조절

부종을 조절하기 위하여 환자(대상자)에게 다음과 같은 지시사항을 전달한다.

- 치과의사는 수술 전이나 수술 후에 이부프로펜(ibuprofen)을 사용하도록 권한다. 이를 사용하면 부종은 막고 통증을 조절하는 데 도움이 된다.
- 첫 24시간 동안은 찬 팩(pack)을 하도록 한다. 20분간 팩을 대고 있다가 20분간 떼어 두고 다시 이를 반복하도록 한다.
- 첫 24시간이 지나면 치유를 증진시키기 위해서 얼굴의 수술 부위에 더운 팩을 할 수도 있다.
- 첫 24시간이 지나면 환자(대상자)는 더운 식염수로 구강 내를 2시간마다 양치하도록 하여 치유를 돕는다. 식염수는 8온즈(약 237mL)의 따뜻한 물에 작은 찻숟 1개의 소금을 넣어 만든다.

3) 술후 합병증: 치조골염(alveolitis, dry socket)

치아를 발거한 직후에 발치창 내는 혈액으로 채워지고 혈병을 형성하게 된다. 혈병은 창상 부위를 보호하고 나중에 육아조직(granulation tissue)으로 대체되므로 아주 중요하다. 이 과정이 잘못되면 치조골염이나 건조와(dry socket)가 생긴다. 아주 심한 통증을 유발하며 치아 발거 후 2~4일 내 발생할 수 있다.

Key Words

임상과정 13-4. 치조골염(dry socket)의 치료

준비물

- 기본 준비물
- 가위
- 세정용 주사기
- 더운 생리식염수
- 이오드폼(iodoform) 거즈
- 약제 함유 드레싱
- 고속흡입기 선단(HVE tip)

과정

1. 따뜻한 식염수로 발치창을 가볍게 세정한다.
   이유: 치조와에 쌓여 있는 잔사를 제거한다.
2. 이오드폼 거즈는 발치창을 채울 정도로 자른다.
   이유: 이오드폼 거즈는 도포용 항균제를 함유하고 있어 감염을 예방한다.
3. 거즈를 약제에 담근 후에 발치창을 채운다.
   이유: 약제를 묻히면 노출된 치면에 있는 신경말단을 진정시킨다. 발치창 내에 거즈를 넣어 두면 창상 내로 음식물이 유입되는 것을 막을 수 있다.
4. 치과의사는 통증을 완화시키기 위한 진통제나 감염을 방지하기 위한 항생제를 처방할 수 있다.
5. 환자(대상자)는 1~2일마다 한 번씩 내원하여 위의 과정을 반복하고 치유과정을 평가받도록 한다.

생각해보기

사람의 치아는 모두 32개이며 사분악별로 각각 8개가 있다. 그런데 가장 뒤에 있는 제3대구치는 뼈 속에 묻혀 있거나 제대로 나지 않는 경우가 많다. 이렇게 제3대구치의 기능이 퇴화된 이유는 무엇일까? 그리고 제3대구치를 사랑니라고 부르는 이유는 무엇일까? 각자의 생각을 발표하고 토론해 보자.

Key Words

확인 학습

1. 구강외과 수술용 기구의 종류와 용도를 말해보자.

2. 구강외과 수술 시 간호조무사의 역할에 대해 말해보자.

3. 수술 전 손 씻기 방법에 대해 설명해보자.

4. 수술 후 환자와 보호자의 교육 내용을 말해보자.

5. 발치 후 후유증을 호소하는 환자에게 대처하는 방법을 말해보자.

제 14 장

치과임플란트 진료보조

학습목표

- 임플란트의 종류를 구분할 수 있다.
- 임플란트 시술 시의 수술과정을 설명할 수 있다.
- 임플란트 수술 시 사용되는 전문 기구들을 구분할 수 있다.
- 임플란트 시술 후 요구되는 가정 구강관리 과정과 계속내원에 대해 설명할 수 있다.

자연치가 결손되었을 때 기능과 외관을 똑같이 재현해내기는 매우 어렵다. 치과 임플란트는 치아결손에 대해 골고정 임플란트를 이용하여 고정성과 가철성 보철물의 원칙들을 적용하는 효과적이며 자연스럽게 보일 수 있는 대체물이다.

자연치에서 치근이 치관 부위를 고정해 주고 있는 것처럼 인공치는 악골 속에 영구적으로 위치하는 금속 임플란트에 연결된다. 치과임플란트는 수술을 통해 골 내에 묻힌 고정장치에 인공치아를 고정시켜 준다. 임플란트 시술과정은 여러 단계로 나눠져 있고 시술을 완료하는 데 3~9개월까지 걸릴 수 있다. 임플란트의 유형에 따라 그 단계들은 달라질 수 있다.

1 임플란트의 정의

구강내 치아가 없는 부위에 인공치아를 식립하고 일정 기간의 골유착 기간을 거친 후 인공치아 상부에 치아형태의 보철물을 완성하는 술식을 말한다(그림 14-1).

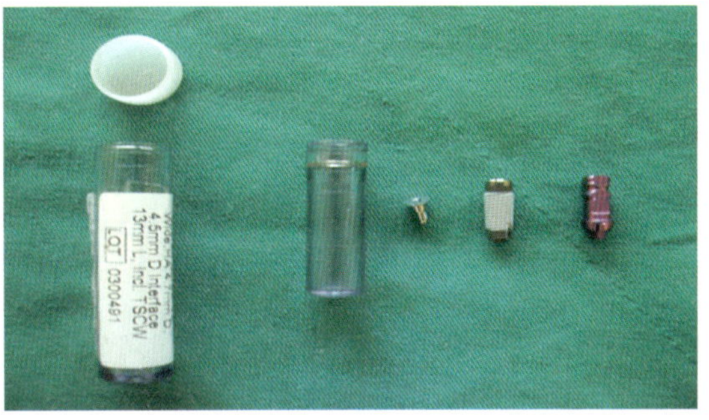

그림 14-1. 임플란트 구성.

Key Words

임플란트: 인공치아 식립

식립: 심어 넣어 줌

2 임플란트의 장점

임플란트의 장기적 성공을 위해서는 정기적인 치과방문이 필수적이다. 임플란트의 장점은 다음과 같다.

- 치관을 가진 한 개의 임플란트로 한 개 또는 여러 개의 치아를 대체할 수 있다.
- 부분의치를 위한 지지를 제공할 수 있다.
- 총의치에 대한 지지, 안정성, 환자(대상자) 만족도를 향상시킨다.
- 환자(대상자)들이 음식물을 더 편하게 씹을 수 있고 웃음과 대화에 자신감을 갖게 한다.
- 환자(대상자)의 전반적인 정신건강을 향상시킨다.

3 임플란트 환자(대상자) 선정하기

임플란트는 모든 치과 환자(대상자)를 위한 것은 아니다. 가장 이상적인 대상자는 전반적으로 건강 상태가 양호하고, 적절한 치조골을 갖춰야 하며, 스스로 구강위생관리를 할 수 있고, 정기적으로 치과방문을 할 수 있어야 한다.

1) 구강검사

환자(대상자)의 치아, 연조직, 부착조직과 미부착 조직 상태를 평가해야 하며, 치아 결손 부위의 높이와 넓이를 파악해야 한다.

Key Words

2) 전신병력과 건강 상태 평가

임플란트 수술과 수술 후 임플란트의 유지에 영향을 미치는 의과적 병력 및 전신적인 건강 상태를 평가한다.

3) 방사선사진

파노라마 방사선사진, 측면두부 방사선사진, 단층사진 등을 이용하여 골의 높이, 넓이, 질을 파악하기 위해 필요하다. 이 필름들은 치조골 하부 신경, 이공, 상악동과 비강저 등의 해부학적 구조의 정확한 위치를 찾아내는 데도 사용된다.

스텐트: 임플란트를 심을 위치나 방향의 기준선을 정해주는 아크릴 장치

4) 진단모형과 외과용 스텐트

임플란트 시술을 계획하는 데 진단용 모형이 있어야 하며 그 모형으로 외과용 스텐트를 제작한다.

외과용 스텐트는 투명 아크릴릭으로 만든다. 수술 중에 임플란트가 정확한 위치를 자리잡을 수 있도록 유도하는 역할을 한다. 외과용 스텐트는 사용 전에 반드시 소독하여야 한다(그림 14-2).

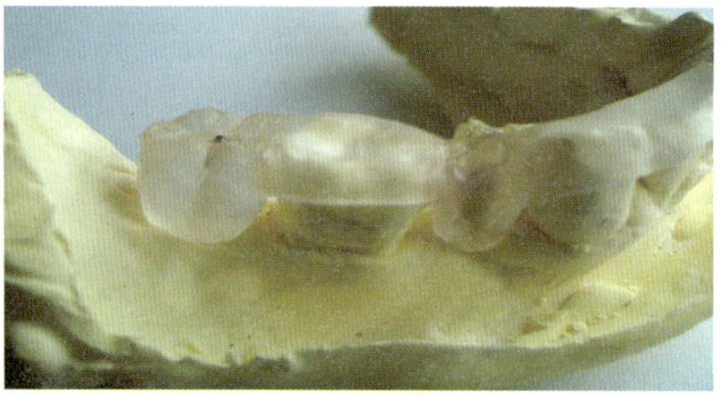

그림 14-2. 투명 아크릴릭 스텐트.

골유착: 임플란트 재료와 악골 사이가 결합되어 붙는 과정

4 골유착

골유착은 살아 있는 턱뼈가 식립된 치아지지구조에 자연스럽게 자라나는 과정을 뜻한다. 살아 있는 뼈와 임플란트 고정체의 표면 사이에 생기는 연결을 의미한다.

5 임플란트 유형

Endosteal: 뼈 안이라는 뜻

1) 골내 임플란트(endosteal implants)

'골내유착형 임플란트' 라고도 부르는 골내 임플란트는 수술을 하여 뼈 안에 위치시킨다(그림 14-3).

- 티타늄 임플란트: 제1단계 수술을 통해 외과적으로 뼈에 심는다.
- 티타늄 지대장치 나사: 임플란트의 골유착이 일어난 후 임플란트에 스크류로 연결되는 부분이다. 제2단계 수술 시에 연결된다.
- 지대장치 포스트 혹은 실린더: 인공치 또는 의치에 부착된다.

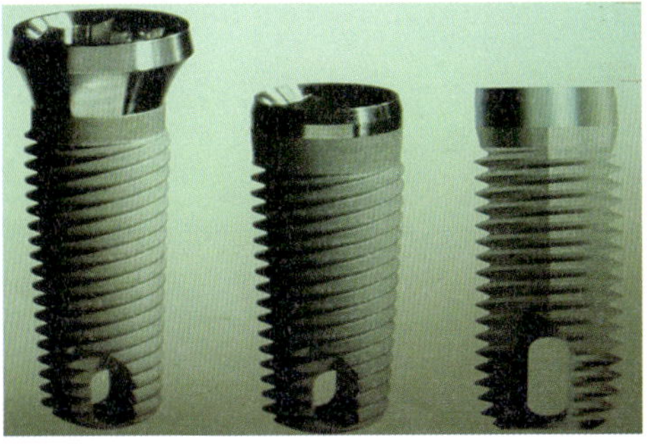

그림 14-3. 임플란트 구성.

2) 하악 골막하 임플란트

하악 골막하 임플란트란 골막 하방의 골막과 골 사이에 위치되는 금속 구조물이다(그림 14-4).

이 유형의 임플란트는 하악골에 골내 임플란트 유형의 임플란트를 지지해 줄 만한 충분한 치조골이 남아 있지 않은 환자(대상자)에게 적용한다. 최근에는 잘 사용하지 않는다.

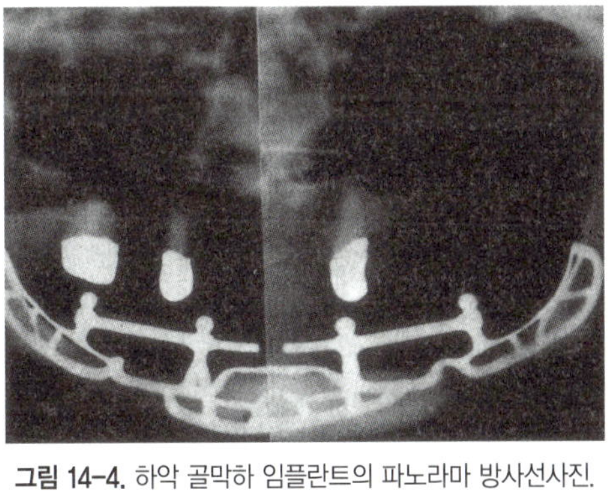

그림 14-4. 하악 골막하 임플란트의 파노라마 방사선사진.

3) 골관통 임플란트

골관통 임플란트는 무치악 위 하악 하연에서 몇 개의 포스트를 평행하게 삽입하여 구강 내로 돌출한다. 이런 형태의 임플란트는 치조골이 심하게 흡수되어 다른 선택의 여지가 없는 환자(대상자)의 경우에 주로 사용된다. 최근에는 잘 사용하지 않는다.

Key Words

티타늄: 금속원소의 하나. 인체의 뼈와 친화성이 좋은 금속

골막: 뼈의 외곽 막

Key Words

⑥ 임플란트 수술과정(그림 14-5)

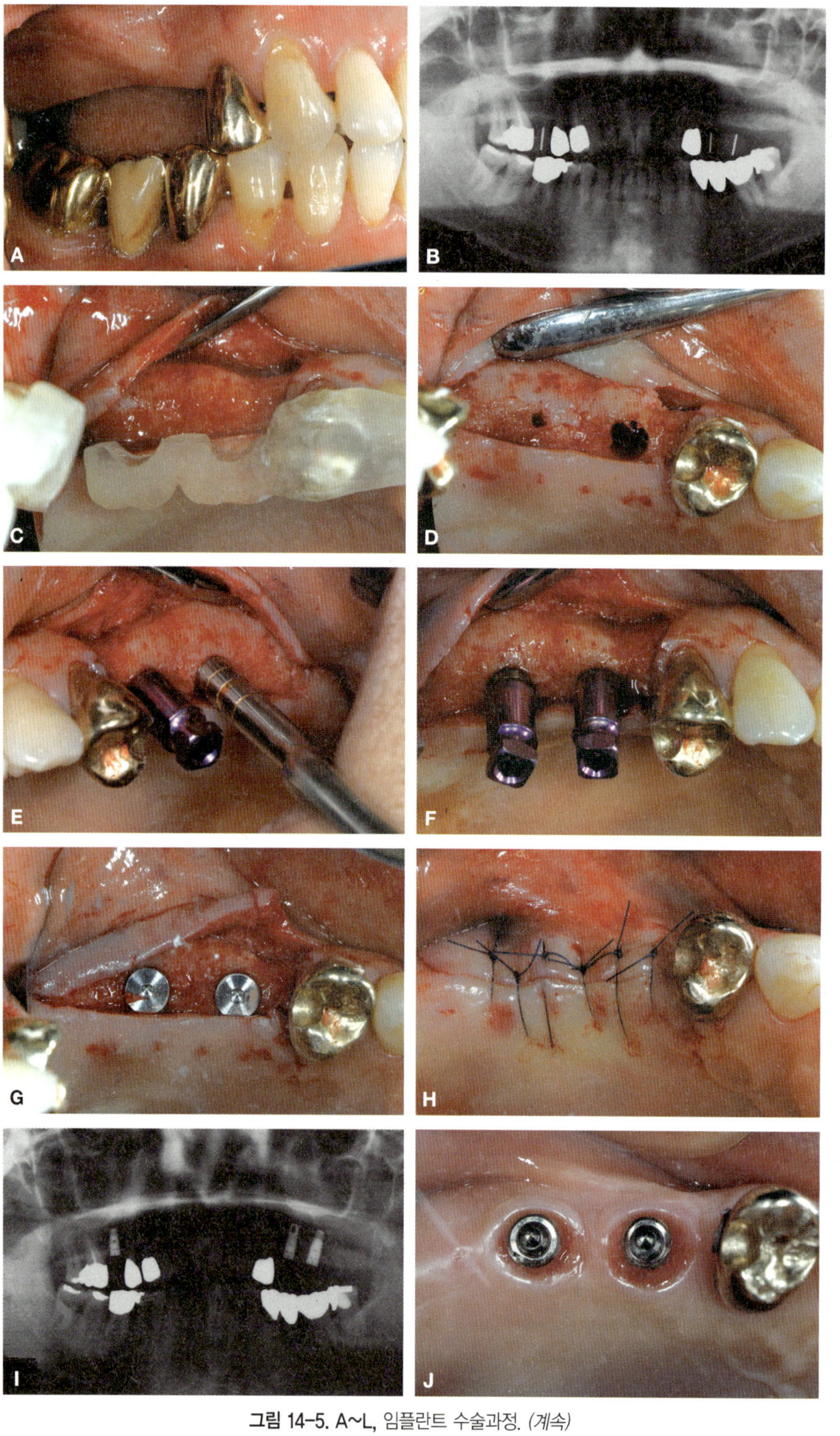

그림 14-5. A~L, 임플란트 수술과정. *(계속)*

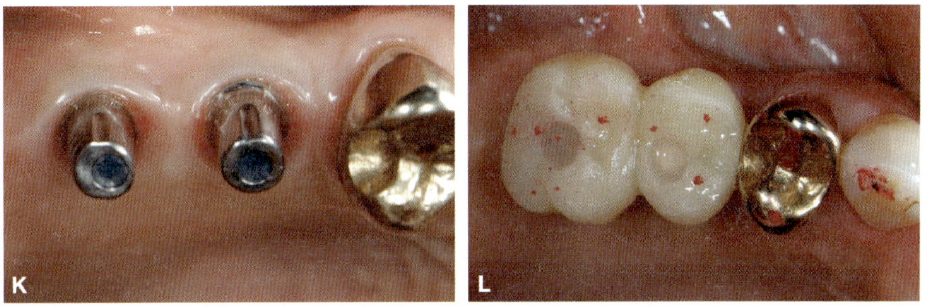

그림 14-5. *(계속)* A~L, 임플란트 수술과정.

Key Words

합병증: 함께 동반되어 나타나는 나쁜 증세

1) 수술 전 지침

치료 시작 전에 충분히 사전 설명을 받았다는 문서로 된 환자(대상자)의 동의서가 필요하다.

이 동의서에는 임플란트에 대한 전반적 설명, 일어날 수 있는 합병증, 치료비 등을 통지한 내용이 있어야 하며, 과거에 받았던 전통적인 보존적 치과치료 내용이나 아무런 치료를 하지 않는 경우에 대한 것들도 기술되어 있어야 한다.

(1) 수술 전단계 소독과정

- 구강내: 시술 부위를 스케일링한 후에 수술을 시행하고 0.1% 클로르헥시딘으로 1분간 세정을 하여 구강내 세균량을 최소화 한다.
- 구강외: 거즈를 이용하여 눈 밑에서부터 턱까지 포비돈이나 클로르헥시딘으로 표면소독을 한다.

2) 수술

(1) 수술 시 필요한 기구 및 재료(그림 14-6~14-8)

- 소독된 외과용 장갑
- 소독된 외과용 드릴 장비
- 외과용 세정 선단
- 임플란트 기구 일체
- 외과용 수술 기구: 미러, 익스플로러, 핀셋, 프로브, 니들홀더, 딘시저, 치즐, 수술용 석션 팁, 실크 골막기자, 외과용 칼, 수술용 큐렛, 말렛 등
- 저속핸드피스
- 전기외과장비와 선단
- 과산화수소, 식염수
- 소독된 면구, 거즈 등

Key Words

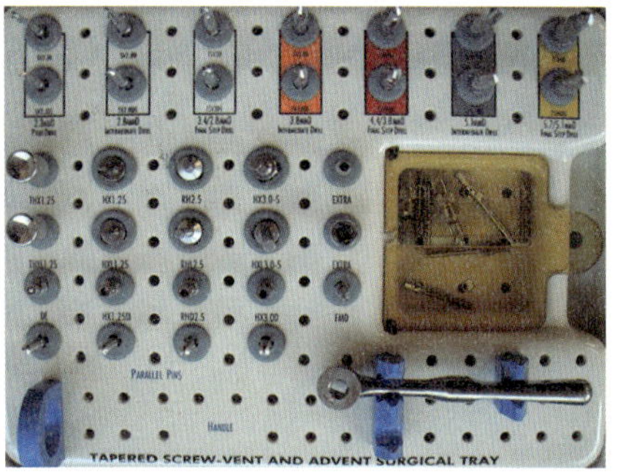

그림 14-6. 임플란트 키트(kit).

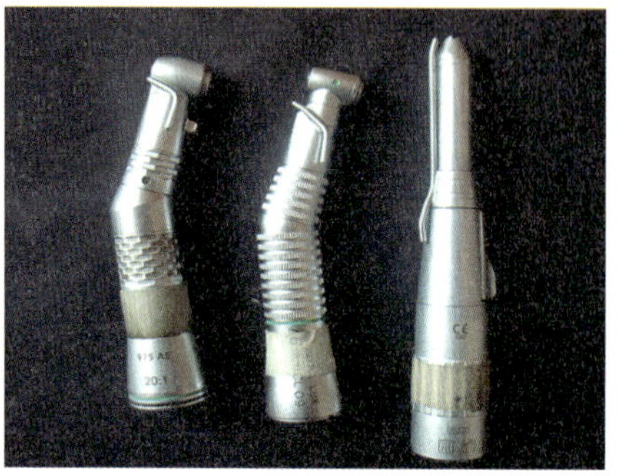

그림 14-7. 수술용 핸드피스들.

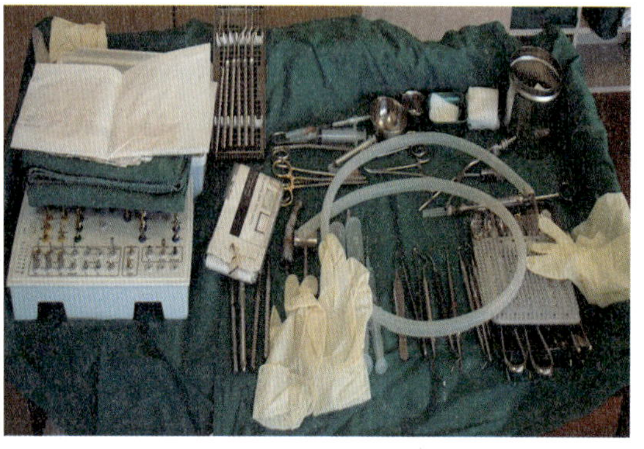

그림 14-8. 임플란트 외과용 수술 기구 준비.

(2) 제1단계 수술: 임플란트 위치시키기

1. 환자(대상자) 구강 내의 정해진 위치에 수술용 스텐트를 위치시킨다.
2. 적절한 마취 후 표시 드릴(pilot drill, 긴 피셔 버[bur]와 유사함)을 사용해 스텐트를 통하여 치조제의 연조직에 구멍을 뚫는다. 이것은 뼈에 임플란트를 심을 목표점을 만들어 준다.
   주의: 뼈에 구멍을 뚫을 때는 언제나 충분한 양의 소독된 생리식염수 세정이 병행되어야 한다.
3. 수술용 스텐트를 제거하고 임플란트를 심을 위치에 절개를 가한다(그림 14-9).
4. 점막골막조직을 견인한다. 점막골막 피판이 수술 부위 주변에서 방해되지 않도록 하기 위해 실크 봉합사로 자연치에 임시로 꿰매 둔다.
5. 치조제의 정상에 있는 예리한 부분들을 모두 부드럽게 다듬어 준다. 치조제의 너비는 사용될 임플란트보다 적어도 2mm는 넓어야 한다.
6. 골내 수용체 부위를 만들기 위해 다양한 드릴 첨단(drill tip, 버[bur]와 유사함)들을 사용한다(그림 14-10).
7. 임플란트 실린더(플라스틱 캡이 씌워진)를 골내 수용체 부위에 부분적으로 일부를 삽입한다.

표시 드릴: 임플란트를 심을 잇몸 위치에 드릴로 상처를 내어 놓는 것

캡: 뚜껑

8. 플라스틱 캡을 빼고 임플란트를 삽입용 망치로 최종 위치까지 가볍게 두드려 넣는다.
9. 소독된 봉함 나사는 각형 나사 드라이버(contra-angle screw driver)를 사용해서 임플란트 실린더에 연결한다. 최종적으로는 손으로 잡는 나사 드라이버를 사용해서 봉함 나사를 조인다.
10. 견인용 봉합사를 제거하고 점막골막 피판을 원래대로 위치시킨 후 봉합한다. 임플란트 수용부는 이제 조직으로 덮여서 보이지 않는다.

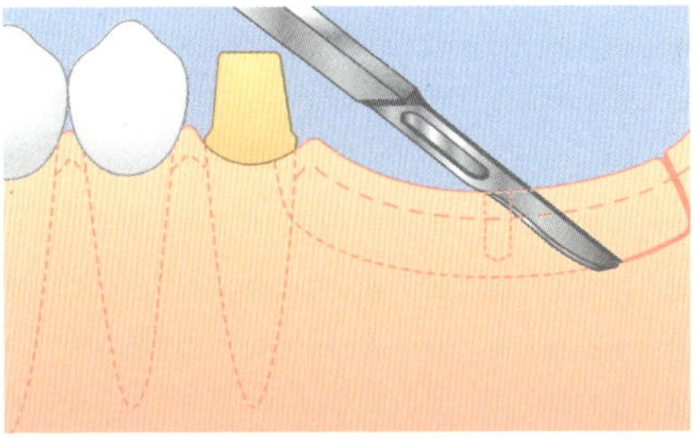

그림 14-9. 수용체 부위를 노출시키기 위한 절개.

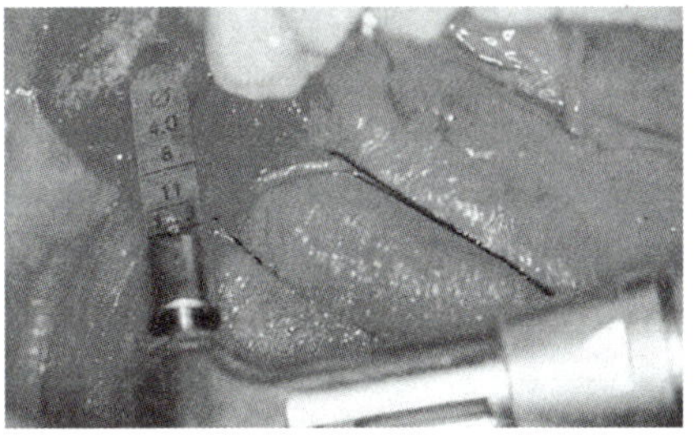

그림 14-10. 골의 수용체 부위를 최종적으로 형성하기 위해 특수한 버(bur)가 사용된다.

Box 14-1. 골유착 기간

고정체(fixture)가 뼈에 접착 혹은 골유착되기 위해서는 3~6개월 걸린다. 그 기간 동안 기존 의치 또는 임시보철물은 일시적인 사용을 위해 치유된 치조제에 맞게끔 수정 적합될 수 있다. 이 작업은 주로 수복치료를 하는 치과의사가 행한다. 수복치료를 하는 치과의사의 목표는 환자(대상자)에게 아름다운 치아와 아름다운 미소를 제공하여 빠른 시일 내에 정상적인 활동을 할 수 있게끔 하는 것이다.

(3) 제2단계 수술: 임플란트 노출

1. 국소마취 후 수술용 스텐트를 재위치시킨다.
2. 치주탐침과 같은 뾰족한 기구를 스텐트의 구멍을 통해 찔러서 출혈점을 만든다.
3. 스텐트를 제거하면 연조직 위의 표시로 사전에 위치시켰던 임플란트의 위치를 볼 수 있다.
4. 전기수술용 고리를 활용해서 임플란트 식립 부위 위의 연조직을 한 층씩 벗겨내면서 티타늄 봉함 나사를 찾는다(그림 14-11). 최근에는 임플란트 위의 조직을 제거하기 위해 조직 천공기(tissue punch)(그림 14-12)나 레이저를 이용하여 제거하기도 한다.
5. 노출된 부위의 임플란트 봉함 나사인 커버 스크류(cover screw)를 드라이버(screw driver)를 이용하여 제거하고 치유지대주(abutment)를 고정체인 임

Key Words

천공기: 구멍 뚫는 기구

Key Words

플란트 본체에 장착한다.

6. 조직의 치유를 위해 10~14일 정도 기다린 후 임플란트 보철물을 제작하기 위한 준비를 한다.

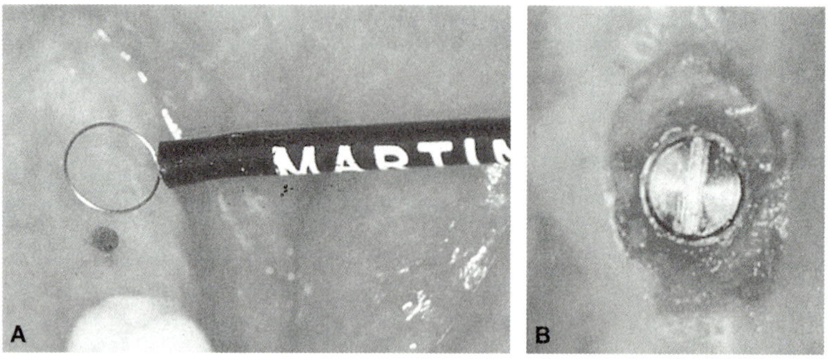

그림 14-11. 임플란트가 보일 때까지 임플란트 위의 연조직을 벗겨내기 위해 전기수술 고리를 사용한다.

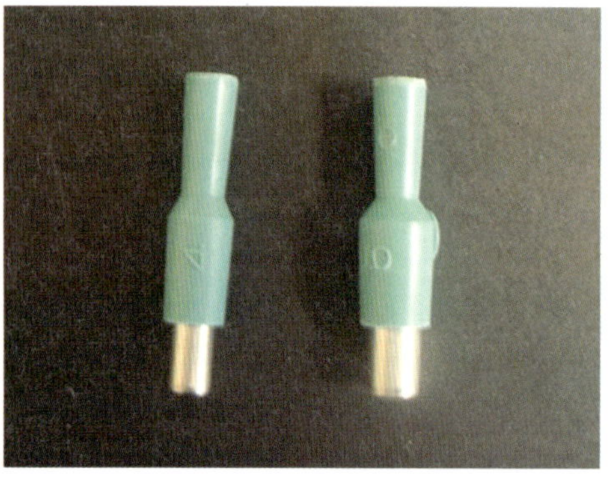

그림 14-12. 조직 천공기(tissue punch).

⑦ 보철물 제작과정

치료를 계획하는 단계에서 환자(대상자)의 요구, 희망사항, 재정적 비용과 관련된 내용을 결정하기 위해 환자(대상자)와 함께 충분히 상의한다. 상담과 진단 결과를 평가해본 후 가장 적절한 보철물을 제작한다. 환자(대상자)의 구강 상태에 따라서 이 보철물은 고정성 또는 가철성으로 할 수 있다.

8 임플란트 유지관리

Key Words

임플란트 환자들의 지속적이고도 장기적 관리가 치료의 핵심적인 부분이다. 장기 관리에는 환자(대상자)가 가정에서 행하는 개인 위생관리와 정기적인 치과방문이 포함된다. 임플란트 주위조직의 건강 상태가 임플란트의 성공을 결정짓는 핵심적인 요소이다. 임플란트 환자(대상자)들은 구강위생 관리가 제대로 되지 않아 치주질환이 악화되어 자연치아를 상실한 경우가 많다. 따라서 철저한 자가관리를 실천할 수 있도록 교육하는 것이 매우 중요하다. 치면세균막과 치석은 자연치아와 마찬가지로 임플란트 치아에도 생기게 된다. 그러나 임플란트의 표면이 자연치아보다 매끄럽기 때문에 치면세균막이 덜 생기며 쉽게 제거된다. 치면세균막과 치석을 제거할 때 임플란트 전용 스케일링 기구를 사용하여 제거한다.

자연치: 자기 자신의 본래 치아

1) 정기적 치과방문

임플란트의 장기적 성공을 위해서는 정기적인 치과방문이 중요하다. 검진, 방사선사진, 치면연마, 고정성 매식장치의 분리, 매식장치의 교체, 첨상 및 재제작 등을 위해 규칙적인 간격으로 치과를 방문해야 한다.

첨상: 추가 수리

2) 가정에서의 자가관리법

임플란트 환자(대상자)의 치면세균막 제거를 위해 다양한 구강관리용품을 사용할 수 있다.

- 일반 또는 전동칫솔
- 외줄모 칫솔
- 부분의치 클라스프 칫솔
- 치간칫솔
- 치실
- 딱딱하고 구부러진 끝을 가진 치과 임플란트 실

생각해보기

최근 우리나라에서는 임플란트 시술이 급격하게 늘어나고 있다. 환자(대상자)들이 임플란트 수복를 원하는 이유는 무엇일까? 임플란트 치료의 장단점을 다른 보철치료 방법들과 비교해보자.

Key Words

확인 학습

1. 임플란트의 유형 3가지를 말해보자.

2. 임플란트 수술 전 지침과 수술 준비에 대해 말해보자.

3. 임플란트 유지관리법을 말해보자.

제 15 장

치과방사선 진료보조

학습목표

- 구내 방사선사진의 종류를 설명할 수 있다.
- 치과용 방사선사진을 현상하는 과정을 열거할 수 있다.
- 수동 현상과 자동 현상을 수행할 수 있다.
- 현상 실책을 알아보고 예방법을 설명할 수 있다.
- 전악 치근단 방사선사진을 배열할 수 있다.
- 구외 방사선사진의 용도를 열거할 수 있다.
- 파노라마 방사선사진을 위한 환자(대상자) 위치의 실책에 대해 논할 수 있다.
- 디지털 방사선사진의 개념을 설명할 수 있다.

구강 내 · 외 방사선사진은 포괄적인 구강검사와 진단과정에서 매우 중요한 비중을 차지하며 치아와 지지조직에 관한 진단 정보를 제공한다. 현상은 노출된 필름을 눈으로 볼 수 있는 영상으로 만드는 과정이다. 현상 실책으로 진단 가치를 잃은 방사선사진은 재촬영해야 한다.

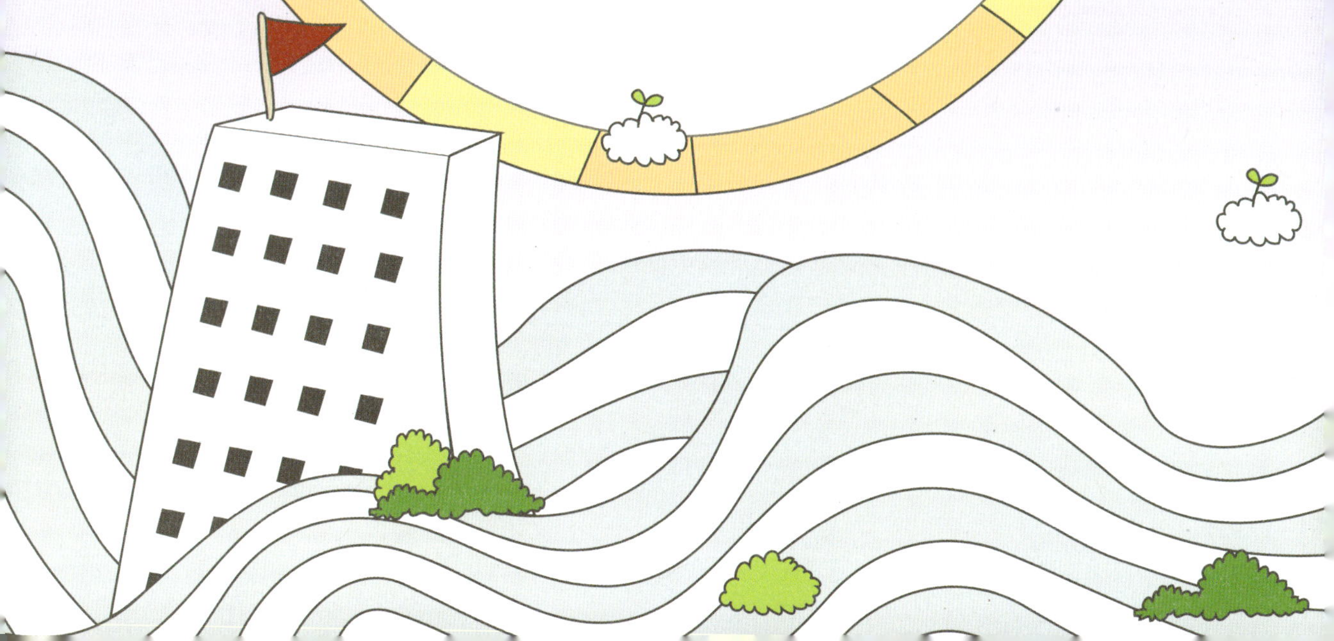

1 구내 방사선사진의 종류

구내 방사선사진(그림 15-1)은 환자(대상자)의 구강 내에 필름을 넣고 촬영하며 치근단 방사선사진(그림 15-2), 교익 방사선사진, 교합 방사선사진이 있다.

Key Words

교익 방사선사진: 위아랫니의 교합 상태 등을 알아보기 위해 필름 가운데 날개처럼 달린 팁을 물고 방사선을 촬영하는 법

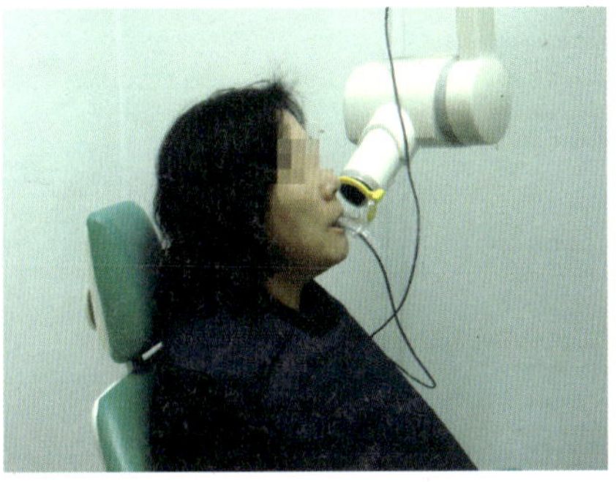

그림 15-1. 구내 방사선 촬영 모습. 환자(대상자)가 손가락으로 필름을 고정하지 않고 장치를 물고 찍는 경우도 있다.

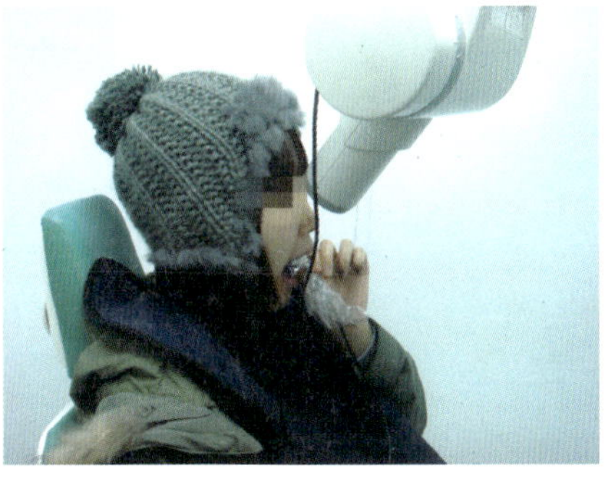

그림 15-2. 치근단 방사선 촬영 모습(상악 전치부 표준 필름). 환자(대상자)가 필름 뒷면을 손가락으로 누르고 찍는다.

1) 치근단 방사선사진

치근단 방사선사진은 치아와 치근단 주위 지지조직의 3~4mm까지의 상을 기록한다. 치근단 방사선사진은 정상 해부학적 구조물을 확인하거나 치관, 치근 부위, 주위 골조직의 병적 상태를 진단하기 위해 사용한다(그림 15-3).

2) 교익 방사선사진

교익 방사선사진은 하나의 필름에 상 · 하악 치아의 치관을 동시에 보여 준다(그림 15-4). 교익검사(BWS: bite-wing survey)는 인접면이나 재발성 우식 병소나 치수 병변을 진단하기 위하여 사용한다. 돌출된 수복물, 치석, 교합관계, 치조정 높이의 변화 등도 교익 방사선사진에서 알 수 있다.

치조정: 치조골의 가장 윗부분

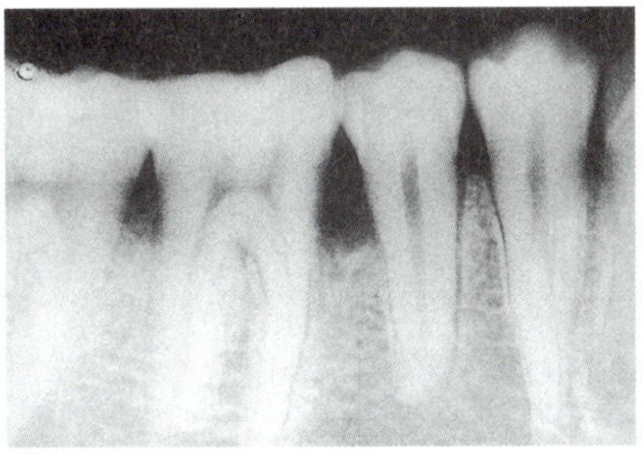

그림 15-3. 하악 우측 소구치부의 치근단 방사선사진. 치아의 치관, 치근과 함께 지지골이 관찰됨에 유의한다.

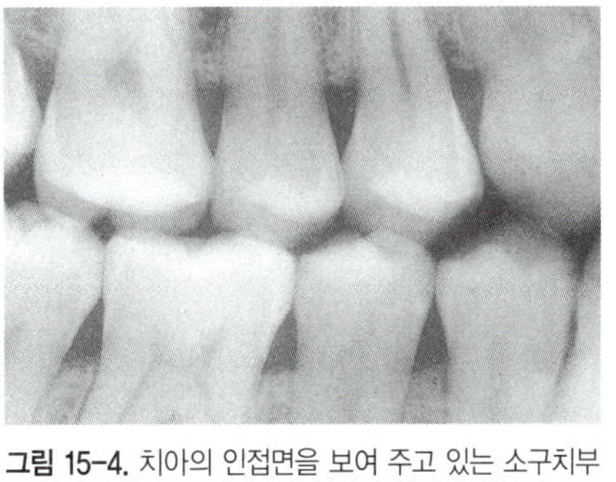

그림 15-4. 치아의 인접면을 보여 주고 있는 소구치부 교익 방사선사진. 인접면이 열려 있음에 유의한다.

Key Words

교합 방사선사진: 상악 또는 하악의 악궁을 따라서 치아의 상태를 알아보기 위한 구내 방사선사진 촬영법

3) 교합 방사선사진

교합 방사선사진은 필름 한 장에서 상악이나 하악의 넓은 부위를 관찰하기 위하여 사용한다. 교합 방사선사진에 사용되는 필름은 치근단이나 교익 방사선사진에 사용되는 필름보다 크다(그림 15-5).

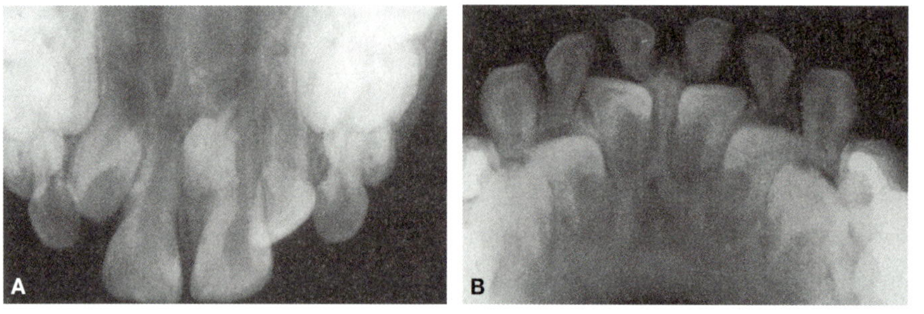

그림 15-5. 4세 어린이의 교합 방사선사진. **A,** 상악. **B,** 하악.

4) 위치 결정 촬영법

- 직각 촬영법
- 관구이동법
- 입체 방사선사진 촬영법

직각 촬영: 방사선 조사 각도가 필름에 직각되도록 조사

관구이동법: 방사선 조사 방향이 치아길이 방향과 필름 방향의 중간(이등분)선상에 직각으로 조사하는 법

구외 방사선사진: 입 밖에 필름을 두고 찍은 방사선사진

2 구외 방사선사진의 종류

1) 역할

- 두개골이나 안면부의 광범위한 부위 검사
- 발육과 성장에 대한 평가
- 매복치의 평가
- 광범위한 병소 범위에 대한 평가
- 외상에 대한 평가
- 측두 하악관절에 대한 평가
- 부비동의 검사

2) 종류

- 하악골 측사위 촬영법
- 두부 방사선 촬영법
  - 후전방 두부 방사선사진 촬영법
  - 측방 두부 방사선사진 촬영법
  - Waters 촬영법

- 역 Towne 촬영법
- 이하두정 방사선 촬영법
- 두부규격 방사선 촬영법
- 측두 하악관절 방사선사진 촬영법

3 구내 방사선 필름

구내 방사선 필름은 탄력이 있는 플라스틱 지지체(base)와 지지체 양면에 붙어 있는 감광유제(emulsion)로 되어 있다. 이것은 X선에 민감한 할로겐화은 결정(silver halide crystal)으로 구성되어 있다. X선이 필름 감광유제 내의 화합물과 상호작용할 때 필름에 상이 생기게 된다.

Key Words

감광유제: 감광제가 들어 있는 콜로이드 용액. 사진 필름, 건판, 인화지 따위에서 감광막을 만드는 데 사용

1) 필름 포장

감광유제는 빛에 민감하기 때문에 불투명한 차광 포장 안에 들어 있다. 포장은 또한 방수가 되어 있다. 포장 앞쪽에는 조그맣게 도드라진 점이 있다. 이 점이 있는 쪽이 항상 위치지시 기구(position-indicator device, PID) 쪽으로 향해야 한다. 뒤쪽에는 현상하기 위해 포장을 열 때 사용하는 탭이 있는데 이쪽은 항상 위치지시 기구에서 멀리 있어야 한다.

차광: 빛을 차단함

위치지시 기구: 필름 위치를 향하게 하여 방사선 노출량을 최소화하는 기구

포장 내에서 필름은 검은 종이로 양쪽이 싸여 있다. 뒤쪽에는 검은 종이 뒤로 얇은 납박이 있어 필름을 통과하는 대부분의 X선을 흡수하여 환자(대상자)를 보호하고 필름 포그를 방지해 준다.

납박: 납으로 된 포일(예: 쿠킹 포일)

이 납박은 청어 가시 형태나 타이어 자국 등 여러 형태로 양각되어 있다. 이러한 형태는 필름의 뒤쪽을 위치지시 기구 쪽으로 놓고 촬영했을 경우에만 방사선사진에 나타나게 된다(그림 15-6).

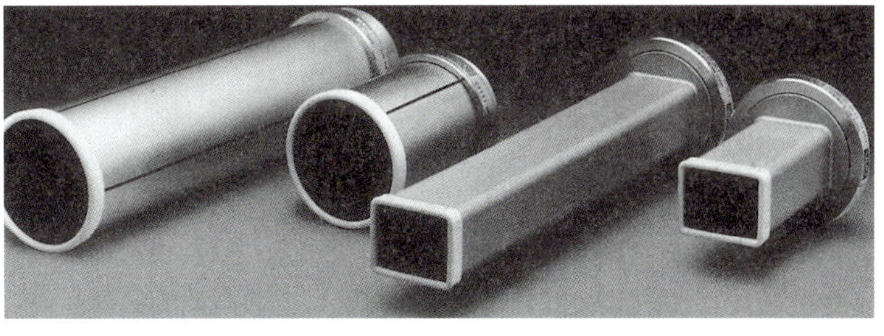

그림 15-6. 납으로 내장된 위치지시 기구.

2) 필름 감광도

필름 감광도는 X선에 대한 필름의 민감성에 따라 결정되며 진단 가치가 있는 방

감광도: 필름이 빛을 받아들여 필름에 상이 나타나도록 화학적 변화를 일으키는 정도

Key Words

사선사진을 얻기 위해 필요한 X선의 양을 나타낸다.

빠른 필름 감광도는 X선에 대한 환자(대상자)의 노출을 줄일 수 있는 주요 요인이다. 감광도는 A에서 F까지 등급이 매겨져 있다. 치과에서 사용되는 필름 감광도는 D, E, F이다. 등급이 하나 빠른 필름을 사용하면 환자(대상자)의 노출을 반으로 줄일 수 있다.

3) 필름 보관

필름을 치료실이나 방사선 촬영기 가까이 보관할 경우 노출을 피하기 위해 납으로 내장한 용기에 보관해야 한다. 방사선 필름 상자에는 만기일이 표시되어 있다. 만일 필름을 만기일 전까지 사용하지 않으면 방사선사진에 포그가 생기고 진단 가치가 없어질 수 있다. 방사선 촬영실에 필름을 보관하면 산란선에 노출되어 필름 포그가 생길 우려가 있기 때문에 주의해야 한다.

포그: 안개 모양으로 뿌연 상태

산란선: 주 X선 이외에 주위 벽면에 부딪혀서 흐트러져 나오는 미량의 X선들

4) 감염관리

치과용 방사선사진 촬영과정에서 촬영자가 필름을 입 안에 위치시킬 때 환자(대상자)의 침에 닿게 되고, 필름을 노출시키고 현상하는 동안에 촬영자가 많은 장비와 기구에 닿게 되기 때문에 감염관리가 필요하다. 촬영이 시작되기 전에 필요한 것들을 준비함으로써 오염된 글러브를 낀 채로 캐비닛이나 서랍을 여는 것을 방지한다.

4 필름 현상

현상: 상이 필름에 감광된 것을 보이도록 하는 작업

1) 현상 용액

(1) 현상액

필름 현상은 현상액으로부터 시작된다. 포장이 제거된 필름이 현상액에 들어가면 필름의 젤라틴이 부드러워지고 부풀게 된다. 현상액은 젤라틴 내의 모든 할로겐화은 결정과 반응한다. 현상 후에 필름은 남아 있는 화학물질을 제거하기 위해 씻어낸다.

(2) 정착액

정착: 현상된 상이 그대로 보관 유지되도록 고정시키는 작업

현상이 된 검은 결정들은 화학반응이 끝나면 더 이상 반응하지 않는다. 정착액은 현상액에서 반응하지 않는 할로겐화은 결정을 제거한다. 정착을 마친 후의 필름은 남아 있는 모든 화학물질을 제거하기 위해 철저하게 물로 씻어내야 한다.

Key Words

산화: 공기 중 산소와 결합되어 변질되는 현상

수동: 손 작업

(3) 보충액

보충액이란 현상액이나 정착액의 고농축 용액으로 부피가 감소된 현상용액을 보상해 주거나 산화되어 효과가 떨어진 현상용액을 보상해 주기 위해 사용한다. 산화는 현상액과 정착액이 공기에 노출될 때 발생한다.

2) 수동 현상

수동 현상은 용액의 온도와 필름이 용액에 머무는 시간에 좌우된다.

(1) 암실

수동 현상을 하기 위해 암실이 필요하다. 암실은 적절한 작업공간과 환기시설이 필요하며 항상 깨끗하게 유지해야 한다.

(2) 현상탱크

대부분의 암실에서 현상액은 왼쪽 탱크에 들어 있으며, 물탱크가 가운데 있고 정착액은 오른쪽 탱크에 들어 있다. 현상 전에 항상 확인해야 한다.

정착액은 냄새와 감촉으로 확인할 수 있다. 식초와 비슷한 냄새가 나며 미끄러운 감촉을 느낄 수 있다. 탱크는 필름을 넣고 뺄 때 외에는 항상 덮어 두어야 한다. 덮어 두지 않으면 용액이 증발되어 높이가 낮아져 필름이 전부 잠기지 않을 수도 있다.

용액 높이는 적절하게 보충액을 추가함으로써 맞출 수 있다. 오염을 피하기 위해서 각 용액에 따라 각각 젓는 주걱을 따로 사용해야 한다.

3) 자동 현상

자동 현상은 치과용 방사선 필름을 현상하기 위해 사용하는 간단한 방법이다. 자동현상기는 현상과정을 따라 필름을 운반해 주는 일련의 롤러와 현상을 위해 필요한 용액으로 구성되어 있다(그림 15-7). 차광장치가 있는 현상기를 사용할 경우 암실작업이 필요 없다.

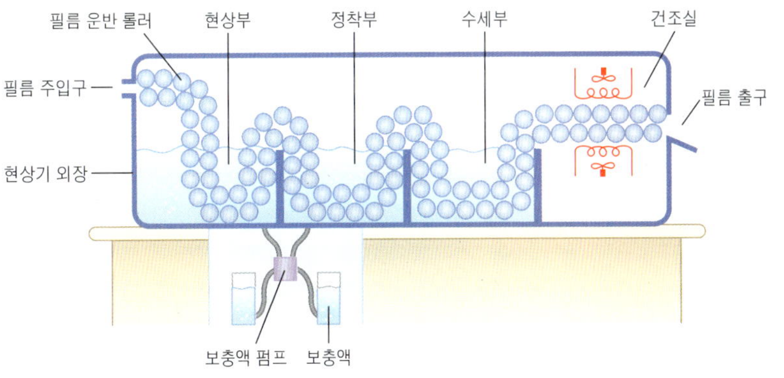

그림 15-7. 자동현상기의 구성.

Key Words

4) 치근단 필름 사진 촬영 시의 실수

(1) 5대 실책

- 상의 연장
- 상의 단축
- 상의 조사통 가림
- 상의 수평 부분 중첩
- 과도한 구부림

중첩: 겹침

(2) 기타 실책

- 노출이 안 된 필름
- 이중 노출된 필름
- 뒤로 찍힌 필름
- 흐릿한 상
- 저노출된 필름

5) 현상 실책

(1) 변색된 방사선사진

변색된 방사선사진은 여러 가지 액체 방울이 방사선 필름 위에 떨어졌을 때 생길 수 있다(그림 15-8).

- 물: 필름의 감광유제를 용해시키거나 희석시켜 어두운 변색이나 투명한 점이 생길 수 있다.
- 현상액: 필름에 떨어지거나 튀면 검은 변색의 원인이 된다.
- 정착액
  - 현상되지 않은 필름에 떨어지면 하얀 점의 원인이 된다.
  - 현상된 필름에 정착액이 남아 있으면 나중에 노란색이나 갈색 변색의 원인이 된다(이것은 필름을 정착된 후에 필름을 적절하게 수세하지 않을 때 생긴다).
- 불소: 글러브에 불소가 묻은 상태에서 필름을 다루면 검은 변색이 생길 수 있다.

(2) 어두운 방사선사진

어두운 방사선사진은 여러 가지 현상 실책의 결과일 수 있다. 그러나 가장 일반적인 원인은 과현상이다. 어두운 방사선사진의 원인은 다음과 같다.

과현상: 현상액에 너무 오래 담가 놓은 상태

- 시간: 필름이 현상액에 너무 오래 두었다.
- 용액의 농도: 현상액 농도가 너무 진하다.
- 온도: 현상액이 너무 따뜻하다.
- 빛의 누출: 필름이 현상 전에 빛에 노출되었다.

누출: 빛이 새어 들어옴

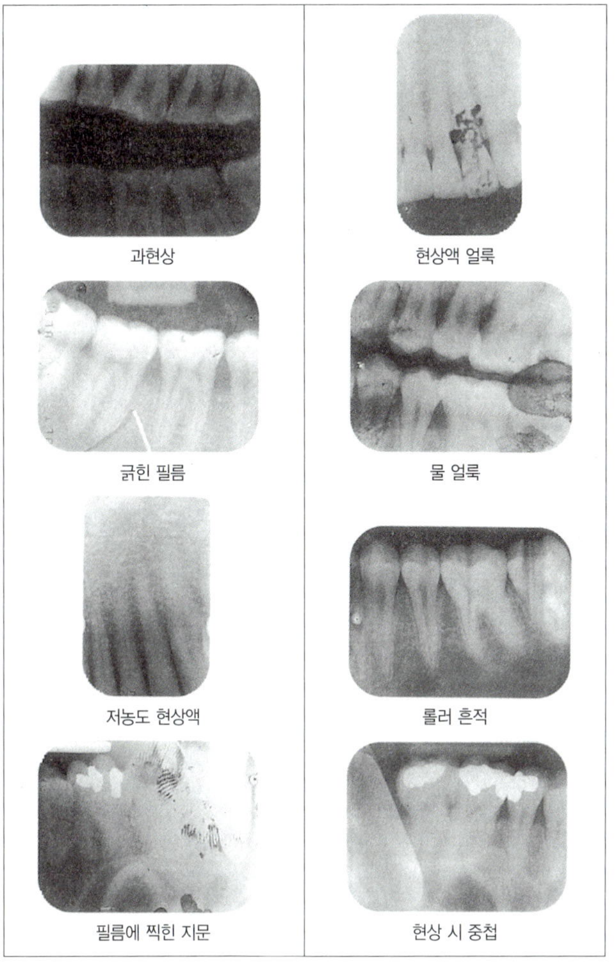

그림 15-8. 현상 실책.

Key Words

- 부적절한 정착: 필름이 충분한 시간 동안 정착액에 있지 않거나 정착액 온도가 낮다.
- 필름에 남아 있는 종이: 필름 포장을 벗길 때 종이가 붙어서 현상용액이 필름에 도달하지 못하게 된다.

(3) 밝은 방사선사진

너무 밝은 방사선사진은 진단 가치가 없다. 밝은 방사선사진의 원인은 다음과 같다.

- 현상 시간이 너무 짧았다.
- 현상액이 너무 차거나 농도가 너무 약했다.
- 정착액이 현상액에 의해 오염되거나 필름이 너무 오랫동안 정착액에 담겨 있었다.

Key Words

필름 포그: 검게 되는 현상

대조도: 방사선사진에서 회색 정도의 차이

(4) 포그가 있는 방사선사진

포그가 있는 방사선사진은 일반적으로 거의 균일하게 회색으로 보인다. 대조도가 감소되기 때문에 법랑질에 생긴 초기 치아우식증 병소를 진단하기 어려울 수 있다. 포그는 암실의 안전등이 부적절하거나(빛이 새거나 안전등 여과장치에 금이 가서), 온도가 높은 장소에 필름을 보관했거나, 사용기한이 지난 필름을 사용하였을 때 발생할 수 있다.

5 방사선사진의 배열(마운팅[mounting])과 보관

마운팅: 필름 배열

마운터: 필름 보관틀

1) 마운터(mounter)의 선택

방사선사진 검사에 이용되는 마운터는 검거나 회색이거나 투명한 플라스틱이다. 마운터의 크기는 다양하며 방사선사진 검사에서 사용된 필름의 수와 크기에 따라 서로 다른 수와 크기의 창을 갖는다.

2) 필름 배열 방법

필름을 배열하는 방법에는 두 가지가 있다. 두 방법 모두 필름 위에 튀어나온 점을 확인하는 방법에 좌우된다(그림 15-9).

1. 방사선사진의 튀어나온 점을 마주하면서(볼록하게) 마운터에 배열할 수 있다.
2. 방사선사진의 튀어나온 점을 아래로 해서(오목하게) 마운터에 배열할 수 있다.

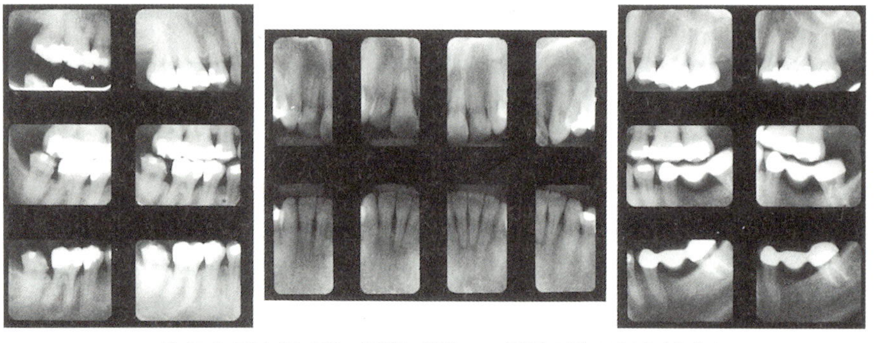

그림 15-9. 튀어나온 점을 마주하는 방법으로 배열된 전악 구내 방사선사진.

3) 방사선사진의 보관

배열된 방사선사진은 환자(대상자)의 진료기록부와 함께 보관한다. 치과의사의 지시에 따라 더 이상 사용되지 않는 방사선사진은 마운터에서 빼서 조그만 봉투에 넣어 둘 수도 있다. 이때 봉투에도 분명하게 환자(대상자)의 이름과 촬영일자를 표시해야 하며 환자(대상자)의 진료기록부와 함께 영구적으로 보관해 두어야 한다.

Key Words

임상과정 15-1. 필름을 수동으로 현상하기

준비물

1. 모든 감염관리 과정을 따른다.
2. 용액을 젓고 용액의 높이와 온도를 확인하다. 온도는 반드시 18.5~21℃로 한다.

   이유: 수동 현상은 용액제조사에 의해 명시된 시간과 온도의 조합에 기초해서 시행한다.
3. 필름 걸이에 환자(대상자)의 이름과 촬영일자를 표시한다.
4. 손을 씻고 글러브를 낀다.
5. 안전등을 켜고 나서 일반등을 끈다.
6. 필름 포장을 뜯고 필름을 깨끗한 종이 수건 위에 떨어뜨린다. 필름에 닿지 않도록 주의한다.

   이유: 닿지 않으면 오염되지 않는다. 닿은 필름은 오염되며 현상 후에도 오염은 계속 남을 수 있다.
7. 오염된 글러브를 벗고 손을 씻고 말린다.

   이유: 손의 물기나 글러브의 가루는 필름 위에 인공음영(artifact)을 만들 수 있다(인공음영이란 정상적으로는 방사선사진에서 나타나지 않는 인위적인 방법에 의해서 만들어지는 구조물이나 형태를 말한다).

현상

1. 각 필름을 필름걸이에 끼우는데 필름끼리 평행이 되게 하여 서로 닿지 않도록 한다.
2. 필름걸이를 현상액에 담글 때 필름걸이를 가볍게 흔들어서 필름에 공기방울이 달라붙는 것을 방지한다.

   이유: 공기방울은 용액이 필름과 접촉하는 것을 막는다.
3. 타이머를 작동시킨다. 타이머는 용액의 온도에 근거해서 제조사의 설명서에 따라 맞춘다.
4. 타이머가 꺼지면 필름걸이를 꺼내 가운데 탱크에서 흐르는 물에 20~30초 동안 중간 수세를 한다.
5. 현상 시간에 기초해서 정착 시간을 정하고 타이머를 맞춘다. 필름걸이를 정착액 탱크에 담근다. 정착 시간은 현상 시간의 약 두 배이다(표 15-1).

표 15-1. 현상 온도와 시간

용액 온도	현상 시간(분)	중간 수세 시간(분)	정착 시간(분)	수세 시간(분)
18.5℃	6.0	0.5	10~12	20
20.0℃	5.0	0.5	10	20
21.0℃	4.5	0.5	9~10	20
22.0℃	4.0	0.5	8~9	20
24.0℃	3.0	0.5	6~7	20
26.5℃	2.5	0.5	5~6	20

Key Words

6. 필름걸이를 꺼내 다시 가운데 탱크에서 순환하는 물에서 최소 20분간 수세한다.
   이유: 이렇게 하지 않으면 수세가 불완전하게 되어 방사선사진이 결국 갈색으로 변한다.
7. 물에서 필름걸이를 꺼내 말리기 위해 걸어 둔다.
8. 필름이 완전히 마르면 필름걸이에서 빼서 적절한 마운트에 낀다.

구외 방사선사진: 구강 외에 필름을 두고 찍은 방사선사진

6 구외 방사선사진 촬영

구외 방사선사진은 두개골이나 악골의 넓은 부위를 검사하거나 환자(대상자)가 입을 벌리지 못해서 입 안에 필름을 넣을 수가 없을 때 이용된다. 구외 방사선사진은 구내 방사선사진처럼 자세하게 보여 주지는 않는다. 구외 방사선사진은 넓은 부위를 검사하는 데는 유용하지만 치아우식증이나 초기의 치주 변화 등과 같은 미세한 변화를 발견하기 위해서는 추천되지 않는다.

구외 방사선사진에는 많은 종류가 있다. 어떤 종류는 전체 두개골을 보기 위해서 사용되고 어떤 종류는 상악과 하악을 주로 보기 위해 사용된다.

1) 파노라마 방사선사진 촬영법(그림 15-10)

관두: X선 조사장치의 첨단 부분

파노라마 방사선사진은 한 장의 필름에 상악과 하악을 전부 나타내 준다. 파노라마 방사선사진 촬영 시 필름과 X선 관두가 모두 환자(대상자)의 주위를 회전한다. 파노라마 필름은 자주 교익과 선별된 치근단 필름 대신 사용된다. 파노라마 방사선사진의 상은 구내 방사선사진의 상처럼 명확하고 깨끗하지 않다. 파노라마 방사선사진을 구내 방사선사진의 대용으로 사용해서는 안 된다.

파노라마 방사선사진 촬영을 하기 위해서는 파노라마 촬영기, 필름, 증감지, 카세트가 필요하다.

파노라마 촬영기의 주요 부분은 다음과 같다(그림 15-11).

- 파노라마 X선 관두
- 머리 위치 기구
- 상층
- 노출 조종부

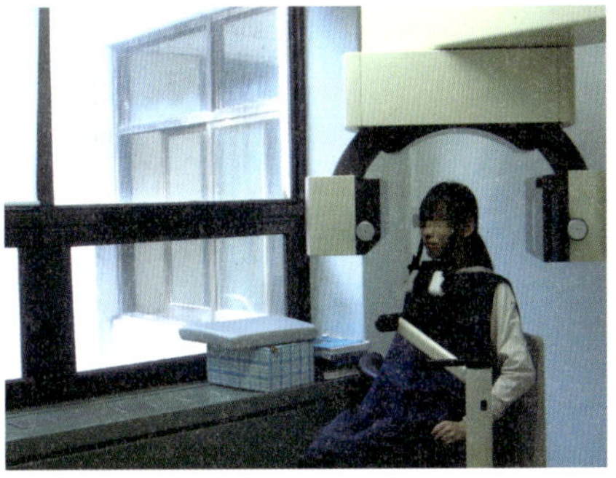

그림 15-10. 파노라마 방사선사진 촬영 모습.

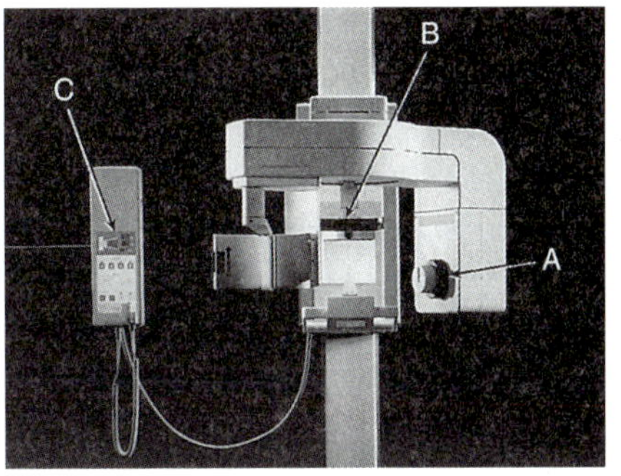

그림 15-11. 파노라마 촬영기의 주요 부분에는 (A) X선 관두, (B) 머리 위치 기구, (C) 노출 조종부가 있다.

Key Words

2) 두부규격 방사선사진 촬영법

두부규격 방사선사진에는 측방과 후전방 두 가지가 있으며, 8×10인치나 10×12인치 필름을 사용하여 두개골 전부를 나타낸다. 측방 두부규격 방사선사진에서는 두개골의 오른쪽과 왼쪽이 서로 겹쳐 나타난다(그림 15-12). 주로 교정치료계획 수립을 위한 진단 목적으로 사용된다.

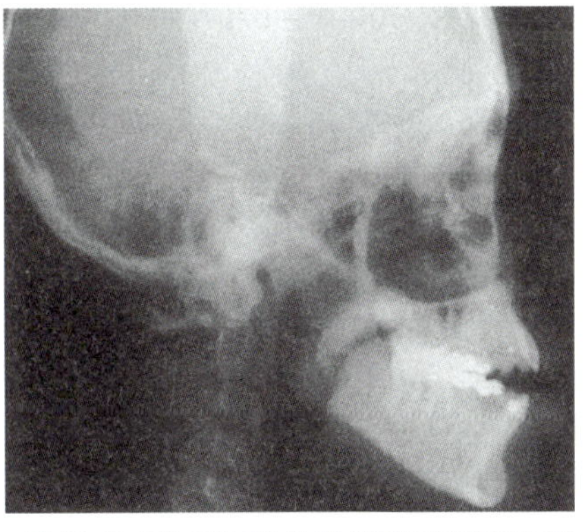

그림 15-12. 측방 두부규격 방사선사진은 연조직을 관찰하거나 성장 양상을 평가하고 측정하기 위해 사용된다.

3) 컴퓨터 디지털 영상 시스템

컴퓨터 디지털 영상 시스템은 치아와 주위조직의 X선을 사용하여 얻어진 상을 컴퓨터 모니터 스크린으로 보낸다. 컴퓨터가 상의 어느 부분이든지, 예를 들면 치근단 같은 부위를 확대해서 볼 수 있게 하기 때문에 보다 유용한 진단 및 교육 수단이 될 수 있다.

디지털 방사선사진 촬영법은 필름을 현상할 필요가 없고 치과의사가 모니터상에서 상의 대조도와 흑화도를 조절할 수 있는 장점이 있어 재촬영을 해서 환자(대상자)에게 부가적인 X선 노출을 하지 않아도 된다.

흑화도: 방사선사진에서 검거나 어두운 정도

Key Words

4) 전산화 단층촬영법

전산화 단층촬영법(CT)은 일명 전산화 단층촬영 스캔이라고도 하는 영상법으로 컴퓨터가 신체의 이차원 절단면상을 이용해서 삼차원상으로 재구성할 수 있다. 전산화 단층촬영 시 환자(대상자)는 전산화 단층촬영기 내에 위치하며 X선원과 상검출기가 환자(대상자) 주위를 회전한다.

치과의사는 병적 상태의 진단을 위해 전산화 단층촬영 판독 결과를 사용하거나 임플란트 치료 시 치료계획 수립을 위해 사용한다.

임상과정 15-2. 파노라마 촬영기 준비하기

1. 암실에서 안전등을 켜고 필름을 파노라마 카세트에 넣는다. 지문이 남지 않도록 필름의 가장자리를 잡는다.
   이유: 파노라마 필름은 빛에 민감하기 때문에 만일 빛에 노출되면 필름 통에 남아 있는 필름은 못쓰게 될 수 있다.
2. 교합제를 일회용 플라스틱 봉지로 싼다. 만일 교합제를 싸지 않을 경우에는 환자(대상자)가 바뀔 때마다 살균해야 한다.
   이유: 교합제는 중등도 위험(semicritical) 품목으로 여겨지기 때문에 사용한 후에 버리거나 살균해야 한다.
3. 환자(대상자)와 접촉될 촬영기의 모든 부위는 덮개로 씌우거나 소독하거나 아니면 둘 다 해준다.
   이유: 촬영기에서 환자(대상자)와 닿기는 하지만 입 안에서 사용되지 않는 부위는 위험하지 않은(noncritical) 품목으로 여겨 고도 소독제로 소독해 주어야 한다.
4. 제조사의 요구조건에 따라 노출조건(관전압, 관전류)을 조정해 맞춘다.
5. 촬영기를 환자(대상자)의 키에 맞추어 조정하고 모든 움직이는 부분을 적절하게 정렬한다.
6. 카세트를 촬영기의 카세트 케이스에 넣는다.

생각해보기

치과에서 많이 사용하는 방사선사진은 치근단 방사선사진과 파노라마 방사선사진이다. 두 가지 방사선사진의 영상을 비교해보고, 정확한 진단을 위해 둘 다 필요한 이유가 무엇인지 생각해보자.

확인 학습

Key Words

1. 방사선사진 촬영과정에서 감염관리방법을 말해보자.

2. 현상실책의 원인과 대책에 대해 말해보자.

3. 수동 현상과 자동 현상 방법에 대해 말해보자.

4. 구외 방사선사진 촬영법에 관하여 이야기해보자.

제16장

치과의료기관 감염관리

학습목표

- 노출 예방과 노출 후의 관리방법을 설명할 수 있다.
- 진료실의 안전수칙을 설명할 수 있다.
- 손 위생법에 따른 손 씻기 방법을 설명할 수 있다.
- 개인보호장비를 열거할 수 있다.
- 멸균방법의 종류와 장단점을 설명할 수 있다.
- 감염성 폐기물의 처리방법을 설명할 수 있다.

대한치과의사협회는 국민의 구강건강을 지키는 전문가 단체로서 감염관리위원회를 설치하여 주기적으로 관련 지침을 개정하고 있다. 치과진료 환경에서 감염성 물질에 노출될 위험이 있는 환자(대상자)와 치과진료팀의 안전과 건강을 위해 감염관리, 직무안전, 감염성 폐기물의 취급방법에 대한 권장사항과 실천방법을 구체적으로 제시하고 있다.

1 치과의료종사자란?

치과의사, 치과위생사, 간호조무사, 치과기공사, 실습생 및 환자(대상자) 진료에 직접 관여하지 않지만 감염원에 노출될 수 있는 기타 사람들이 포함된다.

치과의료종사자는 혈액과 감염 가능성이 있는 다른 물질에 들어 있는 혈인성 병원체에 직업상 노출될 수 있으므로 이러한 위험을 최소화하도록 노력해야 하며 B형 감염 바이러스, 독감 예방접종을 권장한다.

Key Words

감염원: 감염될 수 있는 원인이 되는 것

혈인성: 피를 통해 감염

2 개인 위생법

일반비누, 항균성 제제들로 손을 씻으면(그림 16-1) 미생물을 줄이고 감염으로부터 보호할 수 있다.

1. 손 위생이 필요한 경우는 다음과 같다.
   - 손이 더러워졌을 때
   - 혈액, 타액, 호흡기 분비물 등으로 오염될 수 있는 무생물체를 맨손으로 만진 후
   - 환자(대상자) 치료 전후
   - 진료 구역, 기공실, 기구처리 지역 등을 떠나기 전
2. 일회용이나 재충전용 밀폐용기 등 액체 손관리 제품은 빈 분배기에 제품을 추가하지 않고 꼭대기까지 채우지 않는다.
3. 치과진료 중에는 반지, 시계, 장신구 등의 착용을 하지 말고 손톱은 짧게 깎는다. 머리카락은 흘러내리지 않게 하여 단정함을 유지한다.

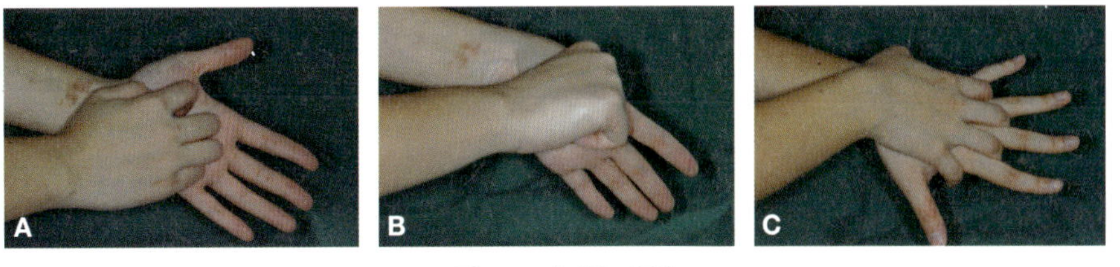

그림 16-1. 손 씻는 방법.

3 개인보호장비

개인보호장비로는 마스크, 장갑, 진료복(가운), 안경, 안면 보호대가 있다(그림 16-2, 16-3).

Key Words

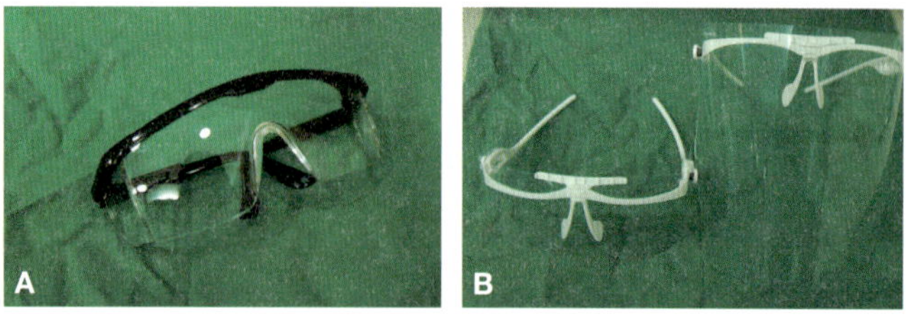

그림 16-2. A, 보호 안경. B, 안면 보호대.

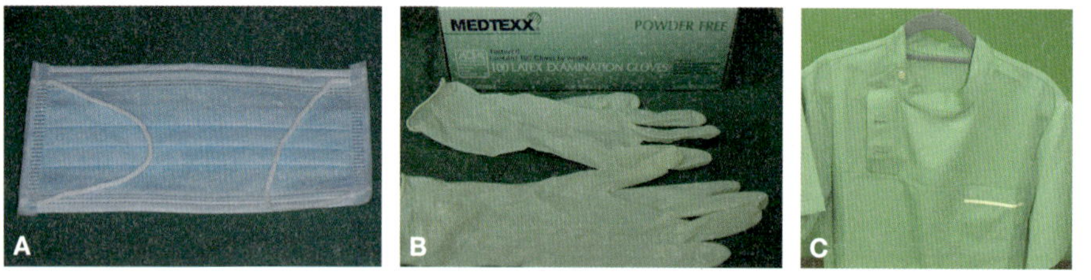

그림 16-3. A, 마스크, B, 글러브, C, 진료 가운.

4 진료실 내 안전수칙

1) 일반적 안전수칙

- 바늘 뚜껑이 벗겨진 채 주사기를 주고받지 않는다.
- 바늘 끝이 몸 쪽으로 향하지 않도록 한다.
- 바늘 뚜껑을 끼울 때는 한손을 뜨는 기법으로 한다.
- 사용한 일회용 주사기 바늘, 수술칼날, 기타 날카로운 기재, 사용한 알코올 솜, 거즈는 적출물 통에 버린다. 발거한 치아는 백색 합성수지 용기에 보관한다(그림 16-4).

적출물: 인체의 장기나 진료 후 나온 진료용 폐기물

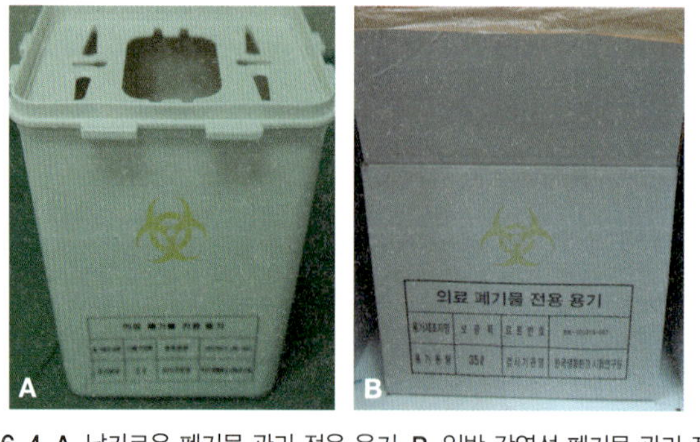

그림 16-4. A, 날카로운 폐기물 관리 전용 용기. B, 일반 감염성 폐기물 관리 전용 용기.

2) 혈액이나 감염 가능성이 있는 기타 물질에 노출된 직후의 처치

- 찔린 상처는 물과 비누로 씻은 후 소독수로 다시 씻는다.

- 헐어 있는 상처는 멸균한 식염수나 소독액으로 씻는다.
- 구강이 개방되어 있는 코의 점막에 노출된 경우는 물로 세차게 뿜어내어 오염물질을 제거한다.

3) 간염(B형 간염, C형 간염), HIV, 결핵, 헤르페스 바이러스 환자(대상자)에 대한 태도

- 환자(대상자)에게 감염 사실을 미리 물어보고 시술자가 알 수 있도록 차트에 기록한다(모든 환자에게 미리 감염 사실을 기록하게 하는 설문지를 작성하게 하고 서명을 받아 둔다).
- 진료 중에는 감염성 질환 환자(대상자)를 일반 환자(일반 대상자)와 차별해서는 안 된다(예: 진료 거부, 지연 등).
- 진료 중 감염방지 대책을 철저히 하고 가급적 일회용 기구를 사용한다.
- 진료 후 기구 소독을 완벽히 하고 일회용품 및 폐기물은 분리 배출한다.

5 소독 및 멸균 절차

1) 기구 처리 및 세척(그림 16-5, 16-6)

- 사용한 기구를 소독실의 대기용액(holding solution)에 담근다.
  이때 대기용액은 이오도폼(베타딘, 포타딘 등), 글루타르알데하이드 등을 사용하며 세척용이지만 멸균과 오염물질의 건조를 막아 소독과정 전이라도 미생물을 일부 미리 죽일 수 있다.
- 기구 세척 시에는 다용도 장갑을 착용한다.
- 치과기구를 세척할 때에는 혈액 및 오염물을 완전히 제거한다.

Key Words

대기용액: 소독 전에 미리 담가 놓는 사전소독용액

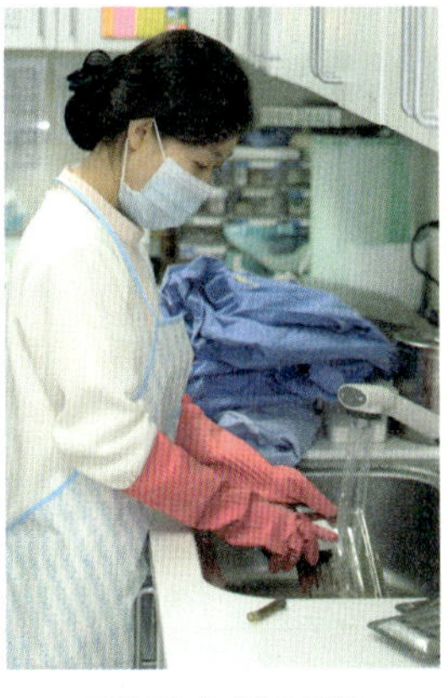

그림 16-5. 기구 세척.

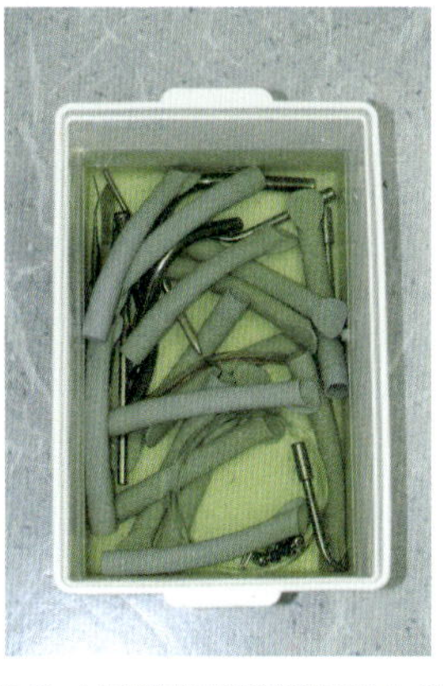

그림 16-6. 소독액(대기용액)에 담가 놓은 기구.

Key Words

2) 기구 포장과 멸균 확인(그림 16-7)

- 깨끗이 세척된 기구는 적당한 포장재, 면제품 또는 용기를 선택하여 멸균한다.
- 멸균 확인은 멸균지시 테이프를 이용해 멸균 여부를 확인한다.

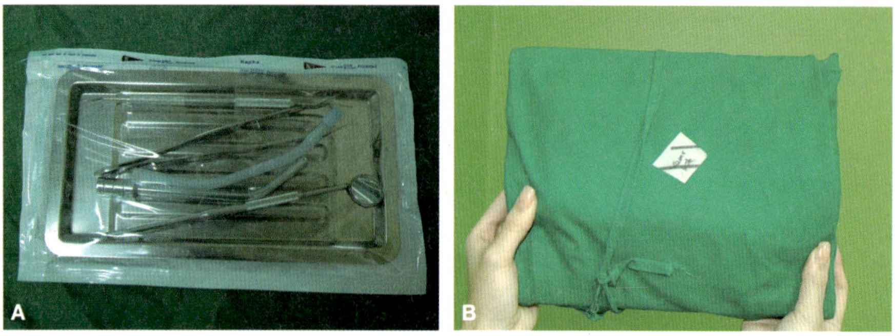

그림 16-7. A, 멸균 기구. B, 멸균지시 테이프.

3) 소독기(sterilizer)

고압증기멸균: 고온, 고압에서 멸균, 치과에서 가장 많이 사용하는 소독방법

기구 멸균은 고압증기멸균(autoclave)(그림 16-8), 화학멸균(chemical), 건열멸균(dry heat) 등의 방식이 있다. 이 중 고압증기 즉, 오토클레이브 방식은 대부분의 외과용 기구, 날이 없는 모든 금속성 기구에 적합하며, 대부분의 기구 멸균에 있어 가장 만족스럽고 일반적인 방법이다. 멸균과정 후에 기구의 건조 상태를 유지하여야 한다. 멸균 기준은 표 16-1, 16-2와 같다.

- 치과용 핸드피스는 제조회사의 사용설명서에 따라 세척하여 기름칠하고 열멸균한다(그림 16-9, 16-10).
- 임상적으로 접촉하는 표면, 치과유닛, 작업대 등 세척하기 어려운 곳은 표면소독과 덮개를 사용하여 보호하고, 일과 후 전반적인 세척과 소독을 권장한다.
- 방사선사진 촬영 시 일회용 장갑을 착용한다.

표 16-1. 멸균 기준

소독기	멸균방식	멸균 대상	멸균 시 유의점
고압증기멸균기	수증기(132℃)	대부분의 외과용 기구, 날이 없는 모든 금속성 기구류 멸균에 적합	멸균 후 건조시켜야 함
화학멸균기	화학용액 사용	버(bur), 다이아몬드 포인트 근관용 기구류 및 큐렛 등	침투력이 약하므로 면 포장재나 여러 번 두껍게 하는 포장은 안 된다
건열멸균기	뜨거운 공기(160℃)	교정용 기구류, 유리제품 등	멸균 시간은 길고 온도가 높아 금속 기구의 변질 우려가 있음. 멸균 전에 기구를 건조시켜야 함

Key Words

표 16-2. 일반적인 고압증기멸균기 사용 기준

온도	기압	시간
121℃	15기압	15분
132℃	30기압	6~7분

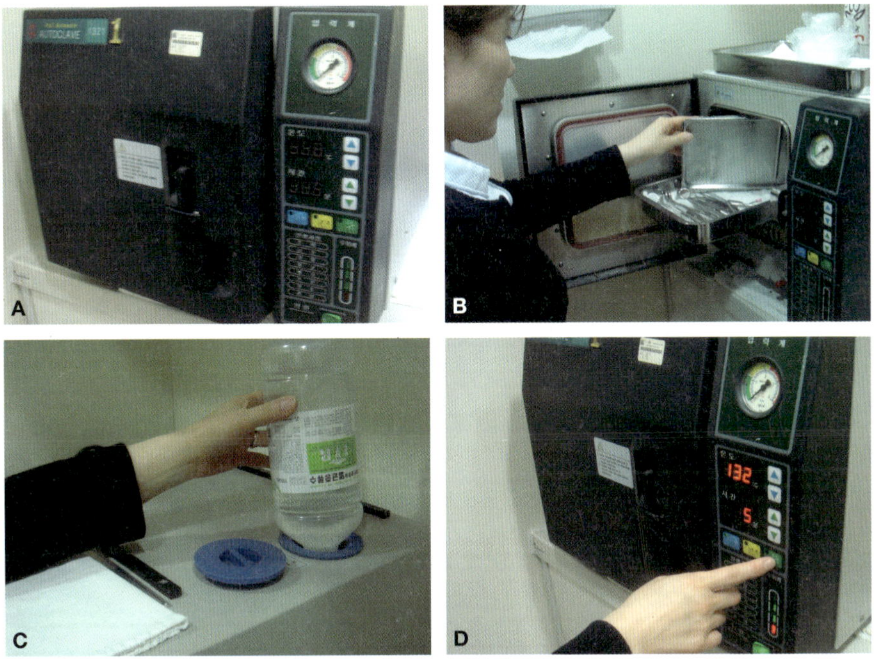

그림 16-8. 고압증기멸균기 사용. **A,** 고압증기멸균기. **B,** 세척한 기구들을 소독실에 넣는다. **C,** 증류수를 넣는다. **D,** 온도와 시간을 맞추고 시작 버튼을 누른다.

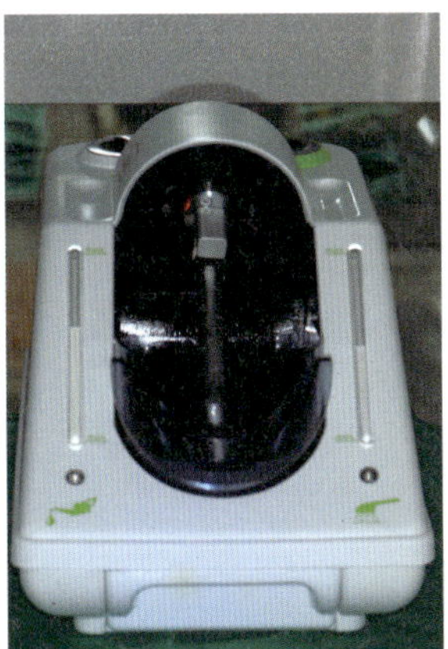

그림 16-9. 핸드피스 오일 기계.

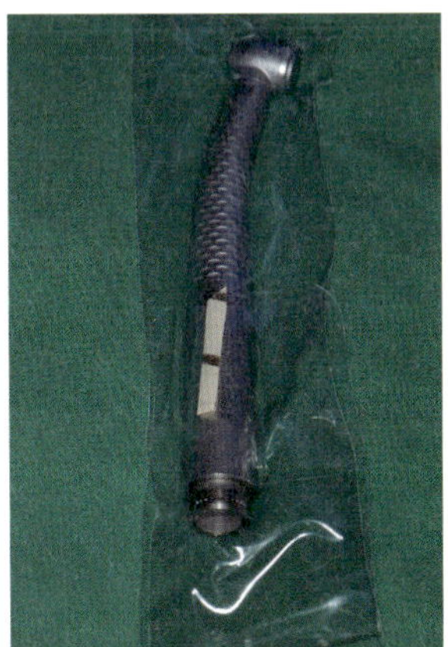

그림 16-10. 멸균 소독 포장한 핸드피스.

Key Words

생각해보기

치과진료 팀은 국소마취용 주사바늘에 찔리는 안전사고를 경험하는 경우가 있다. 이를 효과적으로 예방할 수 있는 방법에 대해 토론해보자.

Key Words

확인 학습

1. 혈액을 통한 감염 가능성이 있는 경우 감염예방법을 이야기해보자.

2. 진료실 감염 예방을 위한 안전수칙에 대해 이야기해보자.

3. 감염 예방을 위한 손 씻기 방법을 말해보자.

4. 개인보호장비의 종류와 사용방법에 대해 이야기해보자.

5. Autoclave를 사용해야 하는 치과기구 종류와 사용방법을 말해보자.

6. 소독제의 종류와 특성을 말해보자.

참고문헌

백대일, 이삼선, 진보형, 배광학 공역: 최신구강진료보조가이드. 대한나래출판사, 2004.

신승철 외: 구강의 이해. 참윤, 2006.

신승철 외: 치과진료의 이해. 참윤, 2006.

조영식 외: 치과병의원관리. 고문사, 2003.

대한치과의사협회: 치과의료기관의 감염관리 프로그램. 2007.

[집필위원]

신 승 철 (단국대학교 치과대학 교수)
조 영 식 (남서울대학교 치위생학과 교수)
양 미 경 (영신실업고등학교 교사)
장 연 수 (단국대학교 보건복지대학원 겸임교수)

간호조무사를 위한
치과임상실무

Dental Assisting

발행일 2011년 3월 1일(1판 1쇄)
2012년 3월 5일(1판 2쇄)
2012년 6월 5일(1판 3쇄)
2015년 3월 5일(1판 4쇄)
2017년 9월 5일(1판 5쇄)
저 자 대한치과의사협회
발행인 최 용 워
편 집 이 은 의
표 지 이 은 의
발행처 **대한나래출판사**
등 록 제6-0365호(1994.6.10)

주 소 서울특별시 성동구 성수2로 147 (성수동2가 289-319번지)
아이에스비즈타워 903호
전 화 (02) 922-7080
팩 스 (02) 922-0841
이메일 nrpub@naver.com

ISBN 978-89-5741-203-9 **정가 25,000원**